Alain Lalande

IRM cardio-vasculaire

Alain Lalande

IRM cardio-vasculaire

Des séquences d'acquisition aux paramètres physiologiques

Presses Académiques Francophones

Impressum / Mentions légales
Bibliografische Information der Deutschen Nationalbibliothek: Die Deutsche Nationalbibliothek verzeichnet diese Publikation in der Deutschen Nationalbibliografie; detaillierte bibliografische Daten sind im Internet über http://dnb.d-nb.de abrufbar.

Information bibliographique publiée par la Deutsche Nationalbibliothek: La Deutsche Nationalbibliothek inscrit cette publication à la Deutsche Nationalbibliografie; des données bibliographiques détaillées sont disponibles sur internet à l'adresse http://dnb.d-nb.de.

Coverbild / Photo de couverture: www.ingimage.com

Verlag / Editeur:
Presses Académiques Francophones
ist ein Imprint der / est une marque déposée de
AV Akademikerverlag GmbH & Co. KG
Heinrich-Böcking-Str. 6-8, 66121 Saarbrücken, Deutschland / Allemagne
Email: info@presses-academiques.com

Herstellung: siehe letzte Seite /
Impression: voir la dernière page
ISBN: 978-3-8416-2055-2

LE2I, UMR CNRS 6306
Faculté de Médecine
Université de Bourgogne
Dijon, France

IRM cardio-vasculaire, des séquences d'acquisition aux paramètres physiologiques

Alain Lalande

Maître de Conférences des Universités

Praticien Hospitalier

Remerciements

Je tiens à remercier le Pr François Brunotte pour m'avoir pris sous son aile depuis mon arrivée à Dijon, et le laboratoire LE2I pour nous avoir accueilli.

Il est impossible de citer toutes les personnes qui ont participé de près ou de loin aux travaux de recherche présentés dans ce mémoire, fruits de collaborations multidisciplinaires. Cependant, Je tiens particulièrement à remercier....

Tous les étudiants avec qui j'ai travaillé, ce mémoire est aussi un peu le leur,

Tous les dignes représentants de l'équipe IMAC (Imagerie Médicale et Applications Cliniques) du LE2I, en particulier Paul M. Walker, Alexandre Cochet et Christophe Boichot.

Les membres des laboratoires français et québécois qui ont participé à ces travaux,

Les membres des services cliniques du CHU de Dijon associés à ces travaux,

Le personnel de l'unité d'IRM du CHU de Dijon et du service de Médecine Nucléaire du Centre Georges François Leclerc,

Ceux (et surtout celle) qui m'ont aidé dans l'écriture de ce rapport,

Tous ceux que j'oublie,

A mes parents,

A mes frères, leurs épouses, mes nièces et mes neveux,

A tous mes amis,

A Véro,

Avec toute mon affection

Sommaire

. Notations

AAA	Anévrisme de l'Aorte Abdominale
AAT	Anévrisme de l'Aorte Thoracique
AHA	American Heart Association
AoDist	Distensibilité aortique locale calculée par impédance bio-électrique
Balanced FFE	Balanced Fast Field Echo
BNP	Peptide natriurétique B (B-type Natriuretic Peptide)
C/B	Rapport contraste sur bruit
DA	Dissection Aortique
ECG	ElectroCardioGramme
EM	Espérance-Maximisation ou Expectation-Maximisation
ETT	Echocardiographie TransThoracique
FEVG	Fraction d'Éjection du Ventricule Gauche
FIESTA	Fast Imaging Employing Steady State Acquisition
FLASH	Fast Low-Angle Shot
FOV	Champ de vue (Field Of View)
FWHM	Full-Width Half Maximum
GD-DTPA	GaDolinium-DieThylenetriamine Pentaacetic Acid
GRAPPA	Generalized Autocalibrating Partially Parallel Imaging Acquisition
GVF	Gradient Vector Flow
IR	Inversion Récupération (Inversion Recovery)
IRM	Imagerie par Résonance Magnétique
MESA	Multi-Ethnic Study of Atherosclerosis
MMP	Métalloprotéinases matricielles
MO	Microvascular Obstruction

MPR	Multi-Planar Reformating
NS	Non significatif (associé à la valeur de p en statistique)
NSTEMI	Non ST-segment Elevation Myocardial Infarction
Nt-pro-BNP	fragment N terminal du pro-BNP
NYHA	New York Heart Association
PA	Petit Axe (du ventricule gauche)
PCA	Persistence du Canal Artériel
PILS	Partially Parallel Imaging with Localized Sensitivities
PSV	Peak Systolic Velocity
PDV	Peak Diastolic Velocity
PSIR	Phase-Sensitive Inversion Recovery (Phase-sensitive IR)
PMO	Persistent Microvascular Obstruction
QIR	Quantified Imaging Resource (logiciel QIR)
S/B	Rapport signal sur Bruit
SCA	Syndromes Coronaires Aigus
SENSE	SENSitivity Encoding
SMASH	SiMultaneous Acquisition of Spatial Harmonics
SR	Saturation Récupération (Saturation Recovery)
SSFP	Steady State Free Precession
STEMI	ST-segment Elevation Myocardial Infarction
SV	Sinus de Valsalva
TE	Temps d'Echo
TI	Temps d'Inversion
TIMI	Thrombolysis In Myocardial Infarction (score TIMI)
TIMP	Tissue Inhibitor of Matrix MetalloProteinases
TR	Temps de Répétition
TRC	Thérapie de Resynchronisation Cardiaque (Cardiac Resynchronization therapy (CRT))
VD	Ventricule Droit

VG	Ventricule Gauche
VPN	Valeur Prédictive Négative
VPP	Valeur Prédictive Positive

. Avant-propos

Ce document présente mes activités de recherche dans le domaine de l'imagerie médicale et plus particulièrement dans le domaine de l'Imagerie par Résonance Magnétique (IRM) cardio-vasculaire. Celles-ci ont débuté au cours de ma thèse au laboratoire LPPCE (Laboratoire de Physiopathologie et Pharmacologie Cardiovasculaire Expérimentales, EA 2979, Pr Rochette) de l'Université de Bourgogne (1995-1999) et se poursuivent en tant que MCU-PH (depuis 2000) au sein du laboratoire LE2I (Laboratoire Electronique, Informatique et Image, UMR CNRS 5158, Pr Meriaudeau) de l'Université de Bourgogne et du Service de Spectroscopie-RMN du CHU de Dijon. Mes travaux de recherche s'articulent principalement autour de l'extraction automatisée de paramètres anatomiques et fonctionnels en IRM du cœur et de l'aorte. Plus précisément, ces travaux sur l'IRM portent sur les thématiques suivantes :

- Etude de la fonction cardiaque
- Etude de la désynchronisation cardiaque
- Etude de la perfusion myocardique et de la viabilité
- Etude de l'élasticité de l'aorte
- Etude du flux sanguin et détermination de zones de stress au niveau de la paroi de l'aorte
- Métrologie des sinus de Valsalva

Ces différents points sont détaillés dans la première partie de ce document.

Mes travaux concernant le traitement d'IRM du cœur sont présentés dans le chapitre I. La quantification automatique de la fonction cardiaque par IRM, constituant une aide au diagnostic importante, fut la thématique de mes travaux de thèse (chapitre I.4). Ceux-ci portaient sur la segmentation

13

automatique du ventricule gauche à partir de coupes petit-axe acquises en ciné-IRM. La méthode développée, basée sur la logique floue et la programmation dynamique, permet une segmentation automatique des contours endocardique et épicardique sur chaque image de chaque coupe, rendant ainsi possible le calcul automatique du volume du ventricule gauche au cours du cycle cardiaque, des volumes diastolique et systolique et par conséquent de la fraction d'éjection du ventricule gauche. Je continue ces travaux dans le cadre d'une étude multicentriques (initiée conjointement par le CNRS et l'INSERM et impliquant de nombreux laboratoires français) sur les méthodes de détection automatique des contours du cœur sur des séquences cinétiques d'images, ainsi que sur les méthodes d'évaluation et de validation de ces segmentations. Actuellement, des méthodologies permettant de comparer plusieurs méthodes d'estimation d'un paramètre d'intérêt clinique sans connaître de valeur de référence (i.e. sans gold standard) sont étudiées. Le chapitre I.5 présente nos travaux sur l'étude du mouvement local du cœur par IRM, pour étudier certaines pathologies telles que la désynchronisation cardiaque. Des réglages spécifiques sur des séquences ciné-IRM conventionnelles ont permis d'obtenir des données appropriées à l'étude du mouvement local du cœur par des méthodes de flux optique basées sur la phase du signal. Nos travaux sur l'étude de la perfusion par IRM sont détaillés dans le chapitre I.5. Nous montrons qu'une automatisation du traitement des images de perfusion au premier passage du produit de contraste permet une évaluation en routine clinique de l'étude de la perfusion du myocarde. De plus, l'utilisation d'images acquises dix minutes après injection de ce produit permet la quantification de la viabilité myocardique en évaluant la taille et le degré de l'infarctus du myocarde. Nos travaux ont entre autre montré les liens entre la taille de l'infarctus et l'hyperglycémie. De plus, ceux-ci ont montré que l'obstruction micro-vasculaire persistante est une valeur pronostique importante.

Ensuite, nos travaux concernant le traitement d'IRM de l'aorte sont présentés dans le chapitre II. Nos recherches sur l'évaluation automatisée de l'élasticité aortique sur des populations à risques (entre autres des patients porteurs de syndromes liés au système cardio-vasculaire) ont été intégrés dans des études plus vastes (comprenant des informations cliniques, biologiques, d'imagerie et de génétique), certaines en collaborations avec l'APHP, le Collège de France (INSERM U36), le laboratoire LISA et le CHU d'Angers (chapitre II.3). Nous avons développés des outils permettant le calcul automatique de la compliance aortique, de la distensibilité et de la vitesse de l'onde de flux (ou vitesse de l'onde de pouls) à partir de séquences IRM appropriées. Nos travaux sur l'étude du flux sanguin par IRM sont présentés dans le chapitre II.4. L'évaluation de l'élasticité de la paroi, ainsi que la modélisation du flux sanguin, seront intégrées dans la représentation 3D de l'aorte, pour associer la déformation de l'aorte à l'amplitude et l'orientation du flux sanguin, dans le but de rechercher des zones de fragilité, dites de « stress ». L'étape de reconstruction 4D de l'aorte à partir de séquences de ciné-IRM s'effectue en étroite collaboration avec le laboratoire MOIVRE de l'Université de Sherbrooke (Québec, Canada). Des premiers résultats encourageants concernant la segmentation automatique de la lumière de l'aorte ont déjà été obtenus. Le chapitre II.5 concerne nos travaux sur une métrologie fiable et précise des sinus de Valsalva à partir d'acquisition d'images selon un plan perpendiculaire à l'axe de l'aorte. Le développement d'une méthode automatique de segmentation des sinus de Valsalva permet une mesure précise des différentes longueurs entre les commissures, les cuspides et le centre des sinus (lui aussi localisé automatiquement).

Dans le chapitre III, nous présentons le logiciel QIR, développé au sein de notre laboratoire et qui reprend les principaux développements techniques détaillés dans les chapitre I et II.

La seconde partie de ce document résume l'ensemble de mes activités d'encadrement d'étudiants, d'enseignement, d'animations scientifiques ainsi que mes fonctions hospitalières.

L'ensemble de ces travaux de recherche ont été exécutés en étroite collaboration avec les étudiants que j'ai encadrés (ou co-encadrés) et une large part du travail exposé ici leur revient.

. La place de l'IRM dans l'étude du cœur et de l'aorte.

Une image est une représentation planaire (et donc bidimensionnelle) d'une scène ou d'un objet situé en général dans un espace tridimensionnel. Quelle que soit leur origine, elles sont toujours numérisées en images d'intensité et considérées comme des matrices à deux dimensions. Un pixel (contraction de "picture element") est le nom associé à une unité de base de l'image. Cette unité correspond à un pas de discrétisation. L'information élémentaire associée à chaque pixel est transcrite en niveau de gris (ou en couleur). Un pixel est caractérisé par sa position dans l'image et par sa valeur (c'est-à-dire son niveau de gris).

Le traitement d'image est né de l'idée et de la nécessité d'assister ou de remplacer l'observateur humain par la machine. Les étapes du traitement artificiel d'une scène visuelle se découpent en quatre : l'acquisition, le prétraitement, l'analyse et l'interprétation. Le prétraitement et notamment la segmentation d'une image, est un traitement de bas niveau, car les objets sont définis comme des groupes de pixels qui ont des propriétés communes. L'interprétation est un traitement de haut niveau, les objets sont classés suivant leurs propriétés.

Jusqu'en 1896, aucun moyen n'existait pour examiner ou mesurer le monde intérieur du corps humain vivant. La découverte des rayons X par Röntgen est le point de départ de l'imagerie médicale et a déclenché un long processus de réunification de la médecine et de la physique, la chimie et l'ingénierie (1). L'imagerie médicale a connu un essor considérable ces dernières décennies, notamment grâce aux progrès à la fois, en physique, en électronique et en informatique. L'imagerie médicale est certainement l'un des domaines de la santé qui connaît actuellement les évolutions technologiques les plus fulgurantes. Avec l'avènement des acquisitions en trois dimensions et de la modélisation, ces évolutions créent de nouveaux besoins liés à l'augmentation de la production d'images dont il faut faciliter la lecture et l'analyse, ainsi que l'archivage et la circulation. Ainsi, la complexification des techniques d'imagerie médicale s'accompagne d'un accroissement massif de données. La recherche médicale devient un très gros demandeur en traitement d'images pour améliorer les diagnostics faits à partir de nombreuses images. Cependant, malgré les efforts déployés pour leur traitement numérique, l'interprétation médicale subjective est toujours la méthode la plus répandue dans les services cliniques. L'absence de méthode complètement automatisée limite l'extraction de paramètres quantitatifs et reproductibles pour chaque patient, nécessaires à un suivi efficace.

Parmi les méthodes d'imagerie les plus couramment employées en médecine, l'IRM est une technique d'imagerie non-invasive, dépourvue d'effet ionisant. Les intensités de champ magnétique utilisées en clinique semblent dépourvues d'effet biologique néfaste. L'IRM est fondée sur les principes de la Résonance Magnétique Nucléaire (RMN) (2) décrits initialement en 1946 par Bloch et Purcell. Les premières applications datent de 1973 (3). Damadian *et al.* ont fait la première démonstration d'images du corps au niveau du thorax en 1978 (4). Depuis, l'IRM a pris sa place parmi les techniques d'imagerie plus anciennes et reconnues.

Le principe de l'IRM consiste à observer les tissus biologiques à travers les propriétés magnétiques de l'un de leur constituant majoritaire ; le noyau d'hydrogène (proton). En effet, celui-ci possède un moment magnétique (et il est défini comme étant un dipôle magnétique). Placé dans un champ magnétique élevé, de l'ordre du tesla, il s'oriente selon une direction

18

privilégiée en fonction du champ magnétique principal. La somme des moments magnétiques de chaque proton entraîne la création d'un vecteur macroscopique d'aimantation, correspondant à l'aimantation résultante en chaque point des tissus analysés. Comme cette aimantation est proportionnelle à la quantité de protons présents, et que les tissus se distinguent par leur contenu en eau, ces aimantations résultantes correspondant à l'anatomie des tissus. En pratique, au cours d'un examen d'IRM, la relaxation de cette aimantation, après un phénomène de résonance magnétique, est mesurée. Ce phénomène est obtenu en appliquant une onde radio-fréquence en plus du champ magnétique principal. Ce mécanisme entraîne la création d'une nouvelle aimantation résultante, ayant une composante longitudinale (dans l'axe du champ magnétique principal) et une composante transversale (perpendiculaire à la précédente). Lors de l'arrêt de l'onde radio-fréquence, cette aimantation va disparaître et les protons vont retrouver leur état d'équilibre. Le temps mis par les protons pour revenir à l'état d'équilibre est définit comme le temps de relaxation longitudinale, ou temps T1. Le temps de relaxation transversale, ou temps T2, représente le déphasage entre les dipôles magnétiques et donc la décroissance de la composante transversale d'aimantation. Ces deux temps de relaxation dépendent fortement de la nature des tissus. La pondération d'une image consiste à modifier les paramètres d'acquisition de l'image pour favoriser un facteur participant au contraste dans l'image. Les deux pondérations les plus courantes sont les pondérations T1 et T2. Pour un champ magnétique donné, le signal dans l'image pour chaque tissu dépend du temps T1 (ou T2) des protons au niveau de ce tissu. Pour créer une image, un motif composé d'une excitation suivie d'une relaxation est appliqué de nombreuses fois à la suite. Les deux principaux paramètres sont le temps de répétitions (TR) qui est le temps entre deux excitations radio-fréquences, et le temps d'écho (TE), qui est le temps entre l'excitation et la restitution de l'énergie.

L'application de l'onde radio-fréquence apporte de l'énergie. Lors de l'arrêt de l'émission de cette onde, cette énergie est restituée et correspond au retour à l'état d'équilibre des protons. Celle-ci peut être enregistrée sous forme d'une onde dans le plan de Fourier. Le plan de Fourier correspond donc à l'espace où sont enregistrées les données brutes. Le signal enregistré est par nature complexe au sens mathématique, c'est à dire qu'il comporte une composante réelle et une composante imaginaire. L'enregistrement de plusieurs lignes dans le plan de Fourier, suivi de l'application de la transformée de Fourier inverse, permet d'avoir une image des tissus en fonction de leurs caractéristiques magnétiques. Ce procédé fournit les coefficients de Fourier réels et imaginaires correspondant aux données brutes. Les images module et de phase sont calculées à partir de ces coefficients. L'image module est utilisée la plupart du temps et correspond à la racine carrée de la somme des carrés des coefficients de Fourier réels et imaginaires. L'image de phase est utilisée dans des cas particuliers, comme pour l'imagerie codée en vitesse de flux. La séquence d'acquisition d'image la plus classique est sans doute la séquence en écho de spin. Cette dernière se décompose en une impulsion d'excitation, une période de déphasage des protons pendant un temps TE/2, une impulsion d'inversion du signal avec un rephasage pendant un temps TE/2, puis la lecture du signal au temps TE. Elle permet d'avoir facilement des images avec des pondérations T1 ou T2. L'inconvénient majeur de cette séquence est un temps d'acquisition relativement long lié à des TR longs.

Considérée initialement comme une technique d'imagerie assez lente, l'IRM fut l'objet de développements concernant la mise en place de nouvelles séquences d'acquisition plus rapides. Parmi ces nouvelles séquences, celles de type écho de gradient ont permis de réduire le temps d'acquisition d'une image et ainsi, de nouvelles applications ont vu le jour, en particulier l'imagerie fonctionnelle dynamique des organes en mouvement tels que le cœur ou l'aorte. Le principe des séquences en écho de gradient diffère principalement de l'écho de spin au niveau de l'impulsion d'excitation qui est plus rapide (permettant la diminution du temps TR) et de l'absence d'impulsion de rephasage. L'imagerie des organes en mouvement est un nouveau défi qui ne concerne pas seulement l'IRM, mais aussi les techniques basées sur les rayons X, la scintigraphie et l'échographie.

L'IRM est une technique tomographique permettant d'obtenir des coupes anatomiques selon une orientation libre du plan d'acquisition. La localisation spatiale est réalisée en assignant à chaque position une fréquence de résonance spécifique. En modifiant légèrement le champ magnétique principal, la fréquence de résonance des protons varie proportionnellement à cette modification de champ magnétique. En pratique, un gradient de champ magnétique est appliqué sur le champ magnétique principal. L'impulsion radio-fréquence ne concernant que les protons qui ont une fréquence de résonance spécifique, la modification du champ magnétique sélectionne les protons qui vont être concernés par cette impulsion radiofréquence, sans affecter les protons des coupes adjacentes (qui donc ne donneront pas de signal). Une impulsion radio-fréquence n'a pas une fréquence unique. Elle couvre une certaine bande passante. L'épaisseur de coupe est définie en faisant varier la largeur de la bande passante de l'impulsion radio-fréquence. Ainsi uniquement les protons qui font partie de cette coupe vont participer à la création de l'image.

L'IRM offre de nombreux avantages pour l'exploration cardiaque (5). Tout d'abord, la synchronisation de l'acquisition avec l'onde R (onde brève et de grande amplitude) de l'électrocardiogramme (ECG), permet d'obtenir des images à différents temps du cycle cardiaque. De plus, la manipulation des gradients permet d'avoir des plans de coupes tomographiques selon les axes principaux du cœur ou de l'aorte. Enfin, des séquences de plus en plus rapides rendent l'acquisition d'images en apnée possible, limitant ainsi les artefacts dus aux mouvements respiratoires. Dans certaines conditions, l'IRM peut fournir un excellent contraste spontané entre les tissus et le flux sanguin, en l'absence d'agent de contraste. En particulier, l'utilisation de séquences ciné-IRM constitue de nos jours la technique de référence pour étudier la fonction cardiaque. Cependant, le nombre important de données générées durant un examen nécessite l'utilisation d'outils informatiques pour extraire les paramètres physiologiques du cœur, tels que le volume de la cavité du ventricule gauche, l'épaisseur du myocarde, la masse myocardique et la fraction d'éjection du ventricule gauche, pour ne citer que les plus courants. En effet, le traitement manuel des images est long et fastidieux et se limite souvent en routine clinique à quelques images. Ces images sont généralement choisies visuellement comme étant les images acquises en diastole et en systole. L'utilisation de l'ensemble des données nécessite la mise au point de méthodes de traitement automatique, avec notamment une segmentation automatique des contours endocardique et épicardique du ventricule gauche. De plus, les excellentes résolutions spatiale et temporelle que peuvent procurer les séquences ciné-IRM permettent l'étude locale du mouvement de la paroi. Cependant, cette évaluation, qui peut être un nouvel outil pour l'étude de l'asynchronisme intra-ventriculaire gauche, nécessite aussi la mise au point de méthodes automatisées pour une quantification précise. L'utilisation de produits de contraste paramagnétiques, couplée à des séquences fortement pondérées en T1, entraîne un rehaussement important du signal au passage du produit de contraste. Une utilisation en imagerie cardio-vasculaire est l'étude de la perfusion du myocarde au premier passage du produit de contraste. L'acquisition relativement longue entraîne de nouveau une production importante de données, qui nécessite l'automatisation du post-traitement si l'on ne veut pas se limiter à une évaluation visuelle et subjective de la perfusion myocardique. L'acquisition d'images dix minutes après injection du produit de contraste, permet l'évaluation de la viabilité du cœur. L'étude de ses images, qu'elle soit visuelle ou semi-automatique, doit permettre de pronostiquer le degré de récupération des patients après un infarctus du myocarde aigu.

L'IRM n'est peut être pas la technique d'imagerie de prédilection pour l'étude de l'aorte, cependant, son côté non irradiant (par rapport à la tomodensitométrie par rayons X) et la possibilité d'avoir de l'imagerie cinétique, ou codée en vitesse de flux, font de cette technique un examen de choix. En plus de considérations anatomiques, l'utilisation de séquences cinétiques permet l'étude de l'élasticité de l'aorte, par l'intermédiaire du calcul de la compliance aortique, de la distensibilité aortique ou de la vitesse de l'onde de flux (ou vitesse de l'onde de pouls). Ces séquences sont soit des séquences cinétiques avec d'excellentes résolutions spatiale et temporelle, soit des séquences codées en vitesse de flux. La nature de ces séquences ne permettant pas l'évaluation des caractères élastiques de l'aorte de manière visuelle ou par un traitement manuel, il est nécessaire d'automatiser le traitement des données. De plus, l'utilisation de séquences codées en vitesse de flux permet d'apprécier le mouvement global du flux sanguin en 3D durant un cycle cardiaque et d'en déduire des paramètres tels que la vitesse maximale du flux sanguin, la fraction de régurgitation (ou de reflux, selon la section de l'aorte étudiée), le débit sanguin ou la forme du flux (flux hélicoïdal, laminaire ou turbulent). La capacité de l'IRM de pouvoir acquérir des plans de coupe selon n'importe quelle orientation permet l'étude des sinus de Valsalva avec précision, sans effet de volume partiel. L'automatisation de la mesure du diamètre maximal de l'aorte au niveau des sinus de Valsalva permet d'éviter la variabilité inter-observateur.

Notre contribution à ces aspects de l'IRM cardio-vasculaire est détaillée dans ce document.

I. Etude du cœur par IRM

I.1. Le cœur : Anatomie et physiopathologie.

I.1.1. Le cœur et le ventricule gauche

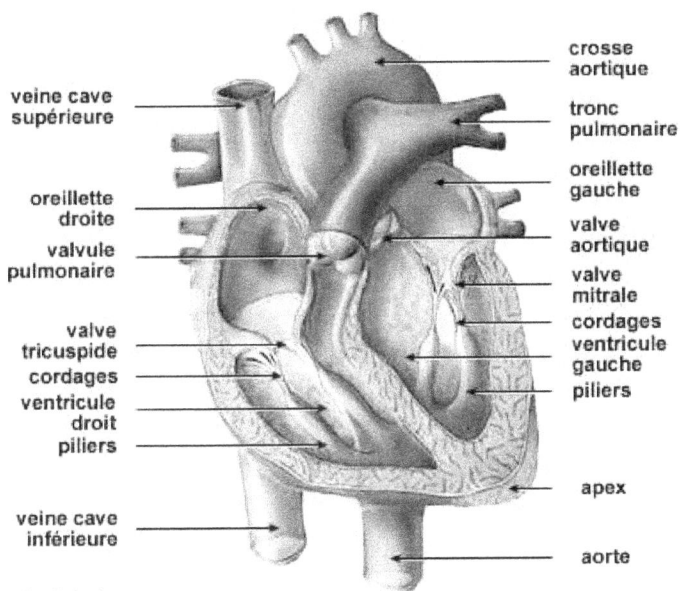

Figure 1 : Anatomie du cœur.

Le cœur est un organe musculaire creux. Son muscle est appelé myocarde du grec *myo-*, muscle et *–carde*, cœur. Le cœur occupe le médiastin dans la cage thoracique (6). Il présente un grand axe presque horizontal dirigé en avant du thorax au niveau du cinquième espace intercostal gauche. Il repose en partie sur le diaphragme et sa pointe est orientée vers la gauche. L'orientation de ce grand axe varie selon la forme du thorax. Quand le thorax est étroit, l'axe se rapproche de la verticale et le cœur est allongé de haut en bas. Quand le thorax est large, l'axe se rapproche de l'horizontale et le cœur est allongé transversalement. La base du cœur correspond aux deux oreillettes et l'apex au sommet du ventricule gauche (VG) (Figure 1). La première fonction du cœur est d'être une pompe assurant le transport de l'oxygène aux différents tissus du corps humain grâce au sang et l'acheminement du sang vers les poumons pour être ré-oxygéné. Cette fonction repose sur plusieurs éléments synergiques que sont les cavités, les valves et le myocarde. Le muscle cardiaque est principalement développé au niveau des ventricules, qui doivent éjecter le sang dans le système artériel avec une plus haute pression pour le VG que pour le ventricule droit (VD) et ainsi le distribuer à l'ensemble du réseau des artères de l'organisme. Le cœur a en outre besoin lui-même d'être alimenté par des vaisseaux nourriciers qui assurent la perfusion myocardique. Cette vascularisation est assurée par les deux artères coronaires droite et gauche qui naissent au niveau des sinus de Valsalva, c'est-à-dire à la racine de l'aorte.

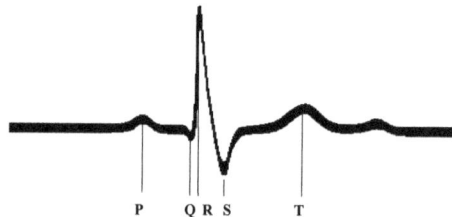

Figure 2 : Electrocardiogramme d'un cycle cardiaque. Onde P : Contraction des oreillettes. Onde QRS : Contraction ventriculaire. Onde T : Phase de repolarisation (relaxation) des ventricules.

Le cœur se contracte de manière rythmique sans stimulus extérieur. Le nœud sinusal commande le rythme cardiaque (rythme sinusal). Le cycle cardiaque a une durée moyenne de 800 ms. Il se divise en deux phases : la diastole et la systole. La diastole est la phase de remplissage de la chambre ventriculaire. Elle dure environ 500 ms. La phase de systole est la phase d'éjection du sang dans l'aorte. Elle dure environ 300 ms et consiste à transmettre l'énergie de la contraction myocardique à la masse sanguine circulante. L'ensemble du cycle cardiaque est orchestré par l'activité électrique. L'activité électrique du cœur peut être détectée et enregistrée à la surface du thorax par un électrocardiographe sous forme d'ECG. Sur un ECG, une suite d'ondes est représentative d'un cycle cardiaque (Figure 2). L'onde P correspond à la contraction des oreillettes. Le complexe QRS est associé à la contraction ventriculaire. L'onde Q correspond à la dépolarisation du septum, l'onde R au début de la dépolarisation ventriculaire et l'onde S à la fin de la dépolarisation ventriculaire. La dépolarisation est l'inversion de la polarité électrique des fibres musculaires. L'onde T correspond à la phase de repolarisation (la relaxation) des ventricules. L'onde de repolarisation atriale est masquée par l'onde QRS et correspond à la repolarisation des oreillettes.

Le VG est l'élément le plus important du myocarde, car il assure à lui seul environ 80 % du travail mécanique cardiaque. Ainsi, la plupart des examens d'imagerie cardiaque se concentrent uniquement sur le VG. L'endocarde correspond à la tunique interne du cœur. Elle sépare la cavité cardiaque du muscle cardiaque. L'épicarde est la tunique externe du myocarde. Elle sépare le muscle cardiaque du péricarde. Par convention, on décrit quatre parois au VG : la paroi antérieure, la paroi latérale, la paroi inférieure et le septum.

La cavité du VG est hérissée de saillies musculaires appelées colonnes charnues. On classe les colonnes charnues en trois ordres. Il y a deux colonnes charnues de premier ordre, appelées les piliers du cœur ou muscles papillaires (Figure 1). Ces piliers sont de forme conique et sont unis par leur base à la paroi ventriculaire au tiers basal environ du VG. Ils naissent aux extrémités de la face latérale. Le pilier antérieur naît au niveau de la paroi antérieure et le pilier postérieur au niveau de la paroi inférieure. De petits cordages tendineux se détachent de leur sommet pour rejoindre les bords de la valvule auriculo-ventriculaire. Les colonnes charnues de deuxième ordre sont unies à la paroi ventriculaire par leurs deux extrémités et sont libres dans le reste de leur étendue. Les colonnes charnues de troisième ordre sont de simples saillies de la paroi ventriculaire. Ainsi, la paroi latérale est parcourue par de nombreuses colonnes charnues surtout au niveau de la base du ventricule. Puis la surface ventriculaire tend à devenir régulière et présente seulement quelques colonnes charnues du troisième ordre. Au niveau de la base du ventricule gauche, le septum est lisse, pour devenir aréolaire quand on se rapproche de l'apex. En effet, la surface de l'apex est recouverte d'un réseau de colonnes charnues de deuxième et troisième ordres. Ces colonnes charnues sont très proches de la paroi, de sorte qu'elles donnent à celle-ci un aspect aréolaire.

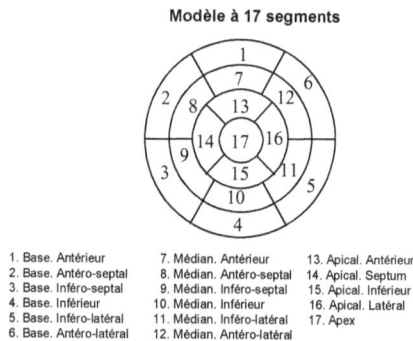

Modèle à 17 segments

1. Base. Antérieur	7. Médian. Antérieur	13. Apical. Antérieur
2. Base. Antéro-septal	8. Médian. Antéro-septal	14. Apical. Septum
3. Base. Inféro-septal	9. Médian. Inféro-septal	15. Apical. Inférieur
4. Base. Inférieur	10. Médian. Inférieur	16. Apical. Latéral
5. Base. Inféro-latéral	11. Médian. Inféro-latéral	17. Apex
6. Base. Antéro-latéral	12. Médian. Antéro-latéral	

Figure 3 : Représentation en œil de bœuf des 17 segments, d'après Cerqueira *et al*.

Depuis les débuts de l'imagerie cardiaque non invasive, de nombreux modèles de segmentation du VG ont été décrits avec une grande disparité d'une technique à l'autre, mais également en fonction des applications attendues, en routine clinique ou en recherche. Devant cette disparité, l'American Heart Association (AHA) a proposé en 2002 un modèle standard de segmentation du VG à 17 segments, facilement utilisable en routine, applicable pour toutes les techniques d'imagerie non invasive, basé sur les constatations de séries autopsiques (7). Dans ce modèle, le VG est découpé en 3 plans suivant la longueur plus l'apex : les plans basal, médian et distal, l'apex correspondant au sommet du VG. Dans ce modèle, les plans basal et médian correspondent à 35% chacun du volume myocardique, alors que le plan distal et l'apex correspondent à 30%. Les plans basal et médian sont divisés en 6 segments alors que le tiers distal est divisé en 4 segments (avec en plus un unique segment pour l'apex), ceci afin que tous les segments présentent des volumes comparables (environ 6% du volume myocardique pour chaque segment) (Figure 3). Ce modèle permet donc d'obtenir des segments de taille physiologiquement significative, plus facilement comparables d'une technique à l'autre. Il permet également une répartition plus simple des segments entre les 3 principaux territoires coronaires de perfusion (Figure 4), sans tenir compte évidemment de la grande variabilité inter-individuelle de ces derniers. La vascularisation artérielle du cœur et particulièrement du VG, répond à un certain degré de systématisation.

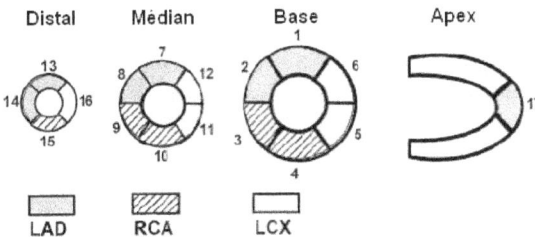

Figure 4 : Représentation schématique des 17 segments myocardiques selon Cerqueira *et al*, avec les 3 territoires coronaires correspondants (LAD = artère interventriculaire antérieure ; RCA = artère coronaire droite ; LCX = artère circonflexe).

Classiquement, l'artère coronaire droite irrigue la paroi inférieure du VG (ainsi que la partie inférieure du septum), l'artère circonflexe irrigue la paroi latérale, l'artère interventriculaire antérieure prend en charge la vascularisation des parois antérieure septale et apicale (Figure 5). Ainsi, sur la modélisation du VG à 17 segments, on peut attribuer à chaque artère coronaire un groupe de segments myocardiques. Un moyen d'apprécier la contraction myocardique en imagerie est de s'intéresser aux moments du cycle cardiaque où l'épaisseur du myocarde est minimale et maximale (images télésystolique et télédiastolique). Il est ainsi possible d'en déduire l'épaisseur diastolique et l'épaisseur systolique, puis par différence, l'épaississement absolu et enfin, l'épaississement relatif :

$$Epaissement\ relatif\ = \frac{Epaississement\ absolu}{Epaisseur\ diastolique} \times 100$$

Le calcul de ces paramètres peut se faire pour chacun des 17 segments de la paroi du VG.

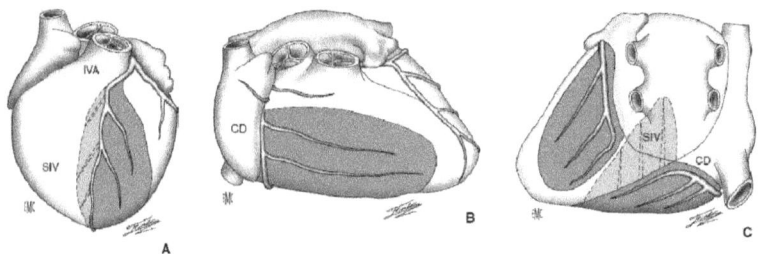

Figure 5: Territoires coronaires. A) Territoire de l'artère interventriculaire antérieure (IVA). B) territoire de l'artère coronaire droite (CD). C) territoire de l'artère circonflexe. SIV= septum interventriculaire. D'après Latrémouille *et al*.

Le volume ventriculaire gauche est un paramètre important qui reflète la surcharge du ventricule gauche ainsi que ses qualités contractiles quand on considère le volume ventriculaire gauche télésystolique. Ainsi, un volume ventriculaire gauche télésystolique élevé est un élément de mauvais pronostic après infarctus du myocarde (8). En effet, en cas d'insuffisance cardiaque, le volume ventriculaire a tendance à augmenter pour garantir un volume d'éjection systolique constant. Un autre moyen consiste à évaluer le volume de sang éjecté rapporté au volume diastolique du VG. Le paramètre calculé est la Fraction d'Éjection du Ventricule Gauche (FEVG) :

$$FEVG = \frac{Volume\ diastolique - Volume\ systolique}{Volume\ diastolique} \times 100$$

Au sein du CHU de Dijon, toutes ces données sont résumées dans une fiche de compte-rendu (Figure 6).

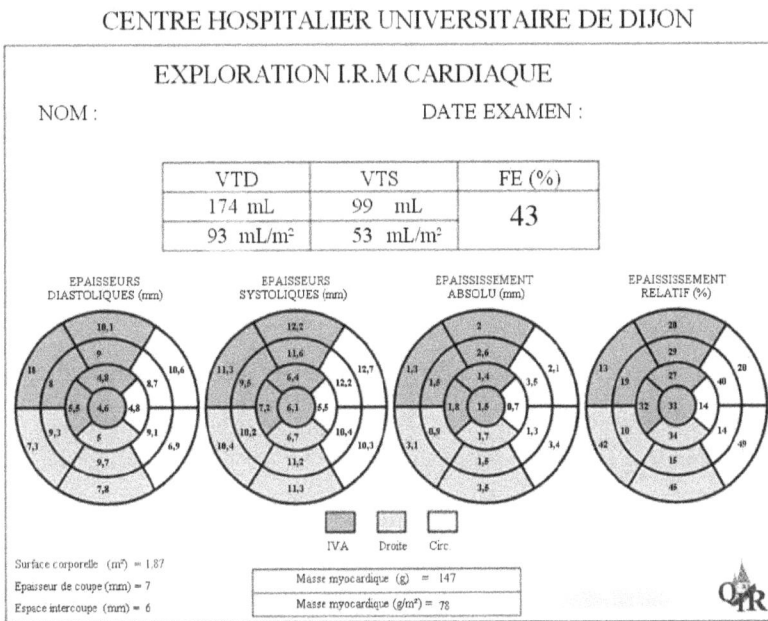

Figure 6 : Exemple de compte-rendu d'un examen d'IRM cardiaque.

De nombreux travaux portant sur des volontaires sains ont permis d'établir des valeurs normales pour le volume du ventricule gauche en diastole et en systole et pour la fraction d'éjection. Les valeurs concernant les volumes varient d'une étude à l'autre et on peut remarquer que la fourchette des volumes est assez grande. De plus, plusieurs études ont montré une différence significative chez l'homme et chez la femme. Toutefois, une fraction d'éjection moyenne est globalement supérieure à 60 % chez une personne ayant une fonction cardiaque normale (Tableau 1). En particulier, Hudsmith *et al.* ont montré que le volume diastolique est plus élevé chez l'homme que chez la femme 160 ± 29 mL vs. 135 ± 26 mL et on trouve les mêmes résultats pour le volume systolique (50 ± 16 mL vs. 42 ± 12 mL) (31). La normalisation de ces valeurs par la surface corporelle efface cette différence entre les hommes et les femmes. La surface corporelle est définit comme étant la surface externe de la peau recouvrant le corps. Plusieurs formules permettent le calcul de celle-ci à partir de la taille et de la masse de la personne. Les formules de Dubois et de Boyd sont généralement considérées comme étant les plus précises.

La surface corporelle se calcule avec la formule de Dubois selon l'équation suivante (32):

$$Surface\ corporelle\ (m^2)$$
$$= 0,0007184 \times (Poids(kg))^{0,425} \times Taille(cm)^{0,725}$$

Elle se calcule avec la formule de Boyd selon l'équation suivante (33):

$$Surface\ corporelle\ (m^2)$$
$$= 0,0003207 \times (Poids(g))^{0,7285 - 0,01888 \times \log{(Poids(g))}}$$
$$\times Taille(cm)^{0,3}$$

La masse est en kg et la taille en cm. Une définition plus simple est celle de Mosteller (34) :

$$Surface\ corporelle\ (m^2) = \sqrt{\frac{Taille\ (cm) \times Poids(kg)}{3600}}$$

Une autre étude sur les valeurs normales de la cavité du ventricule gauche sur une importante cohorte de témoins a été obtenue à partir de l'étude MESA (Multi-Ethnic Study of Atherosclerosis) (25). Les données obtenues sont en valeurs absolues (Tableau 1) ou pondérées par la surface corporelle.

Auteurs	Nombre de sujets	Volume diastolique (mL)	Volume systolique (mL)	Fraction d'éjection (%)
Sechtem et al. (9)	10	101 ± 20	31 ± 10	69 ± 5
Buser et al. (10)	10	85 ± 7	30 ± 3	64 ± 2
Semelka et al. (11)	11	113 ± 15	40 ± 8	65
Futija et al. (12)	10	122 ± 28	42 ± 13	66 ± 5
Sakuma et al. (13)	12	98 ± 21	32 ± 9	67 ± 6
Dulce et al. (14)	10	121 ± 26	43 ± 14	65 ± 6
Herregods et al. (15)	12	121 ± 12	37 ± 6	70 ± 5
Cottin et al. (16)	10	102 ± 20	43 ± 9	58 ± 6
Marcus et al. (17)	57	134 ± 9	41 ± 11	70 ± 4
Benjelloun et al. (18)	18	120 ± 20	39 ± 9	67 ± 4
Caputo et al. (19)	18	109 ± 20	42 ± 12	61 ± 6
Jarvinen et al. (20)	8	151 ± 19	51 ± 5	67 ± 4
Nachtomy et al. (21)	10	91 ± 22	33 ± 9	63 ± 8
Van der Geest et al. (22)	10	113 ± 16	39 ± 8	66 ± 4
Cain et al. (23) Chez l'homme	41	153 ± 30	63 ± 17	59 ± 0
Cain et al. (23) Chez la femme	35	118 ± 19	43 ± 11	64 ± 0
Teo et al. (24)	60	117 ± 33	50 ± 22	58 ± 8
Natori et al. (25) Chez l'homme	400	142 ± 34	47 ± 19	67 ± 7
Natori et al. (25) Chez la femme	400	109 ± 22	31 ± 10	72 ± 6
Alfaki et al. (26) Chez l'homme	30	168 ± 33	61 ± 16	64 ± 5
Alfaki et al. (26) Chez la femme	30	135 ± 19	49 ± 11	64 ± 4
Clay et al. (27) Chez l'homme	20	181 ± 30	71 ± 18	61 ± 6
Clay et al. (27) Chez la femme	20	145 ± 21	53 ± 12	64 ± 5
Sandstede et al. (28) Chez l'homme	18	118 ± 27	40 ± 13	68 ± 5
Sandstede et al. (28) Chez la femme	18	96 ± 21	29 ± 9	67 ± 5
Malayeri et al. (29)	50	121 ± 29	42 ± 15	65 ± 7
Hogan et al. (30)	21	156 ± 34	51 ± 13	67 ± 6

Tableau 1 : Valeurs normales des volumes télédiastolique et télésystolique et de la fraction d'éjection. Ces valeurs ont été obtenues en IRM avec un traitement manuel. Liste non exhaustive.

Dans ce second cas, Natori *et al.* trouvent une différence significative entre les hommes et les femmes (400 sujets dans chaque groupe), sauf pour le volume d'éjection. Les valeurs sont 74 ± 15 mL/m² vs 64 ± 11 mL/m² pour le volume diastolique, 24 ± 9 mL/m² vs 18 ± 5 mL/m² pour le volume systolique et 35 ± 6 %/m² vs 43 ± 6 %/m² pour la fraction d'éjection.

L'épaisseur de la paroi du muscle cardiaque varie d'environ 10 mm en diastole à 16 mm en systole chez les sujets sains, ces valeurs fluctuent en fonction du segment concernée.

I.1.2. L'insuffisance cardiaque

En 2006, aux Etats-Unis, les maladies cardiovasculaires sont la première cause de mortalité et sont responsables de 26 % des décès (35). Cependant, le taux de mortalité des maladies cardiovasculaires a baissé entre 1997 et 2007 (36).

I.1.2.a. L'ischémie et l'infarctus du myocarde

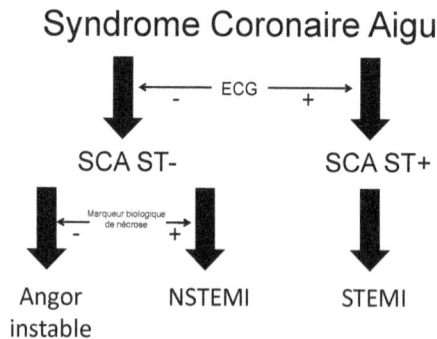

Syndrome Coronaire Aigu

ECG
- +

SCA ST-   SCA ST+

Marqueur biologique
de nécrose
-          +

Angor   NSTEMI   STEMI
instable

Figure 7 : Classification des syndromes coronaires aigüs.

Dans les conditions normales, le cœur extrait une fraction importante de l'oxygène du sang artériel et la consommation veineuse en oxygène est faible. Le travail cardiaque dépendant des apports en oxygène au cœur, une augmentation de la demande en oxygène, notamment lors d'un exercice physique, doit être assurée par l'augmentation du débit coronarien. Le myocarde étant un muscle dont le métabolisme est avant tout aérobie, toute inadéquation entre les besoins et les apports en oxygène se traduit par une ischémie myocardique. Une ischémie est donc un déficit de la perfusion sanguine par rapport aux besoins métaboliques du myocarde, la plupart du temps lié à l'occlusion partielle (voire totale) d'une artère. Cela entraîne une dysfonction de la zone ischémiée et plus particulièrement, dans le cas du ventricule gauche, une altération de la fonction contractile. L'ischémie se répartit de façon hétérogène au sein de la zone ischémiée. L'infarctus du myocarde (IDM) se définit comme une nécrose myocardique d'origine ischémique de plus de 2 cm^2. L'IDM est donc le résultat d'une ischémie régionale, conséquence le plus souvent d'une thrombose coronaire aiguë, c'est-à-dire l'occlusion aiguë d'une artère coronaire par la formation d'un thrombus. Première cause de mortalité dans les pays Occidentaux (70 à 80 000 décès par an en France), sa gravité est essentiellement liée à deux risques : le risque initial d'arythmies ventriculaires létales et le risque secondaire de complications, tant en phase aiguë qu'au stade des séquelles ; c'est tout particulièrement le cas de l'insuffisance cardiaque. Le risque de complications est étroitement lié à la masse myocardique détruite, donc de la taille de la nécrose, qui dépend essentiellement de 3 facteurs : la taille de la zone ischémiée, la durée de l'ischémie et son intensité. La nécrose cellulaire résultant de l'infarctus apparaît au niveau de l'endocarde pour s'étendre progressivement vers l'épicarde (37). Les syndromes coronaires aigus (SCA) font référence à une multitude de symptômes cliniques engendrés par l'ischémie myocardique aiguë, incluant l'angor instable et l'IDM. Ces deux entités cliniques ont vu leur définition évoluer récemment. Actuellement les SCA sont classés sur la base de l'ECG initial en SCA avec sus-décalage persistant du segment ST (SCA ST+) ou SCA sans sus-décalage du segment ST (SCA ST-) (Figure 7) (38,39). Cette élévation du segment ST traduit le plus souvent une occlusion complète de l'artère concernée et s'accompagne quasi-systématiquement d'une élévation des taux de marqueurs biologiques spécifiques de la nécrose myocardique, constatée dans les heures suivant le début des symptômes. Les SCA ST+ sont qualifiés le plus souvent sous l'acronyme anglophone STEMI (pour « ST-Segment Elevation Myocardial Infarction »). Concernant les patients SCA ST- (présentant le plus souvent une occlusion partielle de l'artère concernée), la présence d'une nécrose myocardique n'est pas certaine. En l'absence d'élévation significative des taux de marqueurs biologiques de la nécrose dans les heures suivant l'admission hospitalière du patient, on retient le diagnostic d'angor instable. Par contre, en cas d'élévation significative, on parle d'IDM sans élévation du segment ST, qualifié de NSTEMI (pour « Non ST-Segment Elevation Myocardial Infarction »). Cette classification initiale sur la base de l'ECG est primordiale pour la prise en charge thérapeutique. Dans le cas des STEMI, la reperfusion de l'artère concernée, par fibrinolyse et/ou angioplastie transluminale, est une urgence thérapeutique (40). En effet, la taille de l'infarctus peut être significativement réduite si le myocarde ischémique est revascularisé dans des délais suffisamment précoces ; la récupération sera bien sûr d'autant plus complète que l'intervention sera rapide. Des thérapies d'urgence de reperfusion du myocarde sont mises en œuvre afin de rétablir le flux sanguin le plus rapidement possible. Parmi les stratégies fréquemment utilisées, citons la fibrinolyse destinée à dissoudre le caillot et l'angioplastie en urgence destinée à rétablir le calibre normal de l'artère coronaire. Dans le cas des NSTEMI, le recours à un geste de revascularisation invasif peut être précoce dans le cas d'une stratégie thérapeutique invasive, ou différé après stabilisation des symptômes dans le cadre d'une stratégie conservatrice (41).

On peut citer comme marqueurs biologiques les créatines kinases, les troponines et la glycémie à la phase aiguë du SCA. Parmi ces marqueurs biologiques, le peptide natriurétique B (BNP pour « B-type Natriuretic Peptide) est un peptide de 32 acides aminés secrété par les cardiomyocytes ventriculaires. La sécrétion de BNP se fait en réponse à une augmentation des contraintes hémodynamiques entraînant une augmentation du stress myocardique et donc un étirement des fibres myocytaires. Le BNP a essentiellement un effet natriurétique et vasodilatateur, avec pour but de diminuer la précharge et la postcharge ventriculaires. La principale utilisation du dosage du BNP et du fragment terminal de ce peptide, le Nt-pro-BNP, concerne actuellement le diagnostic et le pronostic de l'insuffisance cardiaque. La glycémie mesurée à l'admission pour IDM, à la phase aiguë, est un facteur de mauvais pronostic, même chez les patients non diabétiques (42). Néanmoins, les mécanismes physiopathologiques impliqués dans les effets délétères de l'hyperglycémie à l'admission sont mal connus.

Une dysfonction ventriculaire gauche à la phase aiguë de l'infarctus est évaluée le plus souvent par le calcul de la FEVG. Cette dernière est considérée depuis de nombreuses années comme un facteur pronostique majeur en post-infarctus. Elle fut évaluée avec une valeur seuil de 40% (43–45) pour distinguer une fonction pathologique. Si l'étendue de la zone nécrosée est importante, on va constater très précocement, dès la troisième heure après l'IDM, une dilatation du VG qui n'évoluera pratiquement plus durant la première semaine (46). Cette dilatation est adaptative, tendant à maintenir le débit cardiaque malgré la perte d'une partie du capital contractile. Ceci explique sans doute pourquoi la dilatation ventriculaire gauche et plus précisément le volume télésystolique du VG, est également considéré comme un facteur pronostique majeur et serait même un meilleur facteur prédictif de survie que la FEVG (8,47,48). En plus de la fonction systolique du VG à la phase aiguë, l'évaluation de la FEVG et surtout des volumes ventriculaires à distance de la phase aiguë a également son intérêt. Elle renseigne effectivement sur l'importance des phénomènes tardifs de remodelage ventriculaire, qui vont entraîner s'ils sont trop importants une évolution vers l'insuffisance cardiaque chronique, principale cause de morbidité et de mortalité à long terme (49).

En angiographie, il est possible, après désobstruction de l'artère coronaire coupable, d'évaluer visuellement la qualité de la reperfusion de ladite artère. En pratique, on peut quantifier visuellement la qualité de la reperfusion à l'aide du score TIMI, Thrombolysis In Myocardial Infarction (50) (Tableau 2). La présence d'un flux TIMI égal à 0 ou 1 après désobstruction témoigne donc d'une très mauvaise reperfusion et s'accompagne d'un taux de mortalité post-infarctus élevé, supérieur à 10% (moins de 5% en cas de flux TIMI 3) (51).

TIMI 0	Absence de passage de produit de contraste au-delà de la lésion
TIMI 1	Passage de produit de contraste au-delà de la lésion mais sans opacification complète du lit d'aval
TIMI 2	Opacification complète du lit d'aval avec flux ralenti
TIMI 3	Opacification complète du lit d'aval avec flux normal

Tableau 2 : Scores TIMI à partir de l'angiographie.

La détermination de l'épaisseur du muscle cardiaque en diastole et en systole, ainsi que son épaississement entre la diastole et la systole, selon un modèle à 17 segments, permet de quantifier la contraction du muscle cardiaque et d'en détecter les anomalies locales. On peut classer les segments en deux types distincts : les segments normaux et les segments dyskinétiques (ensemble des anomalies de la contraction myocardique). Il y a plusieurs types de dyskinésies : les segments hypokinétiques où la contraction est réduite, les segments akinétiques où il n'y a aucune contraction, l'expansion systolique paradoxale lorsque certains segments anormaux ne peuvent pas maintenir la tension musculaire exigée lors de la systole et les segments hyperkinétiques qui ont une contraction supérieure à la normale. Il est à noter que lors d'une diminution anormale de la contraction du ventricule gauche, les segments adjacents sains peuvent présenter une hyperkinésie compensatrice. Après un infarctus du myocarde, l'expansion de la zone infarcie entraîne localement un amincissement de la paroi ventriculaire gauche.

Les troubles de la cinétique segmentaire faisant suite à une nécrose myocardique ont longtemps été considérés comme irréversibles. Cependant, les améliorations de la cinétique après revascularisation chirurgicale ont totalement remis en cause ce dogme : il est actuellement admis que les anomalies de la cinétique du ventricule gauche sont en grande partie corrigées si la perfusion myocardique est restaurée. Cette capacité du myocarde à récupérer une fonction normale après une ischémie profonde et brève ou après levée d'une ischémie myocardique prolongée a fait naître le concept de viabilité myocardique résiduelle, en opposition au concept de nécrose irréversible du muscle cardiaque. Cette viabilité myocardique repose sur deux états intermédiaires : la sidération myocardique (52) et l'hibernation myocardique (53). Ces anomalies sont régressives dans un délai de plusieurs heures à plusieurs semaines selon la sévérité et la durée de l'ischémie. Les territoires concernés sont susceptibles de récupérer partiellement ou totalement dans les heures ou les jours suivants. Le « no-reflow » se définit comme l'absence de perfusion myocardique malgré la restauration complète du flux coronaire en amont (54), en raison de l'apparition d'anomalies de la microcirculation dues à des causes diverses (œdème des cellules endothéliales, dépôts de leucocytes et/ou de fibrine obstruant les vaisseaux capillaires, embolisation distale, dysfonction vasculaire, production de radicaux libres). Ce phénomène concernerait environ 25% des patients après rétablissement d'un flux TIMI 3 dans l'artère concernée et est considéré comme un facteur de mauvais pronostic en termes de morbidité et mortalité (55). La situation est donc complexe, aboutissant quelquefois à un tissu myocardique où coexistent des zones de nécrose et des zones saines et il peut y avoir plusieurs types d'atteinte du myocarde : myocarde nécrosé, hibernant ou sidéré. Le tissu myocardique sauvegardé à l'issue de la reperfusion coronaire peut par ailleurs avoir souffert et présenter un œdème avec augmentation de l'espace liquidien interstitiel.

Le tissu musculaire myocardique peut perdre ses qualités de souplesse et de contractilité en se transformant partiellement en tissu fibreux, appelé fibrose (56,57). La fibrose est donc un phénomène pathologique dans lequel le tissu fibreux vient remplacer le tissu myocardique normal dans de nombreuses pathologies telles que les myocardiopathies hypertrophiques, certaines myocardiopathies dilatées et dans les IDM en phase chronique. La fibrose peut-être présente dans le tissu myocardique non atteint par l'infarctus, en particulier dans les zones présentant une hypertrophie compensatrice. La fibrose entraîne un raidissement du muscle cardiaque.

I.1.2.b.   L'asynchronisme

Un dysfonctionnement de la contraction des ventricules peut se manifester sous la forme d'hétérogénéité du délai entre l'activation électrique et la contraction mécanique des différents segments. On parle alors d'asynchronisme cardiaque. Cet asynchronisme réduit l'efficacité

40

hémodynamique de la contraction cardiaque et peut aggraver une insuffisance cardiaque. Il existe plusieurs types d'asynchronisme cardiaque. L'asynchronisme auriculo-ventriculaire peut être lié à une dysfonction du nœud sinusal et/ou du nœud auriculo-ventriculaire, ce qui conduit à un délai d'activation entre les oreillettes et les ventricules. Lorsqu'il existe un délai entre le début de la contraction du VG et du VD, on parle d'asynchronisme inter-ventriculaire. Dans ce cas là, le septum se déplace vers le VG avant la contraction. Enfin, l'asynchronisme intra-VG se caractérise par la contraction prématurée ou tardive de certaines zones du VG. L'intérêt de la quantification de l'asynchronisme réside dans la pose de stimulateurs cardiaques bi-ventriculaires capables de resynchroniser les ventricules (58). Ces dispositifs ont permis d'améliorer significativement les paramètres fonctionnels, le remodelage ventriculaire gauche, de diminuer le nombre d'hospitalisations et la mortalité (59). Les critères pour la pose d'un stimulateur cardiaque sont une insuffisance cardiaque en stade III ou IV de la classification NYHA (Tableau 3), avec une fraction d'éjection du ventricule gauche inférieure à 35 % et un élargissement de la durée du QRS supérieure à 120 ms (60). Les recommandations actuelles mises à jour en 2010 s'étendent aux patients peu symptomatiques (NYHA II) mais avec une largeur du QRS ≥ 150 ms, ainsi qu'aux patients NYHA III et IV en fibrillation auriculaire avec un QRS ≥ 130 ms, sous réserve d'un électro-entraînement permanent, si nécessaire en ablatant le nœud atrio-ventriculaire. Ces recommandations sous-entendent que la durée du QRS, reflet de l'asynchronisme électrique, reste un marqueur de l'asynchronisme mécanique (61–64). Cependant, certains travaux ne retiennent pas de lien entre ces deux types d'asynchronisme (65–67). Cette discordance pourrait expliquer d'une part le taux de patients non-répondeurs à la thérapie de resynchronisation cardiaque (TRC), estimé à 30 %, d'autre part la proportion élevée de patients à QRS fins présentant un asynchronisme mécanique, évaluée quant à elle entre 30 et 40 %. La présence d'un asynchronisme intra-ventriculaire a été proposée comme critère alternatif de sélection (68–70).

I (léger)	Pas de limitation : les efforts physiques habituels ne provoquent pas de fatigue, dyspnée ou palpitations inhabituelles.
II (léger)	Il existe une petite limitation des capacités physiques : le patient n'a pas de symptômes au repos, mais des efforts normaux provoquent fatigue, dyspnée ou palpitations.
III (modéré)	Il existe une limitation évidente de la capacité d'effort : le patient se sent toujours bien au repos mais un effort minime provoque déjà des symptômes.
IV (sévère)	Le patient ne peut plus effectuer aucun effort sans éprouver de symptômes : les symptômes de l'insuffisance cardiaque sont déjà présents au repos et s'aggravent au moindre effort.

Tableau 3 : Classification NYHA de l'insuffisance cardiaque.

De nombreux critères échographiques existent pour évaluer l'asynchronisme et donc pour prédire la réponse à une TRC (71) en utilisant différentes modalités, telles que le mode TM (Temps-Mouvement), le doppler tissulaire (TDI ou Tissue Doppler Imaging), le suivi de la déformation des parois myocardiques (basé sur le « 2D strain » ou « speckle tracking ») et l'échographie tridimensionnelle. Les critères mesurés pour un asynchronisme intra-VG sont :

- SPWMD (Septal-Posterior Wall Motion Delay) > 130 ms : le délai de contraction entre les parois septale et postérieure (étudié en coupe parasternale petit axe, au niveau des muscles papillaires) est supérieur à 130 ms.

- Ts-(lateral-septal) > 60 ms : le délai de contraction entre les parois septale et latérale durant la phase d'éjection (étudié en « 4 cavités » par TDI couleur) est supérieur à 60 ms.

- LPEI (Left ventricular Pre-Ejection Interval) > 140 ms : le temps de pré-éjection du VG, qui correspond au temps entre le début du QRS et le début de l'éjection au niveau du VG, étudié en Doppler pulsé est supérieur à 140 ms.

- TMSV 16 SD (Standard deviation of the time to the regional left ventricle minimum systolic volume for 16 segments) > 10% : La différence entre l'écart-type du temps correspondant au volume systolique minimal de chacun des 16 segments du VG calculé en échographie 3D est supérieure à 10%.

Les conséquences préjudiciables d'une implantation sans bénéfice comparées aux complications classiques et au coût de telles procédures, ainsi que les limites relatives de l'apport de l'échographie soulignées par l'étude PROSPECT (71), incitent à la recherche et l'évaluation de la pertinence d'autres outils pour améliorer la sélection des patients répondeurs à la TRC.

I.2. Généralités sur l'IRM du cœur

I.2.1. Orientation des plans de coupe

L'orientation du plan de coupe en IRM cardiaque est primordiale. La position du cœur dans le thorax entraîne une obliquité de ses axes qui est variable selon les individus. Quatre axes sont généralement étudiés à savoir : le grand axe « 4 cavités », le grand axe « 3 cavités », le grand axe « 2 cavités » et le petit axe (PA), qui correspondent à des plans très précis. Lors d'un examen d'IRM, l'exploration du cœur commence par l'acquisition d'une coupe selon le grand axe « 2 cavités » du VG (appelé aussi grand axe vertical), passant par le grand axe du cœur au niveau de l'apex et par la jonction atrio-ventriculaire (Figure 8a). On définit ensuite un grand axe « 4 cavités » (appelé aussi grand axe horizontal) (Figure 8b) passant aussi par le grand axe du cœur au niveau de l'apex et par la jonction atrio-ventriculaire. Le grand axe « 4 cavités » est perpendiculaire au grand axe

« 2 cavités » et sur ce plan sont théoriquement visibles les deux ventricules
et les deux oreillettes.

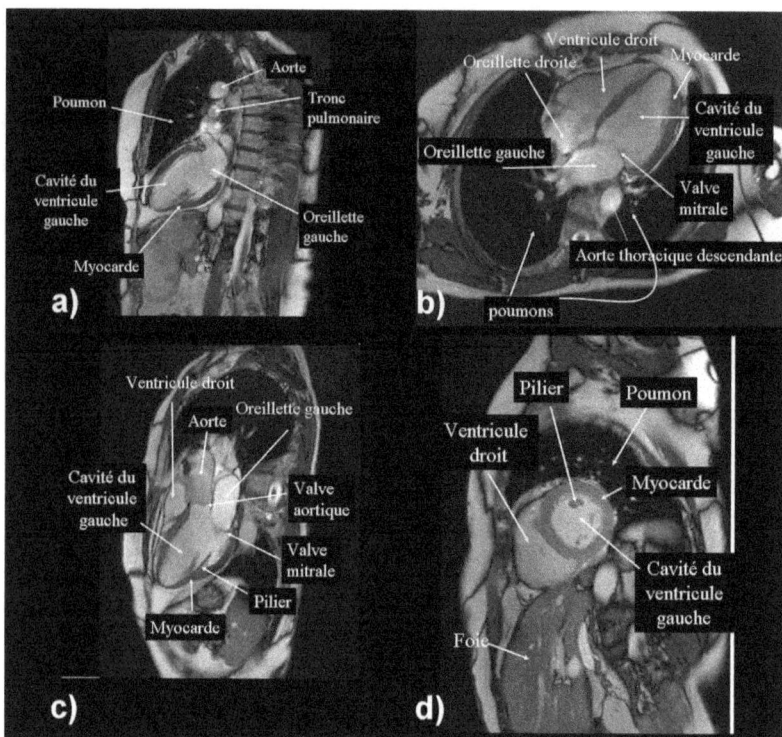

Figure 8 : Orientations des plans de coupe en IRM cardiaque. a) Grand axe 2
cavités, b) grand axe 4 cavités, c) grand axe 3 cavités, d) petit axe.

Le grand axe « 3 cavités » passe par le milieu de la valve aortique et la
racine de l'aorte. Plus précisément, ce plan de coupe doit passer par l'apex
du VG et par le centre des valves mitrale et aortique qui sont alors
visualisées simultanément (Figure 8c). On définit le PA du VG comme
étant le plan perpendiculaire aux grands axes « 2 cavités » et « 4 cavités »
(Figure 8d). Le grand axe « 2 cavités », le grand axe « 4 cavités » et le petit
axe forment un repère orthogonal. Lors d'études multi-coupes du VG, on
acquiert une série de coupes petit axe de la base du VG vers l'apex. Les

coupes PA peuvent être réparties en trois groupes : les coupes basales, médianes ou apicales, d'après le modèle standard à 17 segments proposé par l'AHA en 2002 (7).

I.2.2. Imagerie parallèle

L'imagerie parallèle fait référence à l'acquisition simultanée, autrement dit en parallèle, de données provenant de différentes antennes. Ces antennes sont dites en réseau phasé, c'est à dire disposées côte à côte. Chaque antenne dispose de son propre canal de réception du signal et donne des informations différentes mais complémentaires sur le patient. L'utilisation la plus courante de l'imagerie parallèle consiste à reconstruire une image à partir des images brutes des antennes. En IRM cardiaque, ces antennes dédiées possèdent généralement huit canaux. En combinant les images des antennes, l'image obtenue possède approximativement la même amplitude que si l'on avait utilisé une seule antenne couvrant la même surface. Chaque antenne ayant une position et une sensibilité différentes, les données acquises par une antenne sont différentes des autres.

La matrice d'acquisition de chacune de ces antennes n'est pas complète, l'acquisition a été accélérée en n'enregistrant pas toutes les lignes dans l'espace k, c'est-à-dire dans le plan de Fourier. On acquiert une ligne sur deux, ou sur quatre, pour réduire le temps d'acquisition d'une image. Si on se contente d'effectuer la transformée de Fourier inverse de la matrice ainsi acquise, il se produit un phénomène de repliement. Plusieurs algorithmes de reconstructions d'images à partir d'IRM multicanaux existent (72). On peut citer SMASH (SiMultaneous Acquisition of Spatial Harmonics) (73), SENSE (SENSitivity Encoding) (74), PILS (Partially parallel Imaging with Localized Sensitivities) (75) et GRAPPA (Generalized Autocalibrating Partially Parallel imaging Acquisition) (76). Les méthodes SENSE et SMASH nécessitent le calcul au préalable de cartes de sensibilités (Figure

9). La méthode PILS utilise un profil de sensibilités unidimensionnel. Enfin, la méthode GRAPPA ne nécessite pas d'information sur la sensibilité des antennes, mais utilise une méthode d'auto-calibration basée sur des lignes de données additionnelles. En pratique clinique, deux algorithmes sont actuellement utilisés, la méthode SENSE, qui opère dans le domaine spatial et la méthode GRAPPA, qui opère dans le domaine fréquentiel. Ces deux types de reconstructions offrent une qualité similaire et sont, du point de vue visuel, globalement équivalentes.

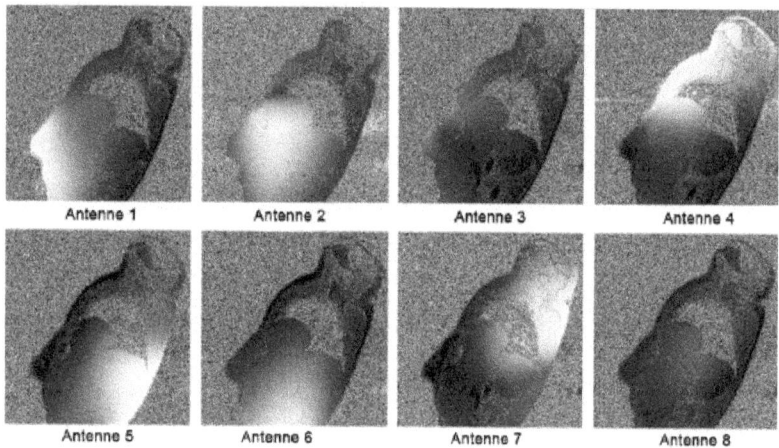

Figure 9 : Cartes de sensibilité estimée des antennes à partir d'IRM au niveau du thorax.

La méthode SENSE utilise des cartes de sensibilités pour reconstruire l'image. Les cartes de sensibilités réelles des antennes ne sont pas connues, mais il est possible de les estimer. Cette estimation est obtenue en divisant les images de chaque antenne par une image "uniforme". Cette image est soit acquise à l'aide de l'antenne corps entier, soit calculée à partir de la somme des carrés du signal de toutes les antennes de l'image (77). L'acquisition des images des antennes avec un champ de vue (FOV) réduit (définissant le facteur d'accélération de l'algorithme) provoque un artefact de repliement. L'intensité du signal d'un pixel de l'image provient à la fois du signal, de sa position initiale et du signal émanant des parties repliées de l'image. C'est donc la somme des signaux à la position initiale et de ceux provenant du repliement. Cette somme est de plus pondérée par la sensibilité de l'antenne à chacun de ces pixels.

Contrairement à la technique précédente, la méthode GRAPPA ne nécessite pas de calcul de sensibilité, mais utilise un petit nombre de lignes supplémentaires au centre de l'espace k d'une antenne. Ces lignes servent de modèle pour retrouver les coefficients à attribuer aux signaux de chaque antenne pour reconstituer les autres lignes intermédiaires. L'acquisition de ces lignes supplémentaires correspond à l'auto-calibration des antennes.

La figure 10 montre un exemple d'images brutes de ciné-IRM acquises en apnée provenant de huit antennes.

I.2.3. Séquences utilisées en imagerie cardiaque

I.2.3.a. Séquences synchronisées à l'ECG

Le cœur est un organe en mouvement cyclique. La technique d'IRM n'étant pas une imagerie instantanée, l'acquisition du signal doit être synchronisée au mouvement cardiaque. En pratique, cette synchronisation est effectuée avec l'onde R de l'ECG, car celle-ci est la plus facile à détecter et correspond à un moment particulier du cycle cardiaque. Il existe deux types de synchronisation, la synchronisation prospective et la synchronisation rétrospective. Lors de la synchronisation prospective, la détection de l'onde R déclenche une salve d'acquisitions.

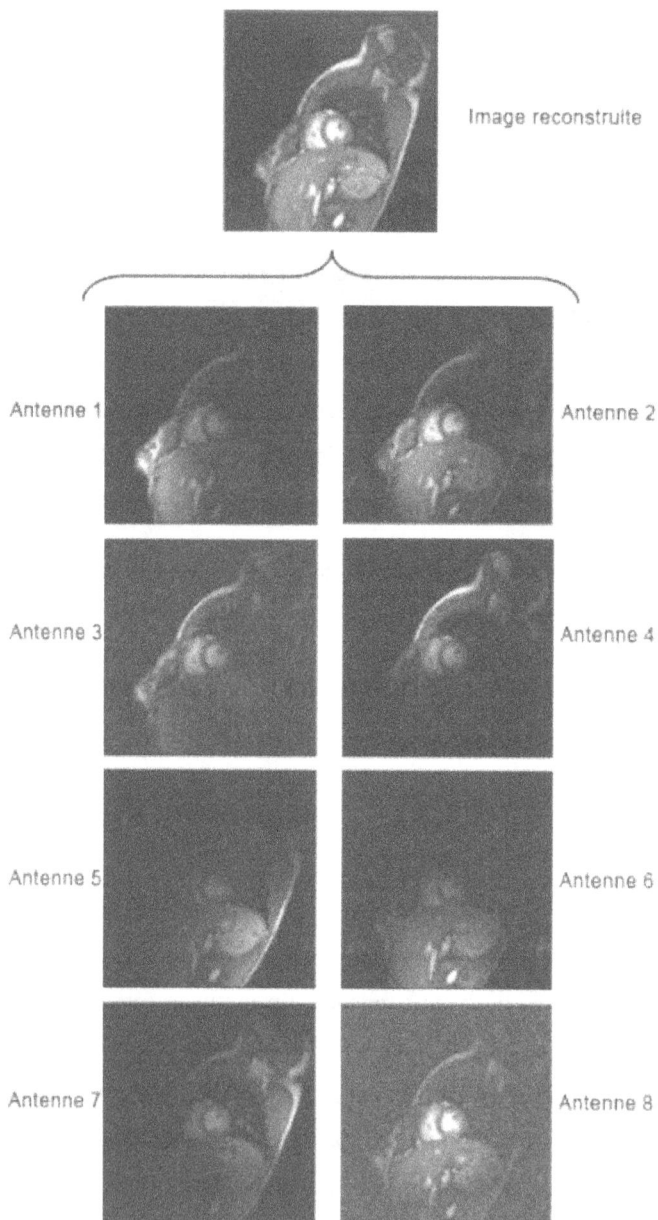

Figure 10 : Images d'amplitude des 8 antennes brutes acquises en IRM cardiaque multi-canaux.

La fenêtre d'acquisition choisie doit être plus courte que la durée moyenne de l'intervalle RR (en général 90 % du cycle). Il en résulte que la couverture du cycle n'est pas complète. La résolution temporelle est fixe et dépend du TR de la séquence (nombre d'images variable selon le patient). La synchronisation rétrospective est basée sur un enregistrement continu et séparé du signal et de l'ECG avec une mise en correspondance de l'information après acquisition. La résolution temporelle dépend de la longueur de l'intervalle RR (nombre d'images fixe). L'avantage de cette technique est de couvrir le cycle cardiaque en entier. Cette synchronisation est très sensible au défaut de synchronisation à l'ECG.

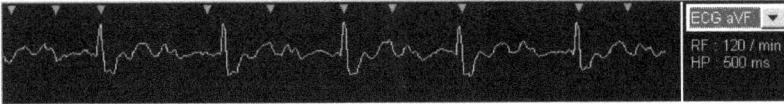

Figure 11 : Mauvaise détection de l'onde R de l'ECG. Les triangles rouges correspondent au déclenchement de la séquence.

Parmi les artefacts liés aux séquences cinétiques, il y a notamment les artefacts dus à la synchronisation à l'ECG. Une mauvaise synchronisation, due à un problème technique (signal ECG trop faible par exemple ou mauvaise détection de l'onde R) ou à des irrégularités de rythme du patient, entraîne l'enregistrement de l'information de façon irrégulière (Figure 11). Les lignes d'une même image ne sont pas acquises au même moment du cycle cardiaque, rendant la série d'images généralement non-interprétable.

I.2.3.b. Séquences utilisées pour l'étude de la fonction cardiaque

Pour l'étude de la fonction cardiaque, les séquences cinétiques de type écho de gradient sont généralement utilisées et permettent l'étude dynamique des mouvements du cœur et de la fonction contractile du myocarde. Ces séquences permettent l'acquisition en apnée, ce qui supprime les artefacts dus à la respiration. Les séquences écho de gradient rapides avec destruction de l'aimantation transversale résiduelle (séquence FLASH ; Fast Low Angle Shot) sont historiquement les plus anciennes (78). Nous avons utilisés, dans nos premiers travaux, une séquence FLASH 2D segmentée. Le terme segmenté signifie que plusieurs lignes de données brutes (c'est-à-dire plusieurs échos) sont mesurées par cycle cardiaque, afin d'accélérer l'acquisition et de permettre l'apnée. Dans cette séquence, l'état d'équilibre de l'aimantation longitudinale est utilisé. L'aimantation transversale résiduelle est détruite avant chaque impulsion par un spoiler. Un spoiler, ou gradient spoiler, consiste en une impulsion de gradient ayant une amplitude et/ou une durée suffisantes pour obtenir un déphasage total de l'aimantation transverse. Ce spoiler est activé après l'écho, de manière à ce que l'aimantation transverse soit détruite avant l'impulsion de l'excitation suivante (2). Afin d'améliorer la résolution temporelle lors de la reconstruction des images à partir des données brutes acquises avec une résolution minimale de 100 ms, on a recourt à la technique de partage de vues (view sharing) (79). Avec cette amélioration, la résolution temporelle des images est de 50 ms (80). Cette valeur est très proche des 45 ms, valeur qui correspond à la valeur maximale adéquate pour l'évaluation de la fraction d'éjection chez des patients n'ayant pas de tachycardie (81).

Les séquences actuellement utilisées pour l'étude dynamique de la fonction cardiaque sont de type écho de gradient à l'état d'équilibre (séquences de type SSFP ; Steady State Free Precession). Ces séquences, développées par les constructeurs, sont nommées séquences TrueFISP (True Fast Imaging with Steady-state Precision) par Siemens, FIESTA (Fast Imaging Employing Steady State Acquisition) par General Electric et Balanced FFE (Balanced Fast Field Echo) par Philips. Ces séquences sont également basées sur l'écho de gradient, mais au lieu de détruire la composante transversale résiduelle par application d'un spoiler, cette dernière est refocalisée par application d'un gradient rephaseur, qui est en fait un deuxième gradient de codage de phase de polarité inversée. Ainsi, le signal obtenu provient de l'addition cohérente de l'aimantation transversale résiduelle et de l'aimantation basculée dans le plan transverse lors de l'impulsion radio-fréquence. C'est le principe des séquences FISP, qui renforce le signal des tissus à T2 long (liquides). Dans la séquence TrueFISP, qui est une variante de la précédente, tous les gradients sont équilibrés de façon symétrique, ce qui rend cette séquence moins sensible aux artefacts de mouvement et renforce le signal des liquides en mouvement (82).

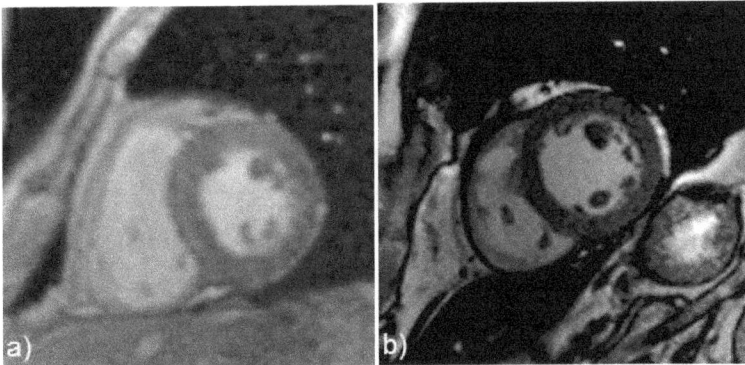

Figure 12 : Comparaison entre une séquence a) FLASH et une séquence b) trueFISP. Le fort contraste obtenu avec la séquence trueFISP est dû aux différences de ratios T2/T1 du sang et du myocarde.

Ce type de séquences s'est révélé plus performant par rapport aux séquences en écho de gradient classiques en termes de rapport signal/bruit (S/B) et de contraste T2/T1 permettant de bien différencier le sang (en hypersignal), l'endocarde et l'épicarde (en isosignal) ainsi que la graisse (en hypersignal) (83) (Figure 12). Contrairement aux séquences FLASH qui doivent maintenir un TR relativement élevé et un angle de bascule peu élevé pour éviter une saturation trop importante du signal, ces séquences

SSFP fonctionnent mieux avec des TR les plus courts possibles et des angles de bascule les plus élevés possibles. Il en résulte que cette séquence présente de meilleures résolutions temporelle et/ou spatiale et qu'elle est désormais considérée comme la technique de référence pour l'étude de la cinétique cardiaque.

Les artefacts d'off-resonance (banding artifact) traduisent une excitation hétérogène des protons liée à des irrégularités locales du champ magnétique. Ils apparaissent sous forme de bandes sombres, généralement dans les régions présentant un signal élevé (la graisse ou le sang par exemple) (Figure 13). Les séquences SSFP sont plus sensibles à ces artefacts que les séquences FLASH 2D. Ces artefacts sont plus marqués pour les hauts champs magnétiques, car ils sont proportionnels à l'intensité du champ magnétique (84).

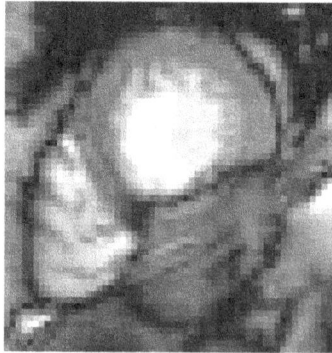

Figure 13 : Artefact de « off-resonance » au niveau de la paroi inférieure du coeur.

I.2.3.c. Séquences utilisées pour l'étude de la perfusion myocardique

L'étude de la perfusion du myocarde par IRM se divise en deux ; l'imagerie de perfusion du premier passage d'un produit de contraste dans le myocarde et l'imagerie tardive à l'équilibre, plusieurs minutes après l'injection du produit de contraste.

Les agents de contraste utilisés pour l'imagerie de perfusion sont des agents paramagnétiques présentant un effet T1 prépondérant. Une diminution du temps T1 aura pour effet, sur des images fortement pondérées en T1, un rehaussement important du signal. Ces agents de contrastes à base de chélates de gadolinium ont été proposés dès le début de l'imagerie du cœur (85,86). Le gadolinium, sous sa forme ionique Gd^{3+}, est toxique et ne peut pas être utilisé par voie intraveineuse directe. Il est donc nécessaire de l'administrer sous une forme complexée stable. Les chélates de gadolinium sont formés de molécules de chélateur englobant l'ion gadolinium (87). Les différentes formes commerciales diffèrent par la nature du chélateur, mais toutes ces molécules ont une masse moléculaire faible et diffusent à travers la paroi du capillaire dans le liquide interstitiel (88). L'intégration du gadolinium dans une molécule de chélateur conserve son effet paramagnétique. Après injection par voie intraveineuse, la concentration plasmatique de ces agents décroît rapidement en raison du passage dans le liquide interstitiel, puis plus lentement par élimination rénale sous l'effet de la filtration glomérulaire. Les premières applications ont concerné l'imagerie de l'infarctus du myocarde. En effet, il a été rapidement montré que les agents de contraste extracellulaires s'accumulaient dans l'espace interstitiel et que, de ce fait, ils permettaient de mieux visualiser le tissu infarci. L'apparition de séquences rapides et ultra-rapides ont permis l'étude de la cinétique de passage intra-myocardique du produit de contraste avec des résolutions spatiale et temporelle suffisantes pour approcher la perfusion tissulaire du myocarde (89). Dans le myocarde, le chélate de gadolinium diffuse dans différents compartiments liquidiens (le plasma, le milieu interstitiel) mais ni dans les cellules sanguines ni dans les myocytes.

L'imagerie de la perfusion myocardique de premier passage repose essentiellement sur l'utilisation de séquences rapides synchronisées à l'ECG, associées à une injection en bolus de chélates de gadolinium, afin d'étudier l'apparition puis la distribution de l'agent de contraste au cours du temps (Figure 14). Dans des conditions normales, avant l'arrivée du produit de contraste dans le cœur, ce dernier apparaît foncé sur les images. Le signal du myocarde augmente rapidement au moment du passage de l'agent de contraste dans la circulation coronaire, puis dans le milieu extravasculaire du myocarde, pour ensuite diminuer progressivement au fur et à mesure que l'agent de contraste quitte le milieu extravasculaire pour retourner dans le secteur vasculaire et être éliminé par voie rénale. Cependant, certaines régions du myocarde vont présenter, lors de la phase initiale, un rehaussement du signal moindre et/ou retardé en cas de pathologies (Figure 14d), traduisant une diminution ou une abolition de la perfusion dans ce territoire. La durée de l'imagerie est variable mais doit être supérieure à au moins une minute afin de bien évaluer le premier passage de l'agent de contraste dans le myocarde. Elle peut durer plus de cinq minutes afin de pouvoir analyser la phase de wash out, c'est-à-dire de l'élimination de l'agent de contraste du myocarde.

Les trois types de séquences les plus couramment utilisés sont les suivants : séquence turboFLASH, séquence multiécho de gradient (EPI) et séquence SSFP. La séquence turboFLASH repose sur même principe que la séquence FLASH, sauf que l'application de TR extrêmement courts permet d'avoir une image rapidement. L'utilisation d'angle de bascule très petit procure un contraste naturel des images en densité de protons. La séquence est précédée d'une impulsion préparatoire pour avoir une pondération T1.

Cette impulsion est soit une impulsion 180° (séquence de type « « Inversion Récupération » (IR)), soit d'une impulsion 90° (séquence de type « Saturation Récupération » (SR)). La durée entre l'impulsion de préparation et le début de la séquence turboFLASH (appelée TI pour Temps d'Inversion) est variable (jusqu'à 400 ms) et sera plus longue dans le cas d'une impulsion IR. Afin d'optimiser la sensibilité aux agents de contraste, ce temps TI est ajusté pour annuler le signal du myocarde sans produit de contraste.

Les séquences EPI utilisent des gradients de polarités inverses répétés très rapidement pour générer plusieurs échos par impulsion radio-fréquence. Elles présentent une résolution temporelle ou spatiale supérieure aux séquences turboFLASH, offrant ainsi la possibilité d'acquérir un plus grand nombre de plans de coupes par cycle cardiaque. Cependant, cette technique est limitée par sa grande sensibilité aux artefacts de susceptibilité magnétique et nécessite de plus des gradients très puissants qui ne peuvent être implémentés sur tous les imageurs.

Les séquences de type SSFP sont applicables à l'imagerie de perfusion, associée à une impulsion de préparation (le plus souvent de type SR). Elles se sont révélées plus performantes que les séquences turboFLASH et EPI, en terme de rapport S/B et de contraste, notamment entre le sang et le myocarde (83). Cependant, ces séquences sont plus sensibles aux artefacts de « off-resonance », traduisant une excitation hétérogène des protons liée à des irrégularités locales du champ magnétique. Ces artefacts sont plus marqués pour les hauts champs magnétiques.

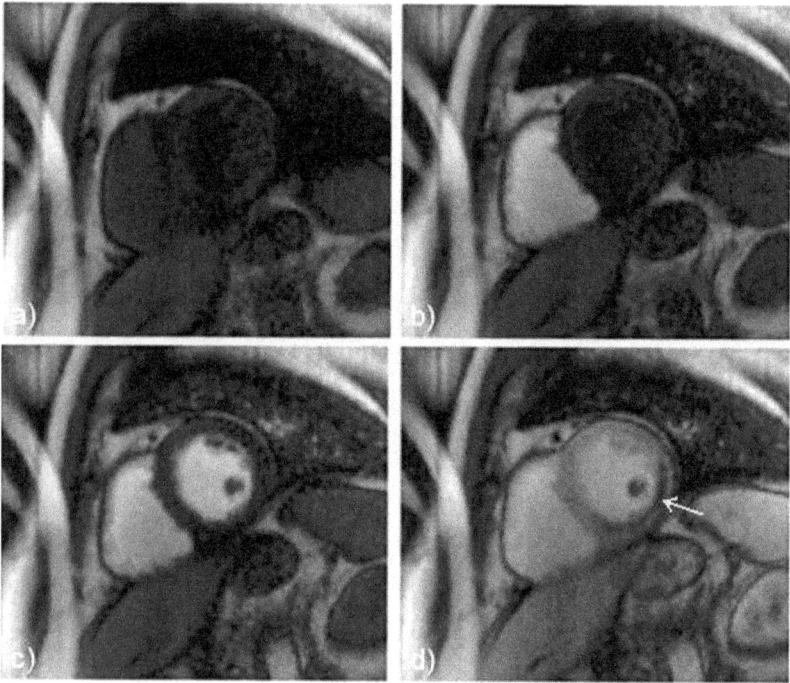

Figure 14 : Imagerie de perfusion myocardique au premier passage du produit de contraste. a) Image avant l'arrivé du produit de contrate, le myocarde et la cavité sont en hyposignal. b) Arrivée du produit de contraste dans le ventricule droit, entraînant un rehaussement de signal important dans la cavité. c) Arrivée du produit de contraste dans la cavité du ventricule gauche. d) Arrivée du produit de contraste dans le myocarde. Les zones normalement perfusées apparaissent en hypersignal, les zones hypoperfusées comme la paroi antéro-latérale au niveau sous-endocardique restent en hyposignal.

La séquence turboFLASH est actuellement la plus utilisée pour l'imagerie de perfusion du myocarde, car elle est moins sensible à certains artefacts que les autres séquences (90). L'artefact le plus fréquent et le plus problématique est l'artefact « dark rim ». Il s'agit de l'apparition de bandes sombres au niveau sous-endocardique (en fait à la frontière entre le myocarde et la cavité VG). Celles-ci régressent rapidement et prédominent perpendiculairement à la direction où la résolution spatiale est la plus faible (le plus souvent la direction du codage de phase) (91). Cet artefact, qui peut simuler une hypoperfusion sous-endocardique, est vraisemblablement multifactoriel et est favorisé par l'effet de volume partiel, la susceptibilité magnétique induite par de fortes concentrations de gadolinium, les mouvements et une mauvaise résolution spatiale (91,92). Les principales solutions pour éviter ce type d'artefacts sont donc d'optimiser la résolution spatiale (notamment par le biais de l'imagerie parallèle) et d'utiliser de faibles concentrations d'agent de contraste (pas plus de 0,1 mmol/kg).

Même si, dans la chronologie d'un examen par IRM, l'imagerie tardive survient après l'étude du premier passage du produit de contraste, c'est la plus simple à réaliser et historiquement la plus ancienne (86). Dix minutes environ après l'injection du bolus d'un chélate de gadolinium, le signal myocardique se renforce dans le territoire infarci sur les images pondérées en T1. On peut émettre l'hypothèse de plusieurs mécanismes, comme l'altération de la paroi capillaire, l'augmentation du volume du liquide interstitiel (93) et éventuellement la rupture des membranes cellulaires qui augmentent le volume de diffusion du chélate de gadolinium et donc le signal myocardique. La mise en évidence du renforcement du signal myocardique est observée dans les jours qui suivent l'infarctus du myocarde chez l'homme et chez l'animal (94–98). La perspective intéressante sur un plan pratique concerne les liens entre le renforcement du signal et la récupération fonctionnelle des zones akinétiques ou hypokinétiques. En effet, l'IRM peut mettre en évidence les zones du myocarde viables au sein de régions akinétiques ou hypokinétiques (99).

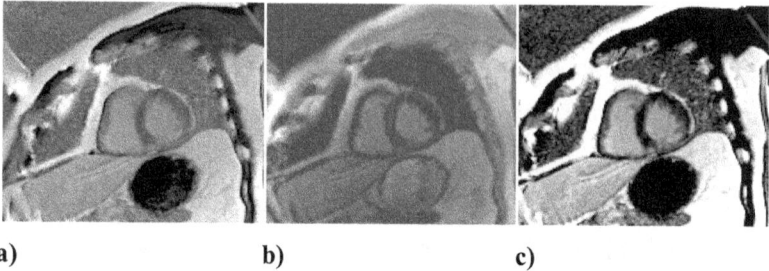

a)   **b)**   **c)**

Figure 15 : Imagerie de rehaussement tardif dans le cas d'un infarctus du myocarde récent. Le myocarde normalement perfusé apparaît en hyposignal. On note l'hypersignal correspondant à la zone d'infarctus (indiquée par les flèches blanches). Séquences a) TurboFLASH et PSIR (b) Image d'amplitude et c) image de phase) pour le même plan de coupe.

L'IRM est aussi bien adaptée à l'étude du no-reflow. Celui-ci apparaît en hyposignal sur l'imagerie tardive et on peut observer la chronologie des phénomènes propres aux différentes strates de tissus myocardiques (100,101) :

- Rehaussement transitoire puis diminution du signal dans le myocarde sain

- Rehaussement progressif et plus intense du signal dans la zone correspondant au myocarde infarci : c'est l'hypersignal tardif de l'infarctus.

- Eventuelle plage sous endocardique d'hyposignal persistant, au niveau du territoire nécrosé (infarct core) et correspondant au no-reflow (zone de mauvais pronostic). Cette zone est entourée d'une zone d'hypersignal tardif.

La persistance d'un aspect de no-reflow durant plusieurs minutes autorise l'utilisation de séquences offrant de bien meilleures performances que l'imagerie dynamique au premier passage.

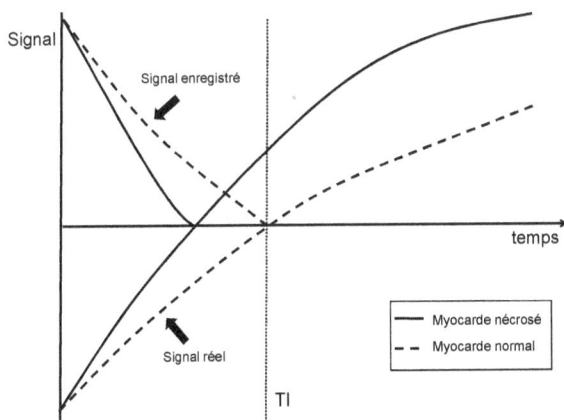

Figure 16 : Evolution de l'intensité du signal en fonction du temps immédiatement après une impulsion d'inversion-récupération dans le myocarde nécrosé et le myocarde normal. Seule l'amplitude du signal est prise en compte dans la séquence turboFLASH classique, pas sa polarité.

En 2001, Simonetti *et al.* ont proposé une technique associant une séquence turboFLASH segmentée (dont la rapidité d'acquisition est plus adaptée aux explorations cardiaques synchronisées à l'ECG) précédée d'une impulsion préparatoire d'IR avec un intervalle de temps TI, ceci afin d'augmenter la pondération T1 (102) (Figure 15a). Le réglage approprié de ce paramètre TI permet d'annuler le signal du myocarde sain et de faire ressortir la zone d'infarctus en hypersignal en créant un différentiel de signal maximal entre les parties nécrosées et les parties saines du myocarde. L'acquisition se fait en apnée. Les séquences IR de type TrueFISP n'offrent pas de meilleurs résultats en termes de contraste et de résolution spatiale que les séquences turboFLASH. Elles sont de plus, comme nous l'avons déjà vu, susceptibles aux artefacts de « off-resonance ». Elles offrent cependant la possibilité d'être réalisées en respiration libre dans leur version « single shot » (103).

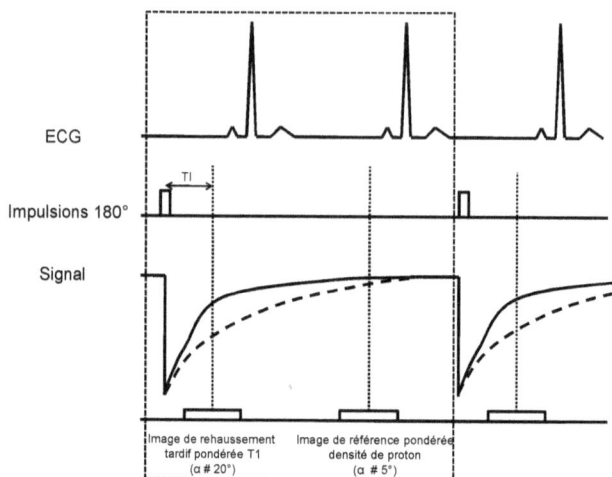

Figure 17 : Principe de l'acquisition PSIR (Phase-Sensitive Inversion Recovery). La séquence turboFLASH «classique» est lancée après l'impulsion inversion-récupération (avec un intervalle de temps TI (Temps d'Inversion)). La séquence de référence correspondante pour la mesure de la phase est lancée lors du cycle cardiaque suivant, lorsque la repousse de l'aimantation longitudinale est quasi-complète. D'après Kellman *et al.*

Le principal inconvénient des séquences d'IR est la nécessité d'optimiser le TI pour chaque patient, mais aussi en cours d'examen, puisque le signal peut varier compte tenu de la cinétique d'élimination du gadolinium. L'autre inconvénient est l'absence de différence de signal selon la polarité de l'aimantation longitudinale (Figure 16), c'est à dire que deux tissus dont les aimantations longitudinales sont de même amplitude mais de polarité opposée apparaitront avec la même tonalité et seront donc indiscernables. En 2002, la technique PSIR (Phase-Sensitive IR) a été proposée par Kellman *et al.* (104). Elle permet de reconstituer la partie réelle de l'image, rendant le contraste entre le myocarde nécrosé et le myocarde viable moins dépendant du TI. En pratique on peut s'affranchir de tout réglage de TI avec ce type de séquence (105). Cette technique nécessite l'acquisition d'une image de référence pour la mesure de la phase (Figure 17). En associant l'information des deux images (image d'amplitude et image de référence), il est possible de restaurer la polarité du signal et ainsi de reconstruire une image tenant compte de l'amplitude et de la polarité (Phase-sensitive) (Figure 15). Les séquences d'IRM fortement pondérées en T2 permettent d'identifier la présence d'eau dans les cellules. Par extension, ces séquences peuvent localiser un œdème intra tissulaire qui peut être lié à un IDM aigu visualisé sous la forme d'un rehaussement de signal (106,107).

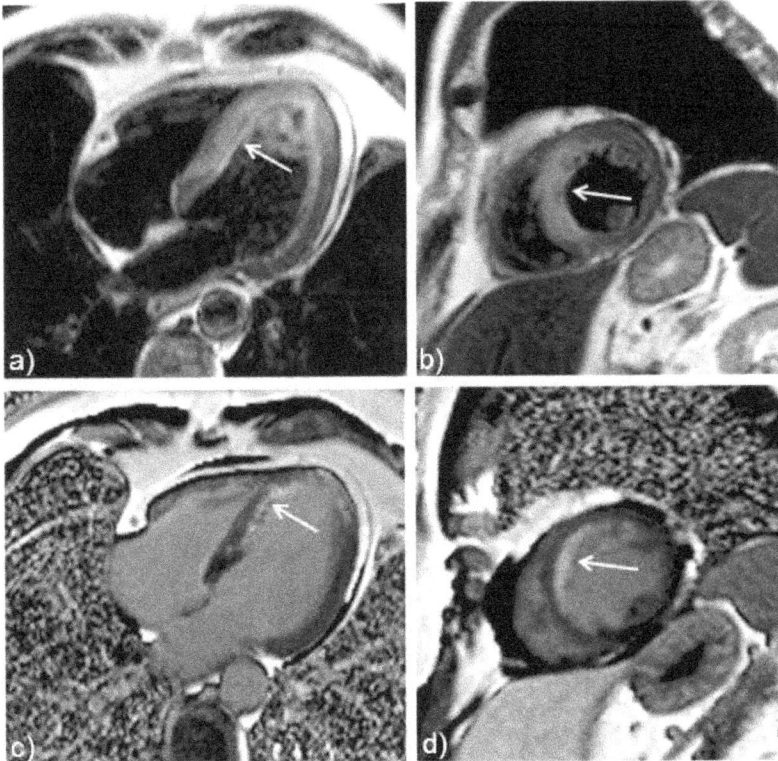

Figure 18 : Exemple d'infarctus récent. a) et b) Images pondérées en T2 avec rehaussement du signal au niveau de l'infarctus, correspondant à de l'œdème. c) et d) Images PSIR après injection d'un produit de contraste. On note l'hypersignal correspondant à la zone d'infarctus (indiquée par les flèches), avec une petite zone de no-reflow visible sur l'image en grand axe 4 cavités.

Cette zone d'œdème est considérée comme une zone à risque (108). Comme l'œdème disparaît entre un et deux mois après l'IDM, on peut observer des différences entre un IDM aigu et un IDM chronique.

La figure 18 montre un exemple d'infarctus aigu présentant un hypersignal sur les images pondérées en T2 ainsi qu'un hypersignal dans les mêmes régions sur les images PSIR acquises 10 minutes après injection d'un produit de contraste. On peut remarquer sur l'image PSIR en grand axe « 4 cavités » une zone de no-reflow.

I.3. Automatisation de l'évaluation de la fonction cardiaque

L'exploration fonctionnelle du myocarde en IRM repose principalement sur deux types d'études : l'étude de la contraction globale et segmentaire à partir de séquences cinétiques et l'étude de la perfusion myocardique après injection de produits de contraste (5). Les images réalisées en ciné-IRM en apnée permettent l'étude morphologique du cœur ainsi que l'appréciation des cinétiques globale et segmentaire au cours du cycle cardiaque. Sur ces images, il est possible de mesurer la surface de la cavité cardiaque, ainsi que l'épaisseur du myocarde à différents moments du cycle cardiaque, en particulier en diastole et en systole. L'examen de perfusion en IRM est simple dans le principe, mais l'est beaucoup moins dans sa réalisation, aussi bien pour l'acquisition que pour l'interprétation. L'IRM de perfusion est un examen adéquat pour l'étude de la taille de l'IDM et de la valeur pronostique du no-reflow (109,110). Cette technique a surtout permis de mettre en évidence une relation étroite entre la présence d'un no-reflow et l'importance du remodelage ventriculaire en post-infarctus (111,112). Il reste cependant à préciser la valeur pronostique ajoutée du no-reflow par rapport à d'autres paramètres bien établis, comme la taille de l'infarctus. L'imagerie dynamique de perfusion myocardique permet la détection de l'ischémie myocardique. La mise en évidence d'un défaut de perfusion myocardique en IRM au cours d'un stress pharmacologique a une sensibilité et une spécificité équivalentes à la tomographie par émission de positons pour le diagnostic de maladie coronaire (113,114). Les aspects concernant l'étude de la perfusion myocardique par IRM seront abordés dans le chapitre I.5.

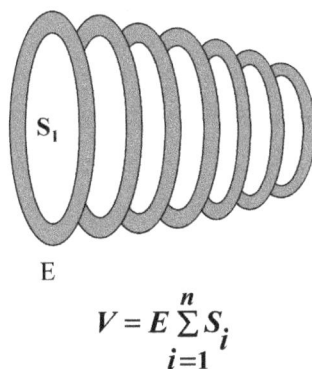

$$V = E \sum_{i=1}^{n} S_i$$

Figure 19 : Utilisation de la méthode de Simpson pour le calcul du volume du VG. V : Volume de la cavité. E : Epaisseur de coupe. Si : Surface mesurée sur la coupe i.

En l'absence d'une véritable acquisition tridimensionnelle, le ventricule gauche est modélisé en IRM à partir de coupes en deux dimensions. Plusieurs méthodes ont été proposées pour calculer ce volume et celle habituellement retenue en IRM est la méthode de Simpsons. En effet, cette méthode utilise la supériorité de l'IRM qui permet l'utilisation de coupes tomographiques jointives. La mesure repose sur l'addition des surfaces de la cavité ventriculaire sur les coupes PA, la somme étant multipliée par l'épaisseur de coupe (Figure 19). Nous avons montré que le fait de ne considérer qu'une coupe sur deux permet de réduire la durée de l'examen, ainsi que le nombre d'apnées du patient, sans modification significative dans le calcul des volumes télédiastolique et télésystolique (16). De plus, le plan des valves est souvent situé entre deux coupes. Comme la coupe la plus basale ne peut pas être prise en compte à cause de la présence de la racine aortique, on considère la coupe petit axe la plus basale où le myocarde a la forme d'un anneau. Le volume manquant à la base est modélisé par un cylindre. La surface de la base du cylindre est égale à la surface calculée sur la coupe la plus basale. Sa hauteur est égale à la distance entre la coupe la plus basale et le plan des valves.

A partir des volumes télédiastolique et télésystolique, la FEVG peut être calculée. La FEVG est un des indices pronostiques les plus importants dans les maladies coronariennes (44). Le calcul de ce paramètre est dépendant de la mesure précise des volumes diastolique et systolique du ventricule gauche. Bien que l'IRM permette la mesure du volume de la cavité du ventricule gauche de façon non invasive, le calcul de la FEVG par IRM en routine clinique est limitée par le nombre important d'images à considérer pour chaque examen. Bien que les séries d'images couvrent l'ensemble du cycle cardiaque, la plupart des auteurs basent leur calcul sur une sélection visuelle des images de diastole et de systole, dans le but de réduire le temps de traitement. On peut ainsi déterminer de façon précise les volumes diastolique et systolique en traçant manuellement le contour endocardique sur chaque image petit axe. Cependant, le mouvement du cœur d'un patient souffrant d'une insuffisance cardiaque peut être hétérogène. La détermination des temps de diastole et de systole devient difficile. Plusieurs équipes ont développé des algorithmes semi-automatiques ou automatiques de détection du contour endocardique. La diminution du temps de traitement, par rapport à un traitement manuel (en considérant l'ensemble des coupes), ne doit pas être la caractéristique principale de ces méthodes.

En effet, le contour obtenu doit surtout être le plus proche possible du tracé manuel (115,116). La thématique de la segmentation automatique du ventricule gauche est particulièrement attractive et la littérature à ce sujet est importante, comme peut le témoigner une recherche sur Pubmed (une recherche avec les mots « mri automatic left ventricle » propose 100 résultats). En particulier, des suites logicielles payantes telles que MASS (Medis, Leiden, Pays-Bas) ou Argus (Siemens Medical Systems, Allemagne), ou gratuite telle que Segment (Lund, Suède), ou encore à distribution restreinte telle que QIR (Université de Bourgogne, cf. chapitre III) disposent d'outils de segmentation automatique du ventricule gauche. Petitjean et Dacher ont fait une revue de 70 méthodes semi-automatiques ou automatiques de segmentation du ventricule gauche à partir de coupes petit axe (117). Une classification classique pour la segmentation d'images médicales inclus le seuillage, les approches frontières ou régions, la classification basée sur le pixel et les méthodes basées sur les atlas (118). De nombreuses approches utilisent de l'information *a priori* et/ou des interactions avec l'utilisateur. Souvent, cela consiste soit à indiquer le centre du ventricule gauche sur une image, soit à tracer manuellement un contour sur une image de référence. Cependant, certaines méthodes utilisent plus d'informations *a priori* concernant la forme du ventricule gauche, sa position par rapport aux autres organes, son orientation, le signal des différentes structures, etc. On peut classer les méthodes de segmentation entre celles qui utilisent pas ou peu de connaissances a priori (information a priori et/ou initialisation de la méthode par l'utilisateur) et celles qui en utilisent beaucoup. Dans la première classe, on retrouve les méthodes basées sur le signal dans l'image, souvent basées sur des seuillages, sur des opérateurs classiques de détection de contour ou sur des techniques de programmation dynamique (21,22,119–125). A partir de l'histogramme des niveaux de gris de l'image, il est possible de définir un seuil entre le signal du sang et celui du myocarde (21,126). A partir de ce principe, Nassenstein *et al.* utilisent un accroissement de région en 3D pour segmenter la cavité du ventricule gauche à partir de coupes petit axe (127). Jolly *et al.* prennent en compte le décalage entre deux coupes successives, qui peut être dû à une légère différence de l'apnée de la part du patient (128). Après avoir segmenté la cavité du myocarde sur chaque plan de coupe avec une méthode basée sur les niveaux de gris et le groupement de pixels qui ont des propriétés communes, les coupes sont recalées les unes par rapport aux autres à partir des régions détectées. Dans la méthode de van der Geest *et al.*, la détection première du contour épicardique permet de définir une région d'intérêt pour la détection du contour endocardique (avec l'utilisation d'un seuillage optimal) (22). Fu *et al.* utilisent notamment une méthode basée sur les ondelettes (123). Cousty *et al.* utilisent une technique de programmation dynamique avec recherche dans un graphe en pondérant chaque nœud avec les informations spatio-temporelles (125). Des auteurs utilisent des méthodes basées sur la classification des pixels, soit par utilisation de mélanges de gaussiennes, soit par agglomération de pixel (clustering). Dans le premier cas, ce sont souvent des algorithmes d'espérance-maximisation (« expectation-maximisation » ou EM) qui sont utilisés pour ajuster un histogramme avec un mélange de gaussiennes (129). Les algorithmes d'agrégation de pixels sont soit en logique classique (130), soit en logique floue (131). L'utilisation de la logique floue est détaillée à la fin de cette revue bibliographique. Certaines méthodes utilisent des modèles de contours dynamiques : l'ajustement d'un contour grossier au contour endocardique est effectué par un processus de déformation itératif qui converge vers un minimum (132–136). Ces modèles déformables nécessitent l'initialisation du contour initial, qui est souvent manuelle, au moins sur la première image de la série. Ben Ayed *et al.* prennent en compte l'effet de volume partiel entre les différentes structures, initialisé à partir du contour initial (obtenu manuellement) sur la première image (137). Ammar *et al.* ont notamment développé une méthode de segmentation basée sur les level-sets (138). Les modèles déformables peuvent être étendus en 3D (139–141). C'est le cas pour Schaerer *et al.* qui utilisent un modèle tridimensionnel déformable prenant en compte les contraintes spatiales et temporelles (142). De nombreux auteurs utilisent dans leur modèles déformables le champ du flot de vecteur gradient (Gradient Vector Flow, ou GVF) (140,143,144). Manozakis *et al.* ont utilisé une méthode utilisant une minimisation de B-spline par les moindres carrés (145). Zhu *et al.* prennent en compte la spécificité de chaque cas pour améliorer la segmentation, c'est-à-dire qu'ils prennent en compte la forme spécifique du cœur de chaque sujet et la déformation hétérogène possible après un infarctus du myocarde (146). La méthode est basée sur un algorithme dynamique de prédiction de déformation couplée avec une correction qui prend en compte l'ensemble des images dans un sens, puis ensuite dans l'autre. Le fait que la forme globale du cœur ne varie pas énormément d'un individu à l'autre entraîne le développement important de méthodes utilisant beaucoup de connaissances *a priori*, entre autres celles basées sur des modèles déformables. Le principe consiste à modifier la fonction d'énergie en introduisant un nouveau terme qui incorpore des contraintes anatomiques, comme par exemple la distance à un modèle de référence (147,148). Pour prendre en compte l'aspect temporel de la segmentation, des approches basées sur une formulation bayésiennes sont proposées (149,150). Les modèles de formes actives consistent à appliquer un modèle sur une image, puis à estimer les rotations, translations et étirements par la méthode des moindres carrés. Une amélioration de ces modèles consiste à prendre en compte le niveau de gris des pixels (151) et une extension du modèle avec une dimension temporelle a été proposée par Lelieveldt *et al.* (152).

Largement utilisé pour la segmentation du cerveau, les atlas le sont aussi pour la segmentation du cœur (153,154). Contrastant avec les hypothèses retenues dans la plupart des méthodes, certains pixels appartiennent à plusieurs tissus différents, comme une conséquence de l'effet de volume partiel. Par conséquent, le contour entre plusieurs tissus est plus lisse que la transition brutale attendue. La détection de contour basée sur les propriétés du niveau de gris du pixel devient donc moins fiable. Les méthodes basées sur la logique floue (155) peuvent prendre en compte l'incertitude de l'information attachée à chaque pixel (156). Ces méthodes ont l'avantage de rendre l'incertitude associée au contour endocardique explicite dans l'algorithme. Des algorithmes de classification floue (fuzzy clustering, ou fuzzy C-mean clustering) peuvent être utilisés pour classifier les pixels selon leur niveau de gris dans des classes prédéfinies (131). Le principal inconvénient de cette méthode est que le nombre exact de classes doit être connu. Suh *et al.* ont proposé un système expert utilisant la gestion de l'incertitude (avec la logique floue) et la théorie de Dempster-Shafer (157). Il est largement convenu que les piliers doivent être inclus dans la cavité myocardique et donc ne doivent pas être pris en compte lors de la segmentation (14,158,159). Cette contrainte entraîne généralement une divergence entre un tracé manuel et un contour détecté automatiquement. La méthode développée par Cousty *et al.* utilisent des opérateurs de morphologie mathématique pour gérer les piliers (125). De même, la méthode développée par El Berbari *et al.* prend en compte la présence des piliers, en les incluant dans la cavité à l'aide d'outils de morphologie mathématique (144,160).

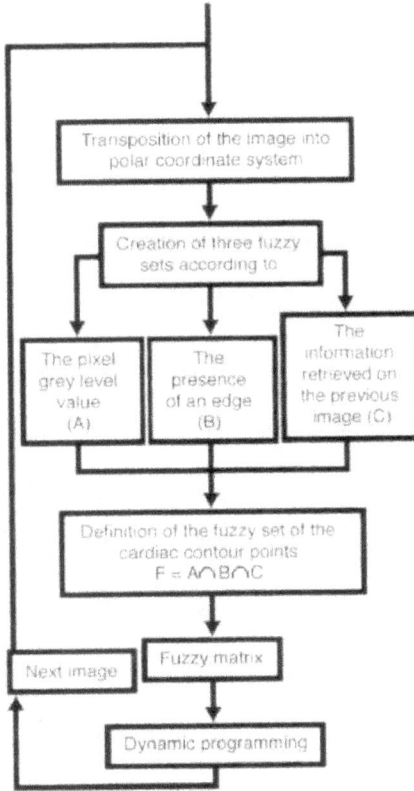

Figure 20 : Diagramme résumant les différentes étapes de la détection automatique du contour du ventricule gauche effectuée sur chaque image. D'après Lalande *et al.*

Nous avons développé une méthode automatique de détection du contour endocardique du ventricule gauche. Notre méthode, basée sur la logique floue et la programmation dynamique, permet une segmentation automatique du contour endocardique sur chaque image de chaque coupe, rendant ainsi possible le calcul automatique du volume du ventricule gauche au cours du cycle cardiaque, la détermination des volumes diastolique et systolique et par conséquent de la fraction d'éjection (161–163). Cette méthode peut se résumer avec le diagramme de la figure 20. Le traitement est effectué de la coupe la plus basale à la coupe la plus apicale. Pour chaque plan de coupe, on considère en premier l'image acquise juste après l'onde R. Chaque image est transposée du repère cartésien en coordonnées polaires. En prenant le centre de la cavité du ventricule gauche comme origine du système en coordonnées cartésiennes, la forme circulaire du contour endocardique devient approximativement une ligne verticale en coordonnées polaires (Figure 21). Ensuite, trois paramètres sont associés à chaque pixel. Le premier dépend du niveau de gris du pixel. En effet, les points du contour endocardique ont approximativement le même niveau de gris. Une fois ce niveau de gris de référence déterminé, celui-ci est comparé au niveau de gris de chaque pixel dans l'image. La différence entre ces niveaux de gris définit le premier paramètre pour chaque point. La comparaison entre le niveau de gris de chaque pixel et le niveau de gris de référence se fait en coordonnées polaires car la détermination du niveau de gris de référence est plus aisée, notamment au niveau du septum (absence de piliers). Cependant, ce niveau de gris de référence n'est pas le même sur l'ensemble de l'endocarde, à cause d'une légère hétérogénéité du signal. Ainsi des pondérations sont nécessaires pour adapter ce niveau de gris de référence le long de l'endocarde. Le second paramètre dépend de la présence d'un contour au niveau du point considéré. Il est basé sur l'application de l'opérateur de Kirsh (qui est un filtre de détection de contour basé sur le gradient) sur l'image pour détecter tous les contours (164). Le troisième paramètre modélise l'information récupérée sur l'image précédente. Le contour déterminé sur une coupe permet de définir une région d'intérêt sur l'image suivante. Dans le contexte de l'IRM cardiaque, la principale information dépend du niveau de gris du pixel. Les deux premiers paramètres, dépendant du niveau de gris du pixel, sont précis mais incertains. De plus, on n'est pas sur que le contour détecté soit exactement le contour endocardique voulu.

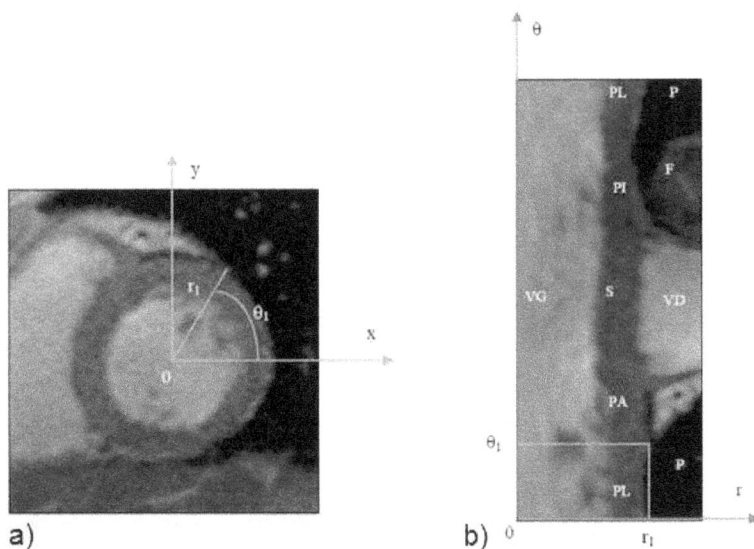

Figure 21 : Passage en coordonnées polaires. VG: Ventricule Gauche. VD: Ventricule droit. PL : Paroi Latérale. PI : Paroi Inférieure. S : Septum. PA : Paroi Antérieur. P : Poumon. F : Foie.

Pour prendre en compte ces incertitudes, un sous-ensemble flou est créé pour chaque paramètre. Un sous-ensemble flou est défini par une fonction d'appartenance qui indique avec quel degré chaque élément appartient à cet ensemble. Ce degré d'appartenance prend une valeur entre 0 et 1. Plus le degré d'appartenance est proche de 1, plus l'élément a de certitude d'appartenir au sous-ensemble flou. On définit le noyau d'un sous-ensemble flou comme l'ensemble de tous les éléments appartenant de façon absolue au sous-ensemble flou, c'est-à-dire tous les éléments qui ont un degré d'appartenance égal à 1. Le support d'un sous-ensemble flou est l'ensemble des éléments qui appartiennent au sous-ensemble flou, c'est-à-dire les éléments qui ont un degré d'appartenance différent de 0.

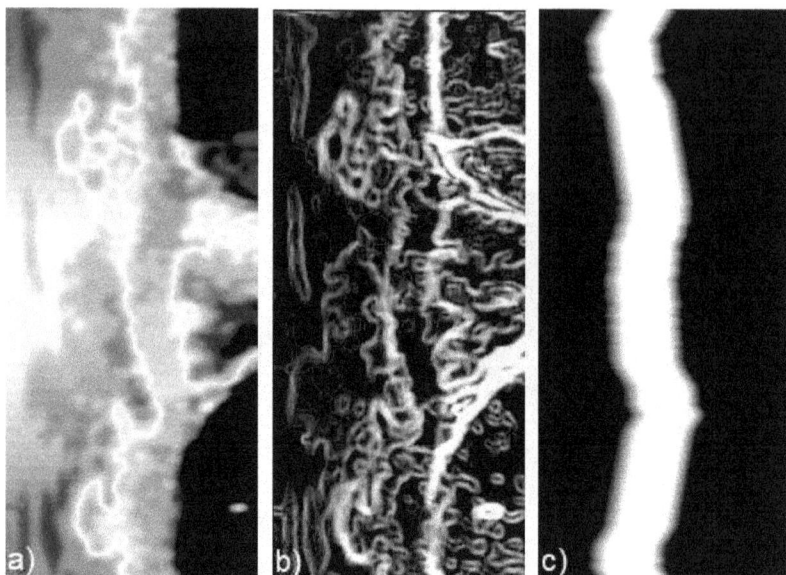

Figure 22 : Exemple de détection du contour endocardique. Représentation graphique des sous-ensembles flous associés à chaque pixel. a) Sous-ensemble flou associé au niveau de gris du pixel, b) sous-ensemble flou associé à la présence d'un contour, c) sous-ensemble flou associé à la région d'intérêt.

Concernant le premier paramètre, les pixels des contours cardiaques ont un niveau de gris proche du niveau de gris de référence, mais pas obligatoirement égal. Pour prendre en compte cette incertitude, un sous-ensemble flou, représenté par une fonction triangulaire (centrée sur le niveau de gris de référence), est associé à ce premier paramètre. Ainsi, le noyau de ce sous-ensemble flou est seulement constitué des points ayant un niveau de gris exactement égal au niveau de gris de référence. Le deuxième paramètre dépend de la présence d'un contour et correspond à l'application de l'opérateur de Kirsch sur l'image. Celui-ci est modélisé par un sous-ensemble flou, lui aussi de forme triangulaire. Ce sous-ensemble flou simule le résultat de la convolution du filtre avec l'image initiale en coordonnées polaires. D'une coupe à l'autre, le cœur est positionné à peu près au même emplacement. Ainsi, à partir du contour endocardique détecté sur une coupe, on peut déterminer une région d'intérêt pour la coupe suivante. La taille de cette région d'intérêt dépend du déplacement possible du contour d'une coupe à l'autre. Les points situés en dehors de cette région ne sont pas pris en compte lors de la recherche de contour. Ce paramètre est représenté par un sous-ensemble flou de forme trapézoïdale, centré sur le contour détecté sur la coupe précédente. Le noyau de ce sous-ensemble flou correspond au déplacement « normal », voire « attendu », d'un contour d'une coupe à l'autre. Le support de ce sous-ensemble flou correspond à tous les déplacements possibles de ce contour, même les plus inattendus. La figure 22 présente un exemple des sous-ensembles flous associés à l'image de la figure 21. L'intersection des trois sous-ensembles flous donne le sous-ensemble flou des points du contour endocardique. On définit la matrice floue associée comme la matrice des degrés d'appartenance de chaque point au sous-ensemble flou des points du contour endocardique. Le contour est détecté sur cette matrice à l'aide d'une technique de programmation dynamique avec recherche dans un graphe. La forme particulière de la programmation dynamique utilisée est adaptée à la recherche de contours plus ou moins rectilignes. En coordonnées polaires, les contours cardiaques sont plus ou moins parallèles à l'axe des ordonnées. L'ensemble des nœuds de départ et l'ensemble des nœuds d'arrivée doit être le même, car on traite un contour fermé. La principale difficulté est la gestion des piliers. Une modification de la méthode de programmation dynamique permet d'exclure la plupart des piliers, même sur les images de systole, où les piliers sont accolées à la paroi du myocarde (et où il n'y a pas de différence de signal, ni de séparation visible sur l'image entre ces deux structures). En effet, sur une image en coordonnées polaires, une brutale déviation des abscisses des points détectés dans le graphe est certainement provoquée par la présence d'un pilier. Dans ces régions, une interpolation est effectuée pour éviter les présumés piliers. Une interpolation linéaire en coordonnées polaires correspond à un arc de cercle en coordonnées cartésiennes. Après le passage des coordonnées polaires aux coordonnées cartésiennes, on visualise le contour détecté sur l'image initiale.

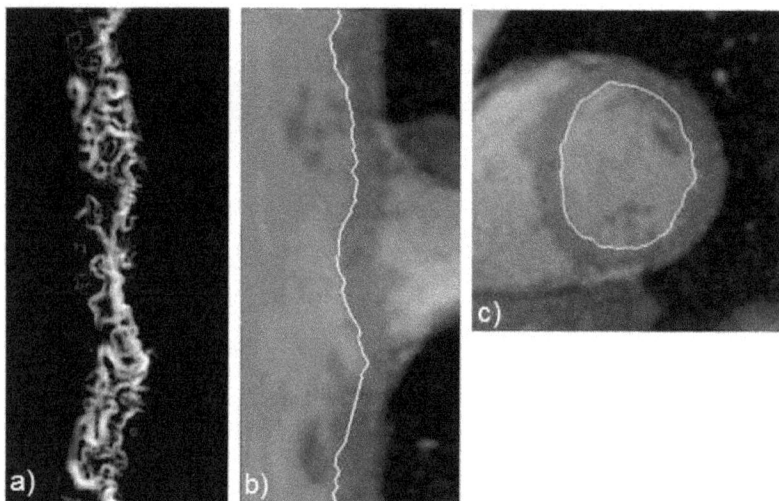

Figure 23: Exemple de détection du contour endocardique. a) Représentation graphique du sous-ensemble flou des points du contour endocardique, b) résultat de la programmation dynamique avec recherche dans un graphe sur la matrice floue, c) contour endocardique détecté affiché sur l'image en coordonnées cartésiennes.

La figure 23 présente les dernières étapes de notre méthode de détection automatique. Celle-ci permet le traitement de l'ensemble des images d'un cycle cardiaque entier, de la coupe la plus basale à la coupe la plus apicale (Figure 24). La seule intervention de l'utilisateur est l'indication d'un point proche du centre de la cavité du ventricule gauche sur la première image considérée. Nous avons développé une méthode complètement automatique avec une détection automatique de ce point, en utilisant la transformée de Hough adaptée pour la détection de cercle (165). Cependant, l'utilisation de la transformée de Hough augmente considérablement le temps de calcul et la détection automatique du centre de la cavité du ventricule gauche n'est pas toujours un succès. Cette méthode complètement automatique a donc été abandonnée, car l'intervention de l'utilisateur reste très simple et non contraignante. Finalement, la surface de la cavité cardiaque est calculée sur chaque coupe. On peut en déduire le volume de la cavité du ventricule gauche à chaque moment du cycle cardiaque.

Notre méthode de segmentation a été améliorée en utilisant un préfiltrage de l'image par des opérateurs d'ouverture et de fermeture. Cette méthode, présentée par El Berbari *et al.* a pour but de transformer l'image en une image de régions homogènes et ainsi d'améliorer l'inclusion des piliers dans la cavité (144,160). Une ouverture surfacique suivie d'une fermeture surfacique (166) permet de fusionner les muscles papillaires à l'intérieur d'une région de niveau de gris plus élevée (Figure 25). Cette méthode s'avère très efficace sauf dans certains cas de systole où l'on ne peut pas distinguer visuellement la séparation entre les piliers et le myocarde. Les images de ciné-IRM synchronisées à l'ECG ont été acquises en apnée avec une séquence de type FLASH 2D sur une IRM à 1,5 T (Magnetom Vision, Siemens Medical Solution, Allemagne) équipée d'une antenne réseau-phasé dédiée à l'imagerie thoracique. Les paramètres d'acquisition sont les suivants : TR/TE = 9 ms/4,4 ms, angle de bascule = 15°, épaisseur de coupe = 5 mm, 9 lignes par segment. La matrice d'acquisition est de 108 × 256 pixels à 144 × 256 pixels selon le patient (pour un champ de vue (FOV) de 350 à 450 mm), correspondant de 12 à 16 cycles cardiaques par plan de coupe. La résolution temporelle à l'acquisition est de 100 ms par phase et de 50 ms par phase à la reconstruction, grâce à la technique de partage de vue (79).

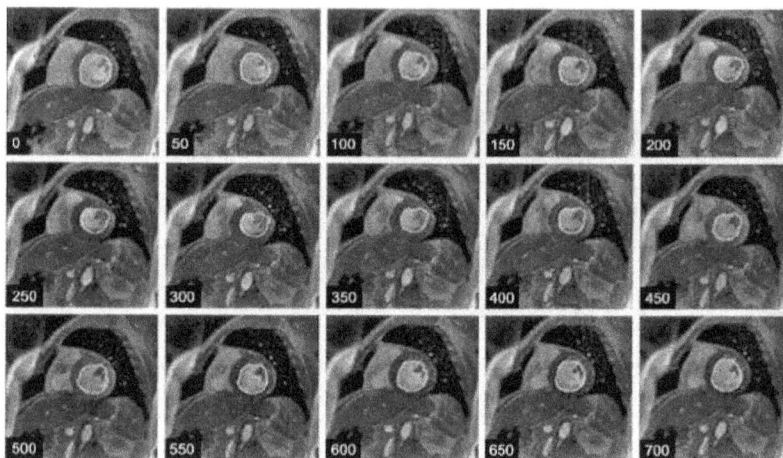

Figure 24 : Exemple de détection automatique du contour endocardique sur une série de coupes petit axe (séquence FLASH 2D). D'après Lalande *et al.*

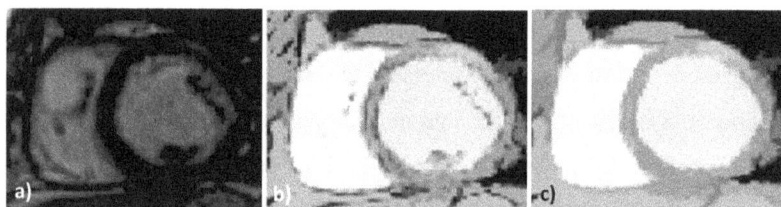

Figure 25 : Filtrage d'une image en orientation petit axe (a) par une ouverture surfacique (b) suivie d'une fermeture surfacique (c). D'après El Berbari *et al.*

A partir de cet algorithme, nous avons montré que le traitement automatique des examens d'IRM cardiaque est possible en routine clinique et fournit une mesure de la fraction d'éjection très proche de la ventriculographie scintigraphique à l'équilibre (80). La valeur pronostique de la FEVG calculée en ventriculographie à l'équilibre sur des patients atteints de maladie coronarienne avait déjà été établie (167). La détermination visuelle des images de diastole et de systole est facile et rapide, ce qui permet un calcul précis de la fraction d'éjection. Cependant, la sélection du temps de systole ne se basant pas sur une onde de l'ECG (comme l'onde R pour la diastole), le choix du temps de systole peut être erroné. En effet, les mouvements de la valve mitrale sont généralement suivis sur des coupes grand axe et ces mouvements ne sont pas toujours parfaitement visibles. De plus, comme différents plans de coupes ne sont pas acquis simultanément, de petites variations dans la durée du cycle peuvent apparaître d'une acquisition à l'autre. Enfin, dans le cas d'asynchronisme, le choix du temps de systole peut devenir difficile, car la contraction maximale n'est pas au même moment pour toutes les parois. Une mauvaise sélection du temps de systole entraîne une surestimation du volume systolique et donc une sous estimation de la fraction d'éjection. Or, il a été montré que le volume systolique est un paramètre majeur de prédiction de survie après IDM (8,168). En considérant l'ensemble du cycle cardiaque, on peut construire de façon fiable des courbes d'évolution du volume de la cavité cardiaque au cours du cycle cardiaque et donc en déduire de façon précise les temps de diastole et de systole (Figure 26).

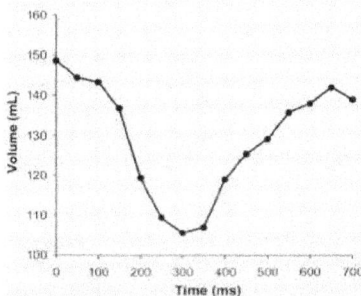

Figure 26 : Courbe d'évolution du volume de la cavité du VG au cours du cycle cardiaque. D'après Lalande *et al.*

Quand on se limite aux patients dont la sélection du temps de systole est le même entre la méthode automatique et la sélection manuelle, il y a une excellente corrélation entre les deux méthodes pour le calcul des volumes et de la fraction d'éjection, avec une légère surestimation de la mesure manuelle du volume diastolique pour des valeurs supérieures à 300 mL.

77

I.4. Etude de la désynchronisation cardiaque par IRM

L'intérêt d'une quantification de la désynchronisation intra VG par IRM s'explique par le fait que, en se basant sur les critères classiques, 30% des patients ne répondent pas aux thérapies de resynchronisation ventriculaire (pas d'amélioration de l'état du patient après avoir reçu un défibrillateur). De plus, il existe de patients qui présentent un QRS fin (durée du QRS inférieure à 120 ms) et qui présentent une désynchronisation intraventriculaire VG. Inversement certains patients ont un QRS large (durée du QRS supérieure à 120 ms) et ne présentent pas de désynchronisation. De ce fait, l'asynchronisme électrique n'implique pas toujours un asynchronisme mécanique. L'échocardiographie permet une étude de la désynchronisation mécanique par la technique de l'échocardiographie transthoracique (ETT) en coupe parasternale. L'échographie présente cependant certaines limites, à savoir :

- l'échogénicité imparfaite du patient (qualité de l'imagerie obtenue très variable d'un patient à l'autre)
- la résolution spatiale de l'image qui dépend de la fréquence ultrasonore d'exploration. Si la fréquence est augmentée, le signal obtenu est plus précis (et l'une image obtenue est plus fine, moins pixellisée), mais en contrepartie, les ultrasons sont alors rapidement absorbés dans les tissus examinés et ne permettent plus d'examiner les structures profondes. La résolution spatiale dépend aussi de l'axe de la sonde ultrasonore par rapport à la structure à étudier (la résolution est meilleure si la structure est perpendiculaire à la sonde).
- la variabilité inter-opérateurs : la qualité des images et de leur interprétation dépend de l'expérience de l'opérateur.

Bien que la technique d'imagerie de référence pour l'étude de la désynchronisation cardiaque soit l'échographie, la quantification de la désynchronisation cardiaque peut être effectuée à partir de l'IRM, en calculant l'écart temporel de contraction entre les différentes parois du ventricule gauche. L'avantage de l'IRM est de s'affranchir des limites de l'échographie, tout en pouvant étudier les mouvements des différentes parois dans tous les axes du cœur. L'utilisation de séquence de type « tagging » semble appropriée mais nécessite des acquisitions spécifiques et un post-traitement important. Nous proposons de quantifier le mouvement local du muscle cardiaque à partir de séquences d'IRM cinétiques conventionnelles (séquence ciné-IRM de type SSFP) utilisées pour l'étude de la fonction cardiaque (169). L'algorithme utilisé pour la détection du mouvement dans les images de ciné-IRM est un algorithme de flux optique basé sur la phase (170,171). Cet algorithme a été développé dans le cadre de la thèse de Marie Xavier et le logiciel conçu a été utilisé lors de la thèse de Médecine de Sophiane Houamria.

I.4.1. Estimation du mouvement local du cœur par des techniques de flux optique

Le mouvement local du cœur est estimé grâce à des méthodes de flux optique. Le flux optique est la représentation du mouvement apparent dans une séquence d'images sous forme d'un champ de vecteurs. L'estimation du flux optique consiste en la mesure pour chaque pixel de l'image le vecteur caractérisant le déplacement de ce pixel entre deux images. Les hypothèses pour l'estimation du flux optique sont les suivantes :

- La conservation des données, qui suppose que l'intensité des pixels reste constante au cours du temps.

- La cohérence spatiale, qui repose sur la cohérence du mouvement entre deux pixels d'un même voisinage.

La contrainte de conservation des données peut être exprimée de la façon suivante :

$$I(x, y, t) = I(x + \partial x, y + \partial y, t + \partial t)$$

où I(x,y,t) est l'intensité du pixel à la position (x,y) dans l'image au temps t.

Une des méthodes de flux optique les plus prometteuses semble l'adaptation d'une méthode développée par Fleet et Jepson, basée sur l'image de phase (172). Cette technique utilise des filtres orientés pour détecter le mouvement dans le plan de Fourier (Filtres de Gabor). L'algorithme est basé sur l'équation générale du flux optique, mais au lieu de considérer l'intensité des pixels, on s'intéressera à la phase du signal. La phase et l'amplitude du signal sont estimées à partir de la réponse de filtres de Gabor 3D orientés. À partir de la phase, on peut déduire le gradient de phase dans chacune des directions (x,y,t). Notre étude a consisté à modifier et à adapter cette méthode de flux optique basée sur la phase du signal pour l'estimation du mouvement du cœur (169–171). Les images de ciné-IRM ont été acquises en apnée, avec une synchronisation à l'ECG rétrospective pour couvrir l'ensemble du cycle cardiaque. Des réglages concernant l'acquisition des images ont permis d'obtenir des séquences d'images plus appropriées à l'étude du mouvement par des méthodes de flux optique. Ces modifications ont notamment permis l'amélioration des résolutions spatiale et temporelle de la séquence d'imagerie. L'équation de contrainte de conservation des données suppose que le déplacement entre deux images successives est petit (environ 1 ou 2 pixels par image). Ainsi, pour garantir un déplacement raisonnable entre deux images consécutives, la fréquence d'acquisition des images a été adaptée. La séquence utilisée est de type

SSFP sur une IRM à 3 teslas (Trio TIM, Siemens Medical Solution, Allemagne) avec une antenne réseau-phasé à 8 canaux dédiée à l'imagerie cardio-vasculaire. L'imagerie parallèle avec un algorithme GRAPPA a été appliquée. Le facteur d'accélération du GRAPPA a été fixé à 2. L'application du GRAPPA engendre une acquisition plus rapide des données aux dépends de la qualité d'image qui est un peu diminuée (76). Les paramètres d'acquisition sont les suivants : TR/TE = 2,51 ms/1,84 ms, angle de bascule = 50°, épaisseur de coupe = 6 mm, 60 phases par cycle cardiaque, durée de l'apnée = 15-17s correspondant à 20-25 battements cardiaques. Les matrices d'acquisition sont d'environ 200×300 pixels. La taille du pixel varie de $1,0 \times 1,0$ à $1,2 \times 1,2$ mm². La résolution temporelle moyenne est de 10 à 25 ms/phase. Les matrices d'acquisition n'ont pas été interpolées. Avec une résolution temporelle de 10 ms et une distance entre deux pixels de 1,2 mm, le déplacement d'un pixel entre deux images consécutives correspond à une vitesse de 12 cm/s.

Une étude du bruit spécifique des images d'IRM ouvre la possibilité d'améliorer le prétraitement des images et par conséquent les résultats d'estimation du mouvement. Généralement, le bruit dans les images d'IRM suit une loi de Rice (173). Ce bruit provient du bruit complexe Gaussien dans le domaine fréquentiel. Dans le cas d'antennes IRM en réseau phasé, la reconstruction des données acquises en imagerie parallèle suivant une méthode GRAPPA entraîne la création d'un bruit qui suit une distribution de Raileygh pour le fond de l'image (174). De plus, la densité de probabilité tend vers une distribution Gaussienne quand le rapport S/B est supérieur à 3. Le rapport S/B au sein du myocarde dans une image d'IRM est supérieur à 10. Ainsi, les images d'IRM sont souvent pré-filtrées avec un filtre gaussien. Cependant, ce filtrage entraîne un floutage de l'image et par conséquent, réduit le contraste entre le signal et le fond de l'image.

Pour cette raison, nos images ont été pré-filtrées avec l'algorithme proposé par McGibney (175). Cette méthode considère que le bruit suit une distribution de Rayleigh.

L'algorithme initial de Fleet et Jepson utilise un banc de filtres de Gabor 3D complexe impliquant des coûts de calcul élevés dus au filtrage spatiotemporel (176) et ne donnant qu'une faible densité de mouvement estimé. La densité de mouvement dans une image s'exprime comme le pourcentage de pixels où l'estimation du mouvement a été possible par rapport au nombre de pixels dans l'image. Pour résoudre ce problème, Bruno et Pellerin proposent un nouvel algorithme, utilisant seulement un filtrage spatial des images, suivi d'un calcul différentiel du premier ordre au niveau temporel entre deux images successives (177). Notre méthode consiste en un filtrage à l'aide de filtres de Gabor 2D complexes suivi d'une différenciation de second ordre pour déterminer les gradients de phase temporels. De plus, une décomposition pyramidale par filtrage gaussien passe-bas a été utilisée (178) : les niveaux 0, 1 et 2 couvrent respectivement les fourchettes de vitesses $0 - 1,25$, $1,25 - 2,5$ et $2,5 - 5,0$ pixels par image. Cela garantit la prise en compte de vitesses faibles et élevées du myocarde. Pour garantir une confiance suffisante dans la mesure du flux optique, une contrainte supplémentaire sur les vélocités estimées a été ajoutée.

Le flux optique estimé est représenté par un champ vectoriel à deux dimensions. Pour améliorer la visualisation de ce champ de mouvements, un codage couleurs, en fonction de l'orientation du vecteur a été utilisé (Figure 27). Le codage couleur donne visuellement de l'information sur la direction du mouvement, même dans le cas de déplacements très faibles. Enfin, un vecteur nul diffère d'une mesure non fiable. Celui-ci sera représenté par un point tandis qu'une mesure non fiable le sera par un vide.

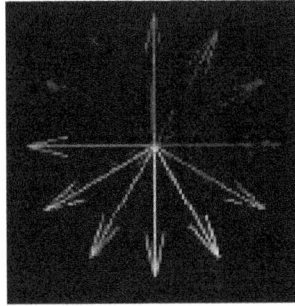

Figure 27 : Codage couleur du flux optique en fonction de l'orientation du vecteur mouvement.

Dans un premier temps, notre méthode a été validée sur des images synthétiques. Comme il n'y a pas de séquence synthétique du cœur en mouvement qui soit facilement disponible, nous avons créé une séquence d'images synthétiques, constituée de 30 images comprenant deux phases de mouvement, reflétant le mouvement cardiaque basique, à savoir une phase de contraction suivi d'une phase d'expansion. L'objet, qui présente un mouvement non-rigide, est une sphère : son rayon évolue linéairement au cours du temps (un pixel par image). Nous avons comparé notre méthode sur ces images synthétiques à des méthodes classiques de mesure de flux optique. Le paramètre le plus couramment utilisé pour mesurer la performance du flux optique est la mesure de l'erreur angulaire (EA), qui est calculée entre la vitesse correcte (réelle) V_c et la vitesse estimée V_e dans un espace à trois dimensions (179):

$$EA = arccos\left(\frac{v_{x_e}v_{x_c} + v_{y_e}v_{y_c} + 1}{\sqrt{v_{x_e}^2 + v_{y_e}^2 + 1} \times \sqrt{v_{x_c}^2 + v_{y_c}^2 + 1}}\right)$$

De plus la densité du flux optique est évaluée sur chaque image comme un pourcentage de vecteurs vitesse non nuls au sein de l'image. Le Tableau 4 montre les résultats obtenus avec les différentes méthodes.

Technique	Densité du flux optique	EA moyenne
Horn et Schunck (180)	100%	12,6°±11,4°
Horn et Schunck avec un contrainte sur l'amplitude du gradient local (méthode de référence)	55%	4,9°±6,7°
Fleet et Jepson (avec un filtrage 3D) (172)	13%	4,5°±8,5°
Fleet et Jepson modifié (avec un filtrage 2D)	52%	5,7°±2,8°
Notre méthode (169–171)	36%	5,3°±3,0°

Tableau 4 : Résultats de différentes techniques de flux optique appliquées à la séquence d'image synthétiques. La densité réelle du mouvement est de 48 %.

La méthode initiale de Horn et Schunck, en raison de la contrainte de régularisation appliquée sur un fond uniforme, donne de médiocres résultats à cause du mouvement détecté au-delà des contours de la sphère (i.e. sur le fond noir), même en l'absence de mouvement dans cette zone. Pour pallier ce problème, une contrainte sur l'amplitude du gradient local permet de s'assurer qu'il y a suffisamment d'information locale pour une estimation fiable du mouvement. En l'occurrence, les gradients sont supposés nuls sur le fond noir de la séquence synthétique de la sphère. Comme le mouvement est rarement détecté sur le fond, la densité du mouvement estimé diminue (54,8%), se rapprochant ainsi de la densité réelle du mouvement (48,1%). Il y a également une baisse importante de l'EA moyenne. Cette méthode sera considérée comme la méthode de référence. La méthode de Fleet et Jepson modifiée donne des résultats statistiques proches de la méthode de référence. Finalement, il n'y a pas de différence significative entre la méthode de référence et notre méthode développée avec la contrainte additionnelle pour supprimer les mesures peu fiables.

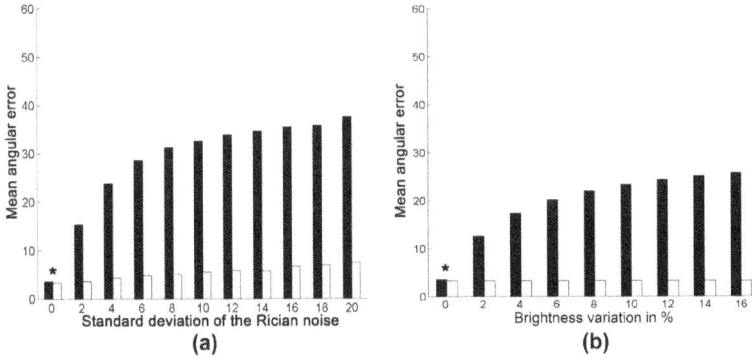

Figure 28: Impact du bruit ricien (a) et des variations d'intensité (b). En noir, la méthode de référence et en blanc notre méthode. D'après Xavier et *al.*

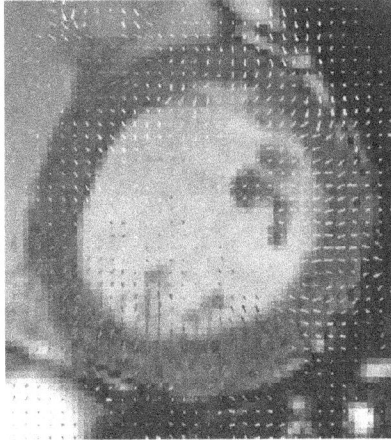

Figure 29 : Exemple de détection du flux optique sur une IRM en orientation petit-axe.

Une seconde étude, effectuée sur les images synthétiques, a porté sur la robustesse de la méthode en présence de bruit ricien et de variation d'intensité entre les images successives. Nous avons comparé notre méthode avec la méthode de référence. Concernant le bruit ricien, l'EA est évaluée en fonction de l'écart type du bruit ricien appliqué à l'image. Pour la technique de référence, le mouvement est d'autant plus perturbé que le bruit est important. En ce qui concerne notre méthode, l'EA passe seulement de 3,2° à 7,5° au lieu de 3,6° à 37,1° pour la méthode de référence (Figure 28a). Concernant les variations d'intensité, l'EA est évaluée en fonction du pourcentage de variation d'intensité dans les images successives (Figure 28b). Lorsque des variations d'intensité entre les images successives d'une séquence d'images interviennent, la qualité du flux optique de la méthode de référence se détériore (avec une EA moyenne passant de 3,6° à 25,1°), alors que notre méthode ne paraît pas altérée (l'EA moyenne est stable, avec des valeurs très proches de 3,2°). Il convient de noter que l'EA moyenne de la méthode de référence augmente considérablement en raison d'une surestimation de l'amplitude du mouvement, bien que l'orientation du mouvement paraisse rester correcte. De manière plus générale, si l'on considère les deux études (bruit ricien et variations d'intensité), la moyenne et l'écart-type de l'EA peuvent apparaître anormalement élevés pour la méthode de référence, mais il faut noter que ces résultats sont obtenus sur des images volontairement très dégradées.

Nous avons appliqué notre méthode sur des images en orientation petit axe (Figure 29) et grand axe (Figure 30). A partir des vecteurs détectés, les mesures des vitesses de déplacement de la paroi myocardique ont été évaluées chez 11 sujets sains (4 hommes et 7 femmes, âge = 39 ± 17 ans) pour différents segments du VG à partir d'une coupe basale en orientation petit axe (Tableau 5). L'analyse quantitative est effectuée à partir de régions d'intérêt du myocarde, positionnées près de l'endocarde. La vitesse mesurée est la projection du vecteur vitesse perpendiculairement à l'endocarde. Les vitesses sont mesurées en pixels par images et convertis en centimètres par seconde en fonction des résolutions spatiales et temporelles.

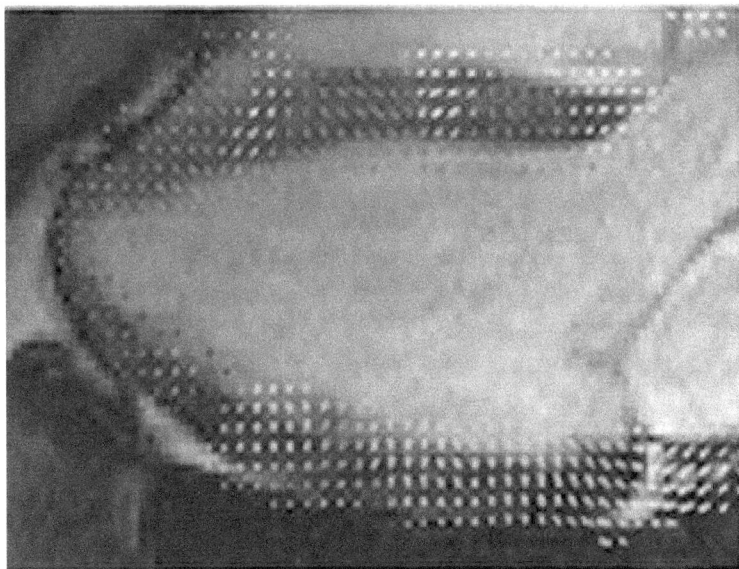

Figure 30 : Exemple de détection du flux optique sur une IRM en orientation grand axe 3 cavités.

Les vitesses estimées en pic de systole sur la paroi postérieure d'un cœur normal (5,1 ± 0,9 cm/s), concordent avec les valeurs obtenues en échocardiographie (181–183). Plus particulièrement, en Doppler tissulaire couleur, Miyatake *et al.* ont obtenu des vitesses de 5,1±1,0 cm/s sur la paroi postérieure du VG, étude menée sur sept sujets qui ne présentaient pas de maladie cardiaque (183). Sur une étude précédente en IRM par codage de la vitesse (séquence de type velocity mapping, cf. chapitre II.3.3) menée sur trente et un sujets sains, la vitesse calculée était de 9,0 ± 3,0 cm/s (184) au niveau de la paroi postérieure du VG en début de systole. Cette différence avec les valeurs calculées avec notre méthode peut provenir de la différence de technique d'imagerie utilisée pour calculer les vitesses.

	PSV (cm/s)	PDV (cm/s)
Antérieur	4,7 ± 1,0	4,0 ± 1,0
Latéral	4,6 ± 0,7	5,0 ± 1,0
Postérieur	5,1 ± 0,9	6,1 ± 1,5
Septum	2,9 ± 0,5	3,1 ± 0,9

Tableau 5 : Vitesses estimées sur 11 témoins sains en PSV (Peak Systolic Velocity) et PDV (Peak Diastolic Velocity) sur une coupe basale en orientation petit axe.

I.4.2. Vers une quantification de la désynchronisation cardiaque par IRM

Dans le domaine des applications cardiologiques, l'analyse locale du mouvement cardiaque devrait permettre l'accès à un paramètre clef de l'insuffisance ventriculaire gauche : la désynchronisation de la contraction des parois myocardiques, en faisant une estimation de l'écart temporel de contraction entre deux parois. Dans ce but, une technique de suivi de points d'intérêt dans les images à l'aide des résultats du flux optique a été mise en place. Le suivi de mouvement entraîne généralement l'accumulation d'erreurs entre les images successives (Figure 31a). La méthode permettant la correction des erreurs accumulées au cours du temps est basée sur le calcul du maximum de vraisemblance proposée par Lesdesma-Carbayo et al. (185). Le principe consiste à considérer deux courbes, la première permet le suivi des points de la dernière vers la première image de la séquence, la seconde permet le suivi des points de la première vers la dernière image de la séquence et de corriger l'erreur en fonction de ces deux courbes. Les points suivis reviennent à leur position initiale. La correction des courbes permet d'éviter l'accumulation d'erreurs particulièrement importante sur les dernières images. Elle permet notamment d'éviter que le point (suite à l'accumulation d'erreurs) ne reste bloqué dans des structures proches du myocarde telles que les muscles papillaires (Figure 31b).

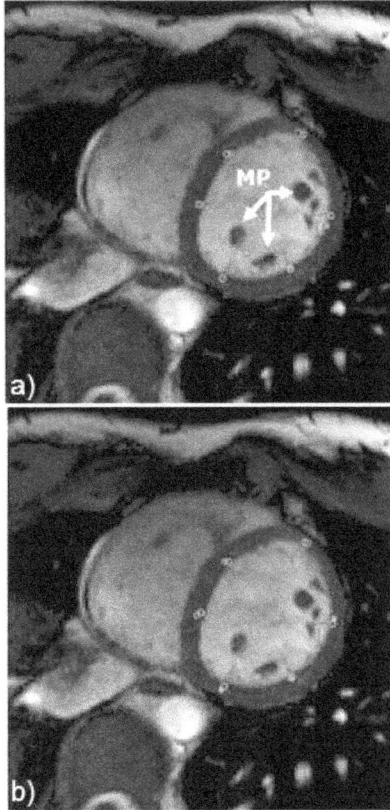

Figure 31 : Suivi de 6 points au cours du cycle cardiaque sans corrections (a) et avec correction d'erreur (b). Les cercles jaunes correspondent aux positions initiales sélectionnées par l'opérateur. Les disques colorés correspondent à la position en fin de cycle. MP : Muscles papillaires.

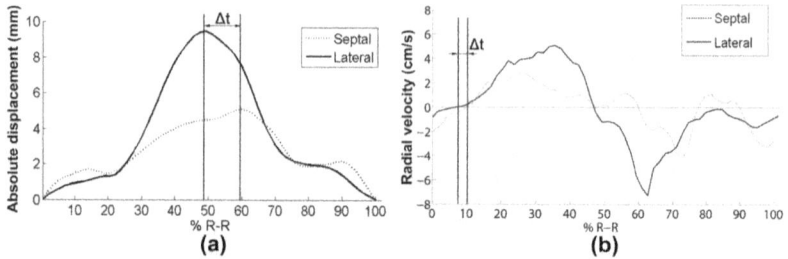

(a)

(b)

Figure 32 : Courbes de déplacement absolu où la mesure de la désynchronisation correspond à l'écart de temps entre les sommets des deux courbes (a) et de vélocité radiale couvrant le cycle cardiaque où la désynchronisation en début de systole est mesurée comme l'écart de temps entre le passage par zéro de chacune des courbes ascendantes(b). Chaque courbe est exprimée en pourcentage de l'interval R-R (719 ms) pour les parois septale et latérale obtenues à partir de coupes en petit axe d'un examen d'un cœur normal. Δt est le délai temporel. La FE a été mesurée en IRM à 72 %. D'après Xavier *et al.*

Les vitesses de déplacement de la paroi du cœur au cours du temps sont évaluées pour différents segments et représentées sous forme de courbes. La première courbe modélise la distance au point d'origine, correspondant à la distance entre le point d'origine situé sur la première image de systole de la séquence (début de l'onde R) et le point à la position courante au temps t (Figure 32a). La partie ascendante de la courbe correspond à la phase de systole (le point s'éloigne du point initial), la partie descendante correspond quant à elle à la phase de diastole. Par conséquent, le sommet de la courbe est le moment où le mouvement s'inverse. La deuxième courbe, dénommée courbe des vitesses radiales, correspond aux vitesses perpendiculaires à l'endocarde (Figure 32b). La notion d'orthogonalité vis-à-vis de l'endocarde nécessite de connaître sa position et sa forme. Pour cela, nous nous basons sur le centre de gravité du VG, calculé à partir de la position de six points d'intérêts sous forme de trois paires de points. Une paire est constituée d'un point et de son correspondant sélectionné sur la paroi opposée. Sur cette

90

courbe, en fonction du sens du mouvement, la vitesse est soit positive (contraction) soit négative (relaxation).

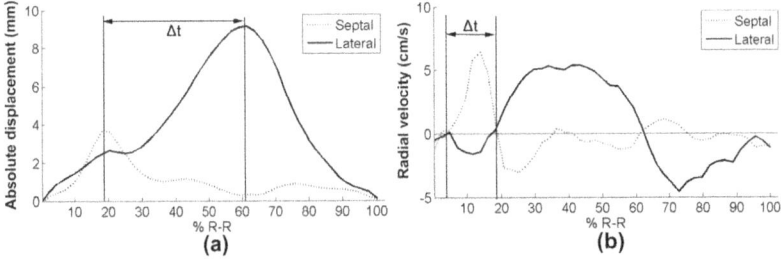

Figure 33 : Courbes de déplacement absolu où la mesure de la désynchronisation correspond à l'écart de temps entre les sommets des deux courbes (a) et de vélocité radiale couvrant le cycle cardiaque où la désynchronisation en début de systole est mesurée comme l'écart de temps entre le passage par zéro de chacune des courbes ascendantes(b). Chaque courbe est exprimée en pourcentage de l'interval R-R (719 ms) pour les parois septale et latérale obtenues à partir de coupes en petit axe d'un examen d'un cœur normal. Δt est le délai temporel. La FE a été mesurée en IRM à 31 %. D'après Xavier et al.

En résumé, l'allure des courbes est cohérente avec le mouvement du cœur : deux phases sont visibles, la phase de contraction (systole) et celle de relaxation (diastole). Chacune de ces phases présente un pic de vitesse. L'évolution du déplacement absolu et de la vitesse radiale au cours du cycle cardiaque pour les parois septale et latérale sur des images en orientation petit axe est présentée pour un cœur normal (Figure 32) et un cœur présentant un asynchronisme sévère (Figure 33). Les délais temporels mesurés sur les courbes de déplacement à la fin de la systole sont de 79 ms pour le cœur normal et de 305 ms pour le cœur désynchronisé. Les délais temporels mesurés sur les courbes de vitesses radiales en début de systole sont de21 ms pour le cœur normal et de 106 ms pour le cœur désynchronisé.

Actuellement, un protocole de quantification de la désynchronisation cardiaque à partir d'IRM réalisé avec le service de Cardiologie du CHU de

Dijon est en cours. Les résultats obtenus en IRM seront comparés avec ceux obtenus en échocardiographie. Le but de notre étude est double :

- Evaluer la méthode de quantification de la désynchronisation cardiaque dans une population d'insuffisants cardiaques atteints de cardiomyopathie dilatée d'origine non ischémique, comparée à une population de sujets normaux

- Comparer la pertinence des paramètres ECG, échocardiographiques et IRM dans la réponse à la resynchronisation cardiaque.

Le protocole prévoit l'étude d'une population de patients non coronariens répartis en 3 groupes :

- un groupe de sujets dont le cœur est considéré comme normal suite à l'examen IRM. Ils serviront de référentiel en IRM pour vérifier que l'étude de la désynchronisation en IRM ne donne pas de faux positifs (sujets considérés à tort comme désynchronisés).

- un groupe de patients non-ischémiques présentant un QRS fin (inférieur à 120 ms).

- un groupe de patients non-ischémiques présentant un QRS large (supérieur à 120 ms).

Les patients du troisième groupe seront amenés à bénéficier d'une stimulation multi-site (défibrillateur ou pace-maker) avec mise en place d'une sonde ventriculaire gauche *via* le sinus coronaire lorsque cet abord est réalisable. Dans le cas contraire, la sonde sera mise en place par voie épicardique (abord chirurgical, par mini-thoracotomie). Les patients resynchronisés seront suivis régulièrement au centre de Cardiologie du CHU de Dijon, et seront évalués cliniquement (avec évaluation du stade NYHA) et par échographie (calcul de la FEVG et du volume télésystolique ventriculaire gauche à 6 mois). L'étude sur une population de sujets non coronariens permettra de limiter les problèmes liés à la présence de segments totalement akinétiques empêchant la mesure de l'asynchronisme.

Le protocole d'acquisition en échographie, pour l'étude de l'asynchronisme intraventriculaire gauche, consiste à étudier le délai de contraction entre les parois septale et postérieure en coupe parasternale petit axe au niveau des muscles papillaires. Le paramètre utilisé pour étudier l'asynchronisme mécanique est le SPWMD. Depuis la validation de ce critère en 2002 (186), d'autres études ont confirmé sa pertinence dans la prédiction de la réponse à la resynchronisation (187,188). Ce critère a été retenu du fait de sa comparabilité avec la recherche d'asynchronisme à partir de ciné-IRM, car il permet de confronter des déplacements radiaux.

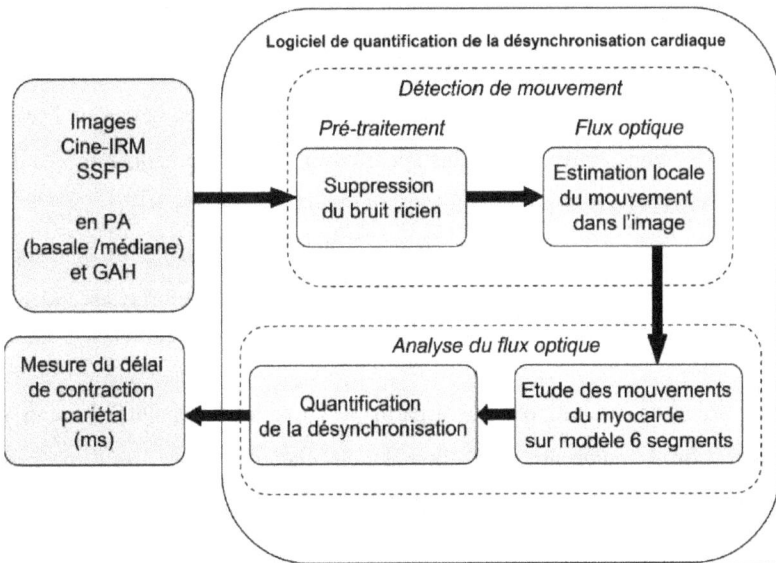

Figure 34 : Schéma de l'application développée pour la mesure de la désynchronisation pariétale. PA : Petit Axe. GAH : Grand Axe Horizontal.

Les images de la séquence ciné-IRM de type SSFP seront traitées par une application développée sous Matlab (Figure 34). Cette application comprend plusieurs modules dont le premier permet de supprimer le bruit ricien. Le second module estime localement les mouvements dans les images par notre méthode de flux optique. Le champ de vecteurs mouvements ainsi obtenu est ensuite utilisé pour le suivi de points d'intérêt au cours du temps (troisième module). L'analyse de ces données permettra d'extraire des paramètres de mesure de la désynchronisation pariétale (quatrième module). Le programme permet de suivre plusieurs points de l'image au cours du temps, d'afficher des courbes représentant leur évolution (vitesse, déplacement,...) et de déterminer la désynchronisation entre deux points placés sur le myocarde à partir de ces courbes d'évolution. Les points à suivre seront placés par l'utilisateur sur la première image de la séquence *via* l'interface graphique de l'application développée. Parmi les paramètres que nous pouvons calculer à partir des courbes, voici ceux retenus pour évaluer une désynchronisation cardiaque :

- A partir des courbes de distance au point d'origine, calcul de l'écart de temps entre deux points appartenant à deux segments opposés du VG (Figure 32a et Figure 33a).
- A partir des courbes de vitesse radiale, calcul de l'écart de temps entre les passages par zéro de la partie de la courbe ascendante (Figure 32b et Figure 33b).

Les premiers résultats obtenus à partir de 20 patients (11 QRS large et 9 QRS fin) montrent une bonne corrélation entre les mesures d'asynchronisme radial par IRM et le paramètre échographique d'asynchronisme SPWMD ($r=0,85$, $p<0,001$). Il y a une différence significative dans les mesures de désynchronisation par IRM entre les patients à QRS fin et les patients à QRS large. Actuellement, l'analyse statistique concernant la réponse à la resynchronisation cardiaque des patients implantés n'est pas possible à cause de l'effectif réduit (9 patients), notamment dans le sous groupe des patients non répondeurs (2 patients sur les 9).

Un autre avantage de l'IRM est de pouvoir détecter la fibrose sur des images de perfusion acquises 10 minutes après injection d'un produit de contraste à base de gadolinium (séquence de type PSIR par exemple, cf. chapitre I.2.3.c). La quantification du degré de fibrose est prédictive de la réponse à la TRC. La localisation de cette fibrose permet de guider la mise en place de la sonde ventriculaire gauche lors de l'implantation de triple chambre pour une stimulation optimale. En effet, la présence de fibrose est un facteur de mauvais pronostic de la réponse à la TRC.

I.5. Etude de la perfusion myocardique et de la viabilité

L'imagerie du myocarde reperfusé après occlusion coronaire peut permettre de faire la part entre les différentes composantes du tissu myocardique dans le but de préciser les dégâts et d'apprécier le potentiel de récupération myocardique.

Outre l'analyse visuelle des images de perfusion (présence ou absence d'anomalies de perfusion) qui peut suffire dans certains cas (notamment lorsque le but est simplement d'affirmer ou d'infirmer la présence d'une obstruction microvasculaire), il existe deux types d'approches pour l'analyse des images : une approche semi-quantitative, basée sur une étude de l'évolution du signal en fonction du temps et une approche quantitative, utilisant des modèles physiologiques basés sur l'analyse compartimentale prenant en compte à la fois la distribution du traceur dans les différents compartiments biologiques, mais également les échanges de protons entre milieux (189,190). Cependant, l'approche quantitative est difficile à appliquer, compte tenu de certaines contraintes d'acquisition (notamment un haut débit d'injection afin d'obtenir une fonction d'entrée optimale) et de l'absence de relation linéaire entre l'intensité du signal et la concentration de l'agent de contraste. De plus, ils n'ont pas fait la preuve de leur supériorité, en termes de diagnostic, par rapport aux approches semi-quantitatives. La première partie de ce chapitre présente l'analyse semi-quantitative de l'évolution du signal en fonction du temps pour chaque zone du myocarde. Notre travail est parti de l'hypothèse qu'en analysant la courbe de cinétique de l'agent de contraste au sein du myocarde durant un temps suffisamment long pour couvrir le premier passage, puis l'accumulation ou le lavage (appelé aussi « wash out ») de l'agent de contraste au niveau du myocarde, il devait être possible de faire la part entre les différentes états physiopathologiques du myocarde après IDM. L'acquisition prolongée de courbes interdit la réalisation des acquisitions en apnée et rend donc obligatoire leur réalisation en respiration libre. Dans ces conditions d'acquisition, la construction de ces courbes nécessite de recaler les images pour corriger les mouvements respiratoires. Ce recalage automatique est la condition primordiale pour l'automatisation et donc la généralisation de l'usage des courbes de perfusion pour l'analyse du myocarde en post-infarctus.

La taille de la zone nécrosée est évidemment un facteur pronostique majeur. L'IRM après injection de chélates de gadolinium peut également être utilisée pour évaluer la taille de l'infarctus, à condition de réaliser des séquences spécifiques. Ces séquences, fortement pondérées en T1, sont réalisées en général 10 minutes après injection et permettent de mettre en évidence des régions dans le myocarde qui présentent une accumulation des chélates de gadolinium importante et prolongée, sous forme d'un hypersignal (191). Ces zones sont très bien corrélées à l'étendue de la nécrose en post-infarctus évaluée histologiquement (192,193). Du fait de son excellente résolution spatiale, l'IRM permet également de détecter plus facilement les zones d'infarctus sous-endocardique, par rapport aux techniques scintigraphiques (194). Cette particularité de l'IRM permet ainsi de s'intéresser au degré de transmuralité des infarctus et non plus simplement à leur étendue. Ainsi, il a été démontré par IRM que le nombre de segments myocardiques présentant une atteinte transmurale était un facteur prédictif du remodelage ventriculaire plus puissant que la taille de l'infarctus et la présence d'obstruction microvasculaire (195). L'IRM est devenue à l'heure actuelle la technique de référence pour l'évaluation de la taille de l'infarctus (192–194) et sa valeur pronostique est également bien établie (109,196). La seconde partie de ce chapitre abordera l'analyse du signal tardif myocardique par IRM et notamment sa comparaison avec certains paramètre biologiques, comme le taux de Brain Natriuretic Peptide (BNP et plus particulièrement le Nt-Pro-BNP) ou la glycémie à l'admission. La valeur pronostique des paramètres de perfusion au décours d'un IDM avec ou sans élévation du segment ST sur l'ECG sera aussi étudié.

I.5.1. Les courbes d'évolution du signal au cours du temps

Couramment, le moyen de distinguer une zone myocardique saine d'une zone atteinte est l'étude du rehaussement tardif, qui, s'il est présent, est un indicateur de zone pathologique (109,193,197,198). L'inconvénient majeur de cette approche est qu'elle ne permet pas de différencier un hypersignal dû à une hypoperfusion d'un hypersignal dû à une perfusion normale couplée à une stagnation locale du produit de contraste. Pourtant, l'identification de zones d'hypoperfusion tissulaire est primordiale, car on sait que cette hypoperfusion est associée à une mauvaise récupération de la fonction contractile du myocarde. L'analyse du premier passage du bolus dans le myocarde s'avère être une possibilité de compléter l'analyse du rehaussement tardif. Après injection du bolus de gadolinium, une série d'images, en général en coupes petit axe, couvrant le cœur, est acquise pendant un temps pouvant aller de moins d'une minute à huit minutes, suivant la séquence utilisée. Cela permet, pour une zone donnée du myocarde, d'apprécier la cinétique du produit de contraste, par l'intermédiaire notamment de courbes de l'évolution du signal au sein du myocarde au cours du temps, par régions d'intérêt (Figure 35).

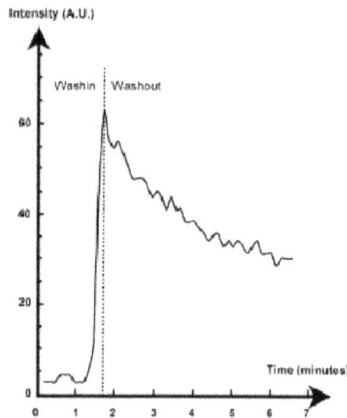

Figure 35 : Courbe d'évolution du signal au cours du temps lors du passage du produit de contraste dans le myocarde. Deux parties se distinguent : l'arrivée (wash in) et l'évacuation (wash out) de l'agent de contraste. A.U. = unité arbitraire (Arbitrary Unit). D'après Comte *et al*.

Ces courbes peuvent être découpées en deux parties distinctes : le premier passage (« wash in »), qui est le reflet de l'arrivée de l'agent de contraste dans la région explorée et le « lavage » (« wash out »), traduisant l'évacuation progressive du traceur. Différents paramètres peuvent être extraits de l'analyse de ces courbes, comme la pente initiale, le temps de transit moyen ou l'amplitude maximale du signal. En pratique, c'est l'étude de la pente initiale qui est le plus utilisé, notamment pour le dépistage de l'ischémie myocardique (199). Rogers *et al.* (200) ont proposé une classification en quatre familles de courbes (Figure 36) : les courbes dites « Normales » avec un wash in rapide et un wash out décroissant et progressif ; les courbes dites « Hypo », avec un wash in faible suivi d'un wash out sans élimination du produit de contraste (courbe faiblement croissante) ; les courbes « Hyper » avec un wash in normal puis un wash out sans élimination du produit de contraste (courbe faiblement croissante) ; et enfin les courbes dites « Comb », qui sont un mélange des courbes « Hypo » et « Hyper », avec un wash in ralenti et un wash out sans élimination du produit de contraste.

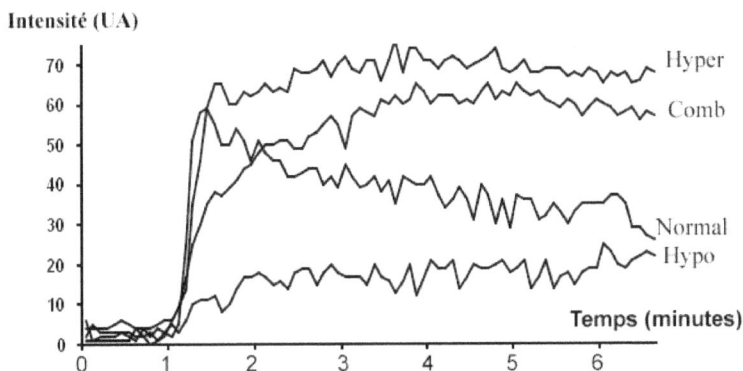

Figure 36 : Exemple des quatre types de courbes d'évolution du signal au cours du temps proposés par Rogers *et al.*

Dans le cadre de la thèse d'Alexandre Comte, nous avons proposé et validé une classification en trois familles, inspirée de celle de Rogers *et al.* (201). Un moyen de combiner les informations fournies par le premier passage du bolus et le rehaussement tardif réside dans l'analyse des courbes d'évolution du signal au cours du temps et plus particulièrement dans l'analyse du wash out. Cette étude du wash out est rendue possible à la condition que l'acquisition des images après le premier passage du bolus soit suffisamment longue. Les paramètres d'acquisition de la séquence turboFLASH des images de perfusion au premier passage après injection d'un produit de contraste (gadolinium-DTPA (Magnevist) à 0,2 mL/kg) sont les suivants pour cette étude : TR/TE = 3,5 ms/1,7 ms, épaisseur de coupe = 12 mm avec un espace inter-coupe de 3 mm, la matrice d'acquisition est de 96 × 128 pixels (interpolée en 256 × 256). Trois à quatre plans de coupes en petit axe couvrent le ventricule gauche. C'est une séquence fortement pondérée en T1, avec un TI = 400 ms pour annuler le signal du myocarde sans produit de contraste. Une image est acquise tous les deux cycles cardiaques, pour avoir une résolution temporelle de six à huit intervalles RR pour chaque plan de coupe. Soixante images sont acquises pour chaque plan de coupe. La durée d'acquisition est d'environ 8 minutes. La méthode de classement des courbes d'évolution du signal proposée est basée sur une modélisation du wash out par une fonction mono-exponentielle. Ce classement en trois classes permet d'identifier les zones du myocarde avec no-reflow ou low-reflow et propose un pronostic de récupération des segments hypokinétiques analysés (épaississement absolu de moins de 2 mm). La méthode de classification est basée sur la logique floue permettant de traiter des courbes qui, visuellement, seraient classées de manière ambiguë. Une des premières étapes de notre méthode est de corriger l'hétérogénéité du signal dans l'image due à l'utilisation d'antenne réseau phasé. En effet, le signal est légèrement diminué dans la partie inféro-latérale du cœur, en orientation petit axe, car c'est la région la plus éloignée de l'antenne. Le signal dans chaque région du cœur a été ajusté avec un facteur de correction, obtenu à partir d'une base de données. Puis, le cœur est segmenté en huit régions et les courbes d'intensité du signal sont obtenues pour chaque région. Les courbes peuvent être séparées en deux parties ; la partie correspondant à l'arrivée du produit de contraste et la partie correspondant au lavage.

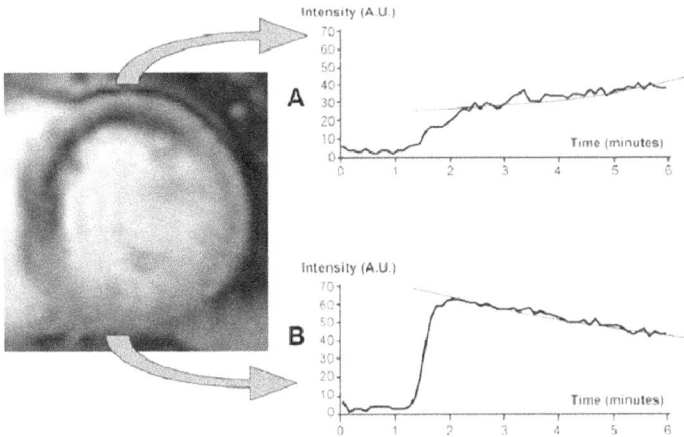

Figure 37 : Exemple de représentation de la partie lavage de la courbe de perfusion au premier passage par un modèle mono-exponentiel, avec les paramètres suivants : A) A ~26 et λ < 0, B) A ~65 et λ > 0. D'après Comte *et al.*

On s'intéresse particulièrement à la partie concernant le lavage. Pour les courbes normales, cette partie commence au début de la décroissance du signal, après le pic maximal de la courbe. Pour les autres courbes, on considère le point de départ défini sur une courbe normale. On suppose qu'il y a au moins une courbe normale par plan de coupe. La courbe de lavage est ensuite représentée par un modèle mono-exponentiel en considérant le point de départ du wash out au temps t=0 (Figure 37) :

$$wash(t)=Ae^{-\lambda t}$$

Le paramètre A fournit des informations sur l'amplitude de signal maximal (wash in) et le paramètre λ renseigne sur la pente du wash out. Ce second paramètre a l'avantage d'être indépendant de la concentration de gadolinium et de l'hétérogénéité du signal dans l'image. Le paramètre A permet de différencier une courbe « HYPO », le paramètre λ permet de différencier une courbe « NORMAL ». Comme il y a un chevauchement important des données entre les ensembles, on utilise une classification des courbes basée sur la théorie de la logique floue. En effet, chaque segment du myocarde peut recéler des zones normales et pathologiques. Ainsi chaque courbe peut ne pas appartenir clairement à une classe bien définie. Notre méthode de classification floue se divise en deux étapes : une étape d'apprentissage, permettant de déterminer la fonction d'appartenance de chaque sous-ensemble flou définissant chacune des catégories et une étape de traitement, correspondant au calcul du degré d'appartenance de chaque courbe à chaque sous-ensemble flou. L'utilisation de la logique floue permet de s'affranchir de définir un type de courbe intermédiaire, comme le type « COMBO » défini par Rogers *et al.* (200). Chaque fonction d'appartenance est représentée par une gaussienne, car l'ensemble des valeurs de A et de λ pour chaque sous-ensemble flou suit une distribution gaussienne (Figure 38). Le calcul du degré d'appartenance d'une courbe à une classe donnée (« HYPO », « HYPER » ou « NORMAL ») se fait selon la formule suivante :

$$d_{classe} = \min \{GAUSS_{Classe,A}(A) \; ; GAUSS_{Classe,\lambda}(\lambda)\}$$

La classification est obtenue en retenant le degré d'appartenance le plus élevé parmi les trois calculés.

Notre classification a été comparée avec la récupération contractile myocardique de patients ayant subi un infarctus Ceux-ci ont eu deux examens d'IRM ; le premier dans la semaine suivant l'IDM et le second six mois après l'IDM. Dans notre étude, les segments du myocarde classés comme « HYPO » ayant un épaississement du myocarde inférieur à 2 mm (c'est-à-dire 82% des segments classés « HYPO ») ne récupèrent pas. Les segments hypokinétiques classés comme « HYPER » ou « NORMAL » récupèrent généralement de façon satisfaisante.

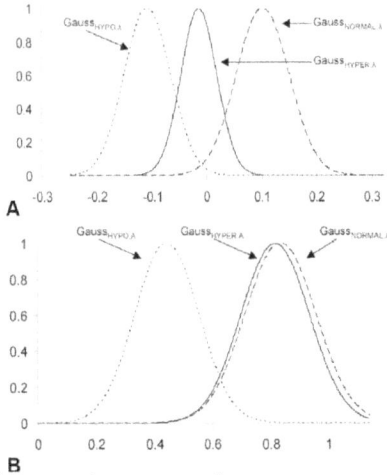

Figure 38 : Fonction gaussienne pour chaque sous-ensemble flou associé aux paramètres A et λ. D'après Comte *et al.*

Le choix a été fait d'une acquisition longue qui empêche toute apnée. La synchronisation à l'ECG permet une acquisition des images au même moment du cycle cardiaque. Le myocarde a donc théoriquement la même forme d'une image à l'autre pour un plan de coupe. Par contre, la respiration du patient, entraînant des mouvements du cœur, se traduit par une position différente de celui-ci d'une image à l'autre. Il est donc nécessaire de recaler les régions d'intérêt sur chaque image de la série (Figure 39). Comme le recalage manuel est fastidieux et dépendant de l'utilisateur, des méthodes automatiques de recalage ont été développées. Yang *et al.* ont proposé une méthode de recalage en passant par l'espace de Fourier avec des régions d'intérêt qui sont des contours actifs (202). Dans le domaine temporel, Delzescaux *et al.* ont utilisé un recalage avec un model adaptatif combiné à une approche basée sur une carte de potentiels (203). La méthode présentée par Bidaut et Valée consiste à déplacer (2 translations et 1 rotation) une zone englobant le cœur, d'une image à l'autre et à noter, pour chaque position, la valeur moyenne du carré des différences entre les pixels des deux zones comparées (principe de la méthode des moindres carrés). La valeur minimale donne la position optimale pour le recalage (204).

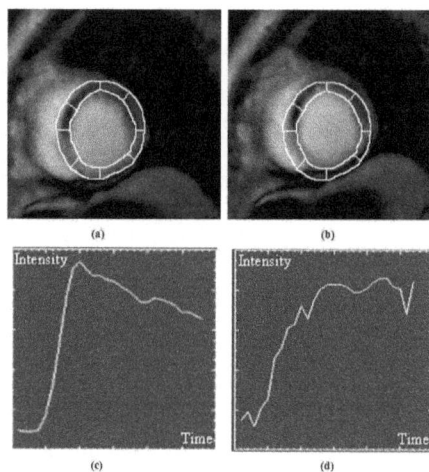

Figure 39 : Utilité du recalage de la région d'intérêt. Une région d'intérêt bien positionnée suite à un recalage (a) et mal positionnée (b) sur l'image fournit des courbes différentes (c-d).

Nous avons développé plusieurs méthodes de recalage, avec comme hypothèse que les mouvements du cœur sont dans le plan de coupe petit axe (thèse d'Alexandre Comte). En effet, les conséquences des faibles mouvements du cœur dans la direction apex-base sont masquées par le volume partiel induit par l'épaisseur de coupe qui est de 12 mm, avec un espace inter-coupe de 3 mm. Chaque méthode a été appliquée pour générer automatiquement les courbes d'évolution du signal au cours du temps dans les zones du myocarde définies par les segmentations du VG en 17 et 25 segments. Le segment apical n'est pas pris en compte et ne délivre donc pas de courbe.

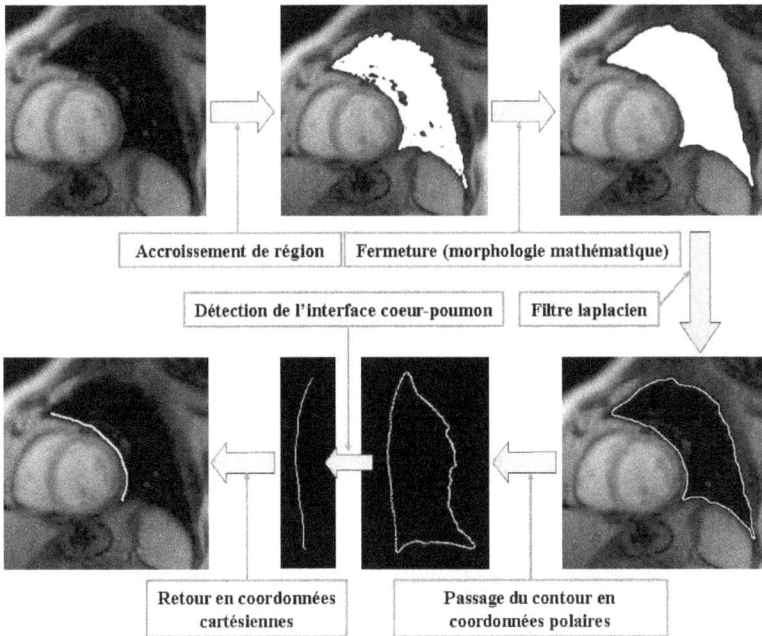

Figure 40 : Diagramme résumant les différentes étapes de la détection de l'interface entre le cœur et le poumon sur une image de perfusion en petit axe. D'après Comte *et al.*

Dans la première méthode, le mouvement du cœur est suivi grâce au mouvement de l'interface cœur-poumon, qui est une structure anatomique bien définie sur les coupes petit axe (205). Cette interface est identifiée après détection du poumon gauche (Figure 40). Celui-ci est détecté grâce à une méthode d'agrégation de points. Sur une image de la série, une zone du poumon est indiquée par l'utilisateur. A partir de cette zone, sur chaque image de la série, les pixels d'intensité voisine proches de cette zone sont ajoutés (un seuil adaptatif est établi) jusqu'à obtenir tout le poumon qui, par son intensité faible sur toutes les images de la série, est démarqué des autres structures. La détection ainsi obtenue est une image de poumon avec des trous. Les opérateurs de morphologie mathématique vont permettre de combler ces trous. Le principe de la morphologie mathématique est de comparer les objets d'une image avec un objet de référence appelé élément structurant. Cette comparaison d'objets se fait grâce à des opérateurs élémentaires qu'il est possible de combiner (206). Les opérateurs les plus souvent utilisés sont la dilatation, l'érosion, l'ouverture et la fermeture. Pour combler les trous, on utilise plusieurs fermetures. Sur l'image obtenue, un filtre laplacien est appliqué pour identifier la zone correspondant au poumon. Une étape supplémentaire avec un passage en coordonnées polaires permet de sélectionner uniquement l'interface cœur-poumon à partir du contour détecté. D'une image à la suivante, cette interface est repositionnée par rapport à une interface de référence suivant deux méthodes : une méthode utilisant le barycentre des interfaces (une translation) et l'autre recalant ces interfaces par la méthode des moindres carrés (une translation et une rotation).

La seconde méthode permettant le suivi du cœur d'une image à la suivante est basée sur le recalage du contour endocardique. Le contour endocardique détecté sur l'image en cours est recalé par rapport au contour endocardique de la région d'intérêt tracée par l'utilisateur sur une image de référence. La méthode de détection du contour endocardique utilisée est celle décrite dans le chapitre I.3. Le but du recalage est de trouver le déplacement du plan (qu'on limite à une translation) permettant de repositionner le contour endocardique de référence sur le contour endocardique détecté sur l'image courante. Le vecteur translation est obtenu à l'aide d'une adaptation d'une opération de morphologie mathématique entre les deux contours, le « Hit and Miss » (207,208). Les courbes fournies par cette seconde méthode coïncident avec celles fournies par la première méthode qui est validée.

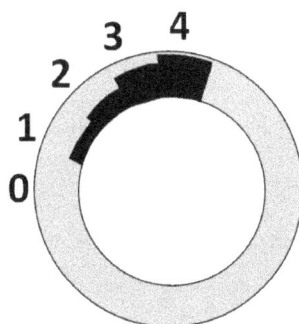

Figure 41 : Attribution d'un score pour chaque segment du myocarde selon l'étendue transmurale de la perfusion. 0 = pas d'anomalie ; 1 = hypoperfusion ne dépassant pas 25% de la surface du segment ; 2 = hypoperfusion comprise entre 26 et 50% de la surface du segment ; 3 = hypoperfusion comprise entre 51 et 75% de la surface du segment ; 4 = hypoperfusion pour plus de 76% de la surface du segment.

Une autre approche plus simple est l'évaluation de l'étendue des anomalies de perfusion, soit par mesure planimétrique (mesure de la surface des anomalies de perfusion rapportée à la surface myocardique, pour chaque plan de coupe), soit selon le modèle à 17 segments (Figure 3). Dans ce dernier modèle, on quantifie l'étendue transmurale de l'hypoperfusion dans chaque segment myocardique selon un score de 0 à 4 : 0 = pas d'anomalie ; 1 = hypoperfusion ne dépassant pas 25% de la surface du segment ; 2 = hypoperfusion concernant entre 26 et 50% de la surface du segment ; 3 = hypoperfusion concernant entre 51 et 75% de la surface du segment ; 4 = hypoperfusion concernant plus de 76% de la surface du segment (Figure 41). Il est ensuite possible d'établir un score global de perfusion en additionnant les scores des 17 segments (209). Cette méthode, relativement simple, initialement développé pour l'imagerie tardive, permet ainsi une évaluation de l'étendue globale des anomalies de perfusion pour chaque patient, alors que l'analyse des courbes de perfusion est plus appropriée pour une approche segmentaire. En règle générale, cette analyse se fait sur une seule série de coupes et non sur la séquence entière, négligeant ainsi le caractère dynamique de l'imagerie de perfusion.

I.5.2. Imagerie de rehaussement tardif

Certaines régions du myocarde peuvent présenter un ralentissement de la phase d'évacuation (wash out) des chélates de gadolinium, voire une stagnation (85,86). C'est le cas du myocarde infarci, qui de ce fait va avoir un signal en pondération T1 augmenté par rapport au myocarde viable, visible quelques minutes après injection du traceur. Les mécanismes d'accumulation des chélates de gadolinium sont probablement liés à l'augmentation du volume du liquide interstitiel, voire à la rupture des membranes cellulaires, qui augmentent le volume de diffusion du traceur (93). Cette propriété va être exploitée pour réaliser une imagerie précise de l'infarctus, grâce à des séquences fortement pondérées en T1 réalisées quelques minutes après les séquences de perfusion.

I.5.2.a. Analyse des images de rehaussement tardif

Si les mesures de planimétrie s'avèrent être un moyen fiable pour le calcul de l'étendue de la zone en hypersignal (96,210), un traitement manuel est très coûteux en temps, expliquant l'intérêt de la plupart des médecins de se tourner vers une cotation visuelle de 0 à 4 de l'étendue transmurale de la zone en hypersignal (194,211). Cette cotation s'effectue pour chaque segment myocardique, ce qui donne une indication locale de l'étendue de l'infarctus. En revanche, aucune méthode de cotation n'a été proposée pour calculer de manière plus globale l'étendue de l'infarctus. En sommant les scores obtenus sur tous les plans de coupe, conformément aux recommandations de l'AHA (7), on obtient un indice global de l'étendue de l'infarctus. Le but de notre étude fut de montrer si l'établissement d'un tel score visuel donnait des résultats comparables à la planimétrie, en terme d'étendue du rehaussement d'une part et de reproductibilité d'autre part (209) (thèse d'Alexandre Comte). La population étudiée comportait 60 patients ayant eu un IDM peu avant l'IRM. Les images tardives ont été acquises en apnée dix minutes après injection d'un produit à base de gadolinium (gadolinium-DTPA (Magnevist)). L'ensemble du VG a été couvert avec une série d'images en orientation petit axe. La séquence d'imagerie est une séquence inversion-récupération fortement pondérée en T1 avec adaptation du TI pour obtenir une annulation optimale du signal du myocarde sain (la valeur du TI varie entre 250 et 350 ms).

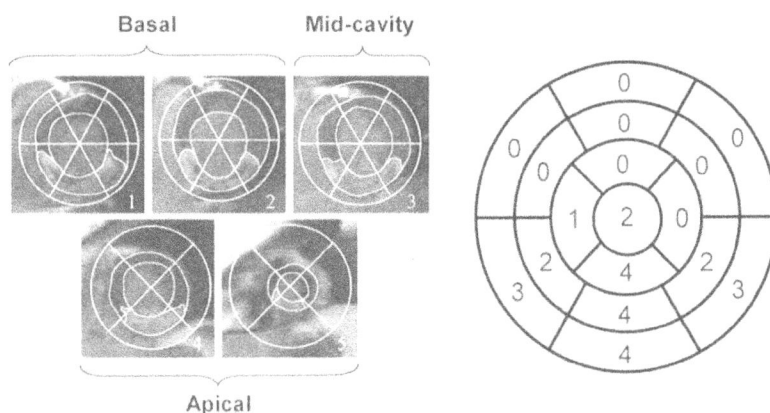

Figure 42 : Estimation de l'étendue de la zone en hypersignal de la base vers l'apex du VG avec une méthode planimétrique et une estimation visuelle. La zone de no-reflow est incluse dans la zone en hypersignal. Avec la méthode planimétrique, 36% du myocarde est en hypersignal. On mesure 37 % du myocarde en hypersignal avec la méthode visuelle, c'est-à-dire (Somme des score (25)) / (Somme maximale possible (68)) × 100. D'après Comte et al.

Pour cette étude, les paramètres de cette séquence sont les suivants : TE = 3,4 ms, épaisseur de coupe = 8 mm avec un espace inter-coupe de 7 mm, la matrice d'acquisition est de 165 × 256 pixels pour un FOV de 350 mm. Les images sont acquises en apnée 10 minutes après injection du produit de contraste. L'analyse des images est effectuée en deux étapes (Figure 42). Premièrement, un score de 0 à 4 est attribué visuellement à chaque segment de la modélisation en 17 segments (sauf le segment correspondant à l'apex). Deuxièmement, sur chaque image, les contours endocardique et épicardique, ainsi qu'éventuellement la zone d'hypersignal, sont tracés manuellement. Durant le tracé du contour endocardique, les piliers sont inclus dans la cavité du myocarde. Les zones de no-reflow sont incluses dans la zone d'hypersignal. Le volume du myocarde, ainsi que celui de la zone en hypersignal, sont calculés comme étant la surface mesurée sur chaque image multipliée par l'espace entre deux coupes. Les résultats ont montré une excellente corrélation et une excellente concordance (suite à un graphe de Bland-Altman (212)) entre les deux méthodes. Cette étude démontre qu'une estimation visuelle de la zone d'hypersignal sur les IRM acquises 10 minutes après injection d'un produit de contraste est adaptée à la quantification de l'atteinte du myocarde après IDM. Il subsiste parfois sur les images de rehaussement tardif, des zones d'hyposignal persistant au sein de la zone nécrosée (Figure 43). Ces zones d'hyposignal sont visibles chez certains patients présentant déjà des anomalies de perfusion précoce mais sont généralement moins étendues qu'au premier passage (100,213). Elles semblent donc bien liées au phénomène de no-reflow et leur présence a également une valeur pronostique (196). Ainsi, dans certains cas, les zones d'obstruction microvasculaire visibles précocement sur les images de perfusion vont persister sur les images de rehaussement tardif, alors que dans d'autres cas ces anomalies de perfusion vont progressivement disparaître (Figure 44).

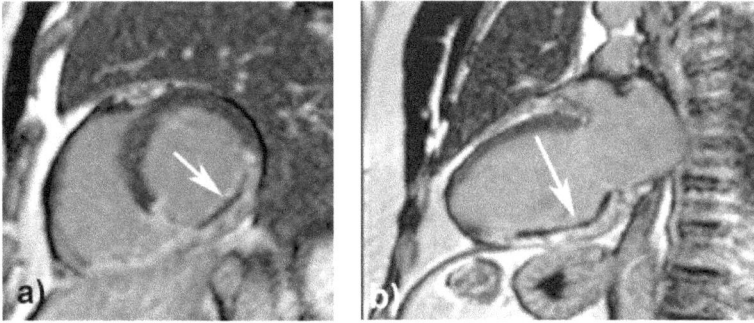

Figure 43 : Images réalisées chez un patient ayant eu un infarctus inférieur, montrant la persistance d'une large zone d'hyposignal au sein de l'hypersignal tardif, avec présence de no-reflow. a) Image petit axe du VG. b) Image grand axe 2 cavités du VG.

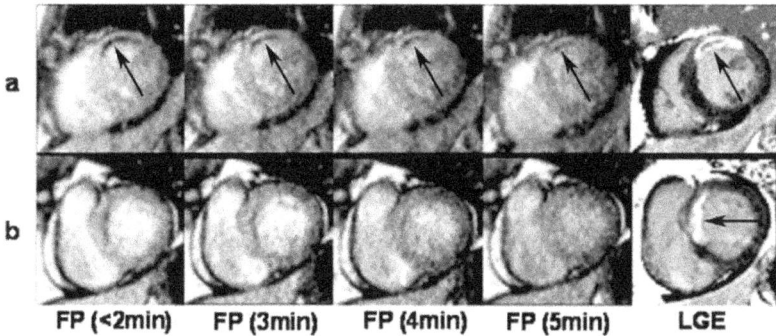

Figure 44 : Images de perfusion précoce (FP = « First Pass ») réalisées dans les deux minutes suivant l'injection du produit de contraste, puis à 3,4 et 5 minutes post-injection, et Images de réhaussement tardif (LGE = « Late Gadolinium Enhancement ») réalisées dans le même plan 10 minutes après injection. a) Patient présentant un IDM antérieur, avec présence d'une zone d'hypoperfusion précoce encore visible à 10 minutes. b) Patient présentant un IDM septal avec présence d'une zone d'hypoperfusion précoce disparaissant sur les images tardives. D'après Cochet *et al.*

Reste à savoir l'intérêt de ces anomalies de perfusion persistantes, par rapport aux hypoperfusions transitoires. Les données de la littérature sont discordantes à ce sujet. Yan *et al.* ont trouvé une meilleure corrélation de l'hypoperfusion précoce avec la taille de l'infarctus, la FEVG et le score

TIMI par rapport à l'hyposignal tardif (214). A l'inverse, des études plus récentes sont en faveur d'une meilleure corrélation entre l'hyposignal tardif et le remodelage ventriculaire gauche (101,111).

Dans nos étude, le recrutement de la population n'a été fait que parmi les patients hospitalisés dans le Service de Cardiologie du CHU de Dijon, et n'a concerné que des patients ayant bénéficié d'une angioplastie primaire dans les 24 heures suivant le début des symptômes pour les STEMI, dans les 72 heures pour les NSTEMI, avec dans les deux cas reperfusion visuellement complète de l'artère concerné (score TIMI post-procédure = 3). Dans un premier temps, les examens ont été réalisés sur un aimant présentant un champ magnétique de 1,5 T avec une séquence IR-turbo FLASH segmentée (102). Ensuite, nous avons eu la possibilité de faire les examens avec séquence PSIR sur un champ à 3T (séquence IR-turbo FLASH PSIR segmentée (104)). Cette séquence permet de s'affranchir de tout réglage de TI (105). L'utilisation de cette nouvelle séquence pose cependant la question de la reproductibilité de la mesure de la taille de la nécrose, en comparaison avec les images ne tenant compte que de l'amplitude du signal. On sait que cette reproductibilité est bonne à 1,5 T, à condition d'optimiser le TI pour chaque patient (105,215) , mais rien n'est sûr pour un champ magnétique principal plus élevé, compte tenu des effets des hétérogénéités des ondes radiofréquences sur l'annulation du signal du myocarde, particulièrement important à 3 T. Nous avons publié une étude comparant à 3 T la précision des images PSIR (images tenant compte de la polarité, cf. chapitre I.2.3.c) par rapport aux images d'amplitude (216). Cette étude a été effectuée dans le cadre de la thèse d'Alexandre Cochet sur les IRM de 30 patients, dont 27 ayant une pathologie ischémique et 3 une cardiopathie dilatée. Les images ont été acquises dix minutes après injection du produit de contraste et les paramètres de la séquence PSIR utilisée sont les suivants pour cette étude : TR/TE = 3,5 ms/1,42 ms, angle de bascule = 20°, épaisseur de coupe = 8 mm avec un espace inter-coupe de 2 mm, la matrice d'acquisition est de 175 × 256 pixels, pour un FOV de 240 × 350 mm². Le TI a été adapté pour avoir le signal du myocarde sain sur les images d'amplitude de la séquence PSIR. Sur chaque d'image d'amplitude (image turboFLASH classique) et de PSIR (image tenant compte de la polarité du signal), les contours du myocarde et de la zone en hypersignal (quand elle est présente) ont été tracés manuellement. Les zones de no-reflow sont incluses dans la zone en hypersignal. Le volume du myocarde, ainsi que celui de la zone en hypersignal, ont été calculés comme la surface sur chaque image multipliée par l'espace entre deux coupes. Les rapport S/B et contraste sur bruit (C/B) ont été calculés en prenant le signal moyen dans la zone en hypersignal (sans prendre le no-reflow) et le signal moyen du myocarde. Une région supplémentaire au centre de la cavité du VG a aussi été considérée pour évaluer l'écart type du bruit. Les paramètres suivants ont donc été calculés :

$$S/B_{Zone} = \frac{Signal\ moyen_{Zone}}{Ecart\ type_{Bruit}}$$

$$C/B = \frac{Signal\ moyen_{Zone\ en\ hypersignal} - Signal\ moyen_{Myocarde\ sain}}{Ecart\ type_{Bruit}}$$

Le pourcentage de myocarde en hypersignal est de 23,8 % ± 16 % avec les images en amplitude et de 27,9 % ± 16,9 % avec les images PSIR. Il y a une excellente corrélation entre les deux approches et les graphes de Bland et Altman (212) montrent une légère surestimation obtenue sur les images PSIR, qui reste faible en comparaison des valeurs obtenues (moyenne des écarts = 4,1 %) et qui n'a aucune conséquence sur la gestion des patients. Le S/B moyen et le C/B moyen sont significativement plus élevés sur les images PSIR que sur les images d'amplitude. Cette étude montre donc que les images PSIR sont bien adaptées pour évaluer l'atteinte de l'IDM sur des images acquises à 3T. De plus, cette technique d'imagerie est préférable car elle fournit un C/B plus élevé entre le myocarde sain et les zones concernées par un IDM.

I.5.2.b. Comparaison avec le BNP et la glycémie à l'admission

Le système des peptides natriurétique et particulièrement le BNP (cf chapitre I.1.2.a), a un rôle important dans le cadre des SCA, notamment en terme de stratification pronostique. La sécrétion de BNP est liée au stress myocardique et à l'étirement des fibres myocytaires. C'est donc logiquement qu'un lien a été trouvé entre le taux circulant de BNP, la FEVG et les volumes ventriculaires. Nous avons effectué une étude sur la relation éventuelle entre le taux de BNP et la taille de la nécrose. Même s'il n'existe pas de relation strictement proportionnelle entre les taux circulants de BNP et de Nt-pro-BNP, il n'y a pas de différence significative entre les deux molécules concernant leur intérêt diagnostic et pronostic. Cependant le Nt-pro-BNP semble plus couramment utilisé pour des raisons pratiques, car les méthodes de dosage sont plus reproductibles (217). C'est donc ce dernier que nous avons étudié sur 82 patients hospitalisés pour un premier IDM aigu (218) dans le cadre de la thèse d'Alexandre Cochet. Ces patients ont eu une IRM entre deux et sept jours après l'IDM. La fonction ventriculaire gauche, la perfusion au premier passage et l'imagerie tardive ont été étudiées. Les séquences utilisées sont une séquence FLASH 2D segmentée pour la fonction (épaisseur de coupe de 5 mm, espace inter-coupe de 10 mm, résolution temporelle de 50 ms par image), une séquence turboFLASH pour la perfusion au premier passage (une image tous les deux cycles cardiaques pour chaque plan de coupe, 12 mm d'épaisseur avec un espace inter-coupe de 3mm) et à 10 minutes (le TI est ajusté pour annuler le signal du cœur sain). Ce sont les séquences classiques décrites dans les autres études. L'évaluation s'est faite visuellement selon un modèle à 17 segments. Les résultats montrent qu'il existe un lien étroit entre l'étendue de la nécrose myocardique et le taux de Nt-pro-BNP à la phase aiguë de l'IDM, indépendamment de la FEVG. Ceci pourrait suggérer qu'à la phase aiguë, le stress myocardique est plus directement lié à l'importance de la nécrose alors qu'à distance, il est surtout en rapport avec l'importance du remodelage. Malheureusement, l'absence d'IRM de contrôle à distance de l'IDM ne nous permet pas de confirmer cette hypothèse. Par ailleurs, des études expérimentales ont montré que les fibroblastes myocardiques qui colonisent la cicatrice d'infarctus sécrètent directement le BNP et le Nt-pro-BNP, ce qui pourrait également expliquer au moins en partie cette étroite relation entre le Nt-pro-BNP et la taille de la nécrose (219,220). De plus, il n'y a pas de lien significatif entre le taux de Nt-pro-BNP et l'hyposignal présent sur les images de premier passage du produit de contraste, bien que ce paramètre prédit une irréversibilité de l'atteinte cardiaque et soit de mauvais pronostic (109,200,221).

L'hyperglycémie mesurée lors de l'admission du patient dans le service hospitalier est un facteur de mauvais pronostic, indépendamment de l'hyperglycémie chronique, mais les mécanismes sont mal connus. Une étude a suggéré une relation étroite entre l'hyperglycémie à l'admission et l'obstruction microvasculaire (« Microvascular Obstruction » ou MO) (222). Cependant, les relations éventuelles entre l'hyperglycémie et l'étendue de la nécrose ne sont pas clairement établies. Nous avons comparé la glycémie à l'admission chez des patients STEMI à l'étendue de l'IDM évaluée par IRM avec injection de produit de contraste (223) (thèse d'Alexandre Cochet). Cent treize patients présentant un premier IDM aigu de type STEMI ont été inclus dans cette étude. Des échantillons de sang ont été prélevés lors de l'admission du patient dans le service clinique, notamment pour mesurer leur glycémie. L'IRM a été effectuée entre trois et sept jours après l'IDM. Les séquences utilisées sont les mêmes que pour l'étude sur le Nt-pro-BNP. L'évaluation s'est faite visuellement selon un modèle à 17 segments. Les patients ont été classés en deux groupes selon leur taux de glycémie à l'admission. L'hyperglycémie est définie comme un niveau de glucose dans le sang supérieur à 7,8 mmol/L (140 mg/dL), en accord avec les recommandations de la société américaine sur le diabète (224).

Les deux principaux éléments mis en évidence par cette étude sont les suivants :

- Une relation étroite entre la glycémie à l'admission et l'étendue de l'obstruction microvasculaire mesurée sur les images de perfusion au premier passage. Cependant, cette relation semble au moins en partie liée à la taille de l'infarctus.

- Une relation étroite entre la glycémie à l'admission et la taille de la nécrose. Cependant cette étude ne permet pas de préciser si cette hyperglycémie en est la cause ou la conséquence.

Néanmoins, ce travail souligne en tout cas l'intérêt potentiel de mettre en place des thérapies ciblant l'hyperglycémie, dès la phase aiguë de l'infarctus, même pour une hyperglycémie modérée. L'IRM pourrait jouer un rôle dans l'évaluation de ces stratégies thérapeutiques.

I.5.2.c.   STEMI et NSTEMI

L'IRM de perfusion dans les deux minutes suivant l'injection d'un agent de contraste est un outil validé pour le dépistage et la quantification de la zone d'obstruction microvasculaire. De plus, cette obstruction microvasculaire persiste quelquefois sur les images de rehaussement tardif réalisées dix minutes après injection, sous la forme d'une zone d'hyposignal persistant au sein de la zone nécrosée (zone que nous avons classifiée comme PMO pour « Persistent Microvascular Obstruction»). Alexandre Cochet évalue dans sa thèse l'incidence des anomalies de perfusion au premier passage du produit de contraste et 10 minutes après injection du produit de contraste, ainsi que leur valeur pronostique respective (225). Cent quatre-vingt-quatre patients ont été inclus dans cette étude. Les séquences utilisées sont les mêmes que pour l'étude sur le Nt-pro-BNP. Nous avons utilisé des mesures planimétriques pour l'évaluation des anomalies myocardiques (MO, PMO et taille de l'IDM) au lieu des scores visuels selon un modèle à 17 segments. L'approche planimétrique nous a semblé plus appropriée pour quantifier des zones de PMO généralement très limitées (la plupart représentent moins de 5% du volume myocardique, donc moins d'un segment sur un modèle à 17 segments). De plus, il a déjà été démontré que ces deux méthodes donnaient des résultats comparables pour évaluer l'étendue de la nécrose (209).

Ce travail nous renseigne donc sur les éléments suivants :

- La grande fréquence de la présence d'anomalies de perfusion dans une population de patients STEMI reperfusés (dans les 7 jours suivant la reperfusion) : 68% pour MO, 46% pour PMO.

- L'obstruction microvasculaire est un facteur pronostique majeur dans le post-infarctus, indépendamment de la taille de la nécrose et d'autres facteurs prédictifs bien établis comme les scores de pronostic.

- La présence d'obstruction microvasculaire persistante, observée 10 minutes après injection semble être un facteur prédictif plus performant que la présence d'obstruction microvasculaire lors du premier passage du produit de contraste (Figure 45).

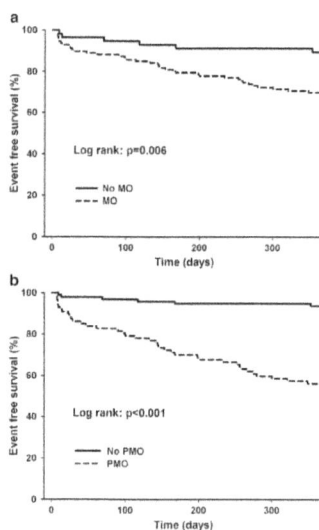

Figure 45: Courbes de survie selon la technique de Kaplan-Meier en fonction de la présence a) d'obstruction microvasculaire (MO) ou b) d'obstruction microvasculaire persistante (PMO). D'après Cochet *et al.*

L'incidence des IDM de type NSTEMI n'a cessé d'augmenter ces dernières années, comparé aux STEMI (226). Nous nous sommes intéressés à la valeur pronostique de l'obstruction microvasculaire évaluée par IRM, dans une population de patients présentant un premier NSTEMI, en insistant sur la comparaison entre les anomalies de perfusion durant les premières minutes suivant l'injection (MO) et l'hyposignal persistant sur les images de rehaussement tardif (PMO) (227). Soixante et un patients ont été inclus dans cette étude. Ils ont eu une IRM dans la semaine qui a suivi leur IDM de type NSTEMI sur une machine à 3T. Les séquences utilisées sont une séquence SSFP (séquence TrueFISP) pour la fonction cardiaque (épaisseur de coupe de 5 mm, espace inter-coupe de 10 mm), une séquence turboFLASH pour la perfusion au premier passage (six images couvrant le cœur en orientation petit axe acquises sur deux cycles cardiaques, images de 8 mm d'épaisseur avec un espace inter-coupe de 2 mm) et une séquence PSIR pour les images de rehaussement tardif. Ces séquences sont proches des séquences décrites dans les autres études. Des mesures planimétriques ont été effectuées, comme pour l'étude précédente. L'étendue de l'obstruction microvasculaire a été calculée sur les images de premier passage, deux minutes après l'injection, puis à trois, quatre et cinq minutes après injection du produit de contraste. L'étendue du PMO a été évaluée sur les images acquises 10 minutes après injection. La principale conclusion de cette étude est que le PMO est commun chez les patients avec NSTEMI, même avec si l'artère incriminée a été reperfusée avec succès. Cette donnée semble être un paramètre pronostique prédictif majeur, plus important que le MO. La présence de PMO est indicatrice d'un risque plus élevé d'évènements majeurs après NSTEMI. Durant la semaine suivant l'IDM de type NSTEMI, l'IRM permet une simple détection de l'atteinte microvasculaire, par la présence ou non de PMO sur les images de type PSIR, elle peut donc être utilisée pour évaluer la réussite de l'angioplastie coronaire percutanée.

I.6. Projets

I.6.1. Méthodes d'évaluation non supervisées de la segmentation du VG

La segmentation automatisée et robuste (avec intervention minimale de l'utilisateur) des structures cardiaques demeure un verrou technologique pour l'exploitation quantitative des examens cardiaques, que ce soit en IRM, en scanner (CT) ou en échocardiographie. De nombreuses méthodes sont proposées dans la littérature et restent difficiles à comparer et à évaluer. Notre laboratoire participe actuellement avec d'autres, à une étude multicentrique sur des méthodes de détection automatique des contours du cœur à partir de séquences cinétiques d'images (IRM, tomodensitométrie, échographie et en prévision, scintigraphie). Les autres laboratoires concernés par cette étude sont le LIF (Laboratoire d'Imagerie Fonctionnelle, Paris), LTSI (Rennes), CREATIS (Centre de Recherche En Acquisition et Traitement de l'Image pour la Santé, Lyon), ESIEE (Ecole Supérieure d'Ingénieurs en Electronique et Electrotechnique, Marne la Vallée), ERIM (Equipe de Recherche en signal et Imagerie Médicale, Clermont-Ferrand), LAMSEA (LAboratoire des Sciences et Matériaux pour l'Electronique et d'Automatique, Clermont-Ferrand) et LIMOS (Laboratoire Informatique, Modélisation et Optimisation des Systèmes, Clermont-Ferrand). Cette collaboration s'inscrit dans le cadre des actions ASICOMIM, IMPEIC puis MEDIEVAL du GDR STIC Santé, organisées conjointement par le CNRS et l'INSERM. Cette action commune a pour but d'évaluer et de comparer les performances de différentes méthodes de segmentation des structures cardiaques sur une base de données expertisées. Un premier objectif de ce groupe a été de créer une base de données commune d'images cardio-vasculaires afin de pouvoir comparer les techniques de segmentation développées au sein des différents laboratoires sur ces mêmes images. Une méthode de validation commune de la segmentation a été mise au point (228). La plateforme développée intègre aujourd'hui une base de données d'images cardiaques multi-modalités avec expertise. Le développement de la méthode de validation commune a également permis de mettre en évidence les difficultés inhérentes à la définition de critères et de méthodes d'évaluation adaptées, en menant une réflexion générale sur les différentes approches proposées dans la littérature, avec ou sans segmentation de référence.

Le deuxième objectif est l'évaluation et la validation de méthodes de segmentation, ainsi qu'une comparaison de différentes méthodes d'évaluation. Cet axe comporte notamment l'étude de méthodologies permettant de comparer plusieurs méthodes d'estimation d'un paramètre d'intérêt clinique, sans connaître de valeur de référence (i.e. sans gold standard). En effet, la comparaison d'algorithmes de segmentation sur des bases d'images communes est une question cruciale et d'actualité. La plupart des approches font l'hypothèse d'une méthode de référence, celle-ci étant le plus souvent apportée par la délimitation de la structure réalisée par un expert, ou un compromis obtenu à partir de résultats provenant de différents experts. Dans une première étude (229,230), nous proposons un cadre méthodologique pour effectuer ces comparaisons en l'absence de référence par régression linéaire en l'absence de vérité, à partir de l'approche développée par Hoppin *et al.* (231,232). Cette approche est modifiée en définissant une nouvelle figure de mérite (233) et en proposant une classification des différentes méthodes à partir d'une analyse de rang faite après une procédure de « bootstrap » sur l'ensemble des échantillons. L'ensemble est mis en œuvre pour comparer différentes méthodes de segmentation du ventricule gauche en IRM en vue d'estimer la FEVG. Le principe de la méthodologie est le suivant : On dispose de P jeux de données à partir desquels M méthodes fournissent l'estimation d'un biomarqueur. La valeur réelle Q_p de ce biomarqueur est inconnue mais sa densité de probabilité sur la population des P jeux de données suit une loi f connue, à support fini. Chaque méthode réalise une estimation linéaire du biomarqueur Q, vérifiant l'équation $\theta_{pm} = a_m Q_p + b_m + \varepsilon_{pm}$

Le terme d'erreur ε_{pm} suit une loi normale centrée de variance σ_m et les erreurs faites par les différentes méthodes sont indépendantes. Sous ces hypothèses, il est possible d'écrire la loi de probabilité conjointe $\Pr(\theta_{pm},$

Q_p) et de maximiser le logarithme de la vraisemblance conduisant à l'estimation de a_m, b_m et σ_m pour chacune des M méthodes (Figure 46).

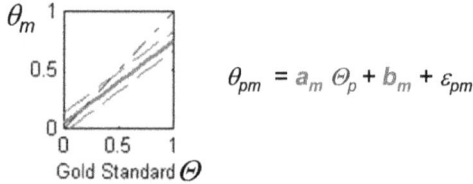

$$\theta_{pm} = a_m \, \Theta_p + b_m + \varepsilon_{pm}$$

Figure 46 : Estimation de la régression linéaire (droite en rouge) d'une méthode vis-à-vis du gold standard (pointillés bleus). Les pointillés rouges représentant l'écart-type lié à la régression linéaire. D'après Frouin *et al*.

Cette méthodologie a été mise en œuvre en considérant comme paramètre Q la fraction d'éjection estimée à partir de différentes méthodes (M=7) de segmentation du ventricule gauche (deux segmentations faites par des experts, trois méthodes semi-automatiques et deux méthodes complètement automatiques). Nous avons utilisé la base de données fournie par le challenge MICCAI en 2009, en retenant les 30 études (P=30) des phases de validation et de test « on line », incluant des cas sains et différents cas pathologiques. Chaque examen comporte une acquisition IRM (séquence SSFP) comportant une dizaine de coupes petit axe du cœur, avec 20 phases par cycle cardiaque. Pour l'estimation de la FEVG, les temps de diastole et de systole et donc les images sur lesquelles la segmentation devait se faire, ont été imposés aux différents participants pour que la variabilité dans les résultats obtenus ne soit pas liée à ces choix. On retrouve des valeurs attendues comme résultats, c'est-à-dire que les meilleurs résultats sont obtenus avec les tracés manuel (méthodes M1 et M7) et les plus mauvais avec les segmentations complètement automatiques (méthodes M4 et M3) (Figure 47). En conclusion, la méthode d'évaluation non supervisée utilisant la figure de mérite « écart à la diagonale » permet de comparer différentes méthodes de qualité différente. Cette première étude doit être renforcée en incluant plus d'algorithmes automatiques ou semi-automatiques ainsi que d'autres tracés experts.

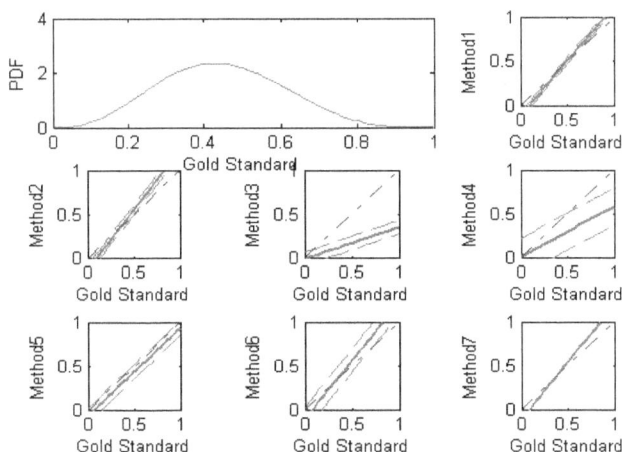

Figure 47 : Estimation de la régression linéaire des sept méthodes vis-à-vis du gold standard. Le premier quadrant représente l'estimation de la densité de probabilité (PDF) de la fraction d'éjection sur l'échantillon de 30 jeux de données. D'après Frouin *et al*.

Une étude actuellement en cours a pour but de modifier l'algorithme STAPLE, proposé par Warfield *et al*. (234), qui, à partir de plusieurs segmentations, propose le contour le plus probable. Nos premiers tests (235) se sont focalisés sur la segmentation d'une image de ciné-IRM d'un examen de la base MICCAI. De manière originale, nous proposons de prendre comme forme de référence celle qui minimise la somme des mesures des différences symétriques avec les segmentations en entrée, en exploitant de manière combinée l'information mutuelle et l'entropie jointe. La minimisation est effectuée par le biais des modèles déformables. A partir de plusieurs formes segmentées sur la même image (à partir de plusieurs algorithmes), l'objectif est de calculer une forme de référence qui permet de mutualiser les informations, tout en étant robuste face aux segmentations aberrantes (Figure 48). Cette étude préliminaire doit être étendue à un examen en entier (puis à tous les examens de la base MICCAI) mais aussi inclure des tracés manuels (et d'autres algorithmes de segmentation automatisée).

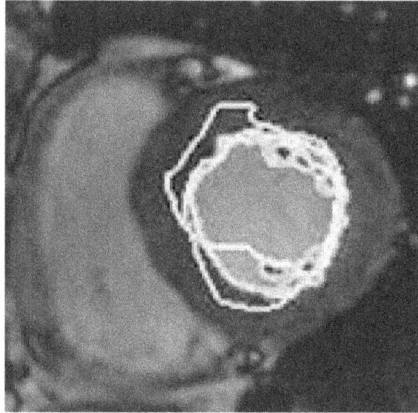

Figure 48 : Segmentation moyenne robuste (en rouge) à partir de 7 segmentations (en jaune), en utilisant la méthode STAPLE. D'après Jehan-Besson *et al.*

Le développement des méthodes d'évaluation permettra de comparer les différents algorithmes développés dans les différents laboratoires impliqués dans cette étude. Ces algorithmes pourront utiliser les données disponibles et mises en commun sur la plateforme commune. De plus plusieurs outils d'évaluation quantitative seront mis à disposition :

- Les outils propres au groupe, basés sur des mesures classiques
- Les outils mis en commun par le challenge MICCAI 2009
- La méthode STAPLE (234) qui permet d'estimer les contours les plus probables sans recourir à une segmentation experte.
- La méthode GEWAGS proposée par Buvat *et al.* (236), permettant aussi de comparer, sans méthode de référence *a priori,* différentes méthodes d'estimation de paramètres physiologiques, tels que les volumes de cavités, la fraction d'éjection, etc.

Ces deux dernières approches font actuellement l'objet d'études complètes à partir des données provenant des différents laboratoires impliqués (segmentations expertes et méthodes semi-automatiques et/ou automatiques).

I.6.2. Estimation automatisée de l'atteinte microvasculaire sur les images PSIR

Concernant l'imagerie de rehaussement tardif, l'excellent contraste entre les zones d'hypersignal et le myocarde normal facilite l'utilisation de méthodes quantitatives semi-automatiques ou automatiques (237–239). Malgré leurs performances, ces méthodes peuvent difficilement tenir compte des zones d'hyposignal persistant au cœur de la zone d'hypersignal, qui sont d'un grand intérêt diagnostic et pronostic.

De plus, même si les zones en hypersignal sont facilement distinguables sur les images d'IRM de perfusion tardive (avec des séquences de type PSIR), certaines régions sont parfois hétérogènes et plus difficilement interprétables visuellement. Si l'on considère le cœur de l'infarctus comme la région en hypersignal, avec le no-reflow éventuellement présent, on peut définir une zone supplémentaire, la zone périphérique de l'infarctus, comme une zone intermédiaire entre le myocarde sain et le cœur de l'infarctus. L'importance de cette zone périphérique est corrélée à des arythmies ventriculaires et à une augmentation de la mortalité chez les patients ayant eu un IDM (240). Actuellement, le traitement des images d'IRM tardif est souvent fait de façon manuelle ou semi-automatique et ne prend pas en compte cette zone périphérique. Dans un travail précurseur, Kim *et al.* ont défini la zone d'infarctus comme étant la région avec une intensité de signal supérieure à deux fois l'écart-type du signal du myocarde moyen (193). Ensuite, il a été démontré que le critère FWHM (Full-Width Half Maximum), définissant comme seuil la moitié du signal maximal de la zone d'IDM, est plus précis (237). Ces précédentes méthodes sont des méthodes semi-automatiques nécessitant l'intervention de l'utilisateur.

L'absence de cohérence spatiale est la principale limite de ces méthodes, avec comme conséquence beaucoup de faux positifs. Pour résoudre ce problème, Hsu *et al.* ont proposé un algorithme plus sophistiqué qui incorpore l'écart-type du signal, le seuil FWHM et une analyse des caractéristiques régionales, appelée la méthode FACT (Feature Analysis and Combined Threshold method) (238). Des publications récentes ont utilisé des techniques de segmentation pour localiser la zone d'infarctus, comme les level-set (241), les classifications de type k-means (242), le mélange de distributions de Gauss et de Rice (243), le mélange de distributions de Gauss et de Rayleig (244) et l'utilisation de carte floues (245). Peu d'études abordent l'étape de la quantification de l'hétérogénéité de l'infarctus. Deux méthodes de segmentation de la zone périphérique ont été proposées, la première utilise un seuillage à partir de l'écart-type du signal (240), la seconde le critère FWHM (246).

Nous sommes actuellement en train d'évaluer une nouvelle méthode, développée dans notre équipe lors du stage de Master Recherche de Vanya V. Valindria, qui prend en compte les zones d'hétérogénéité et la continuité d'une coupe à l'autre d'une zone détectée (Figure 49) (247). L'étape de prétraitement consiste en une augmentation de la résolution de l'image, en une amélioration du contraste, en un décalage rigide pour compenser le mouvement éventuellement présent d'une image à l'autre et en un lissage de l'image. La détection de la zone de l'infarctus est effectuée à partir de la modélisation du signal par deux gaussiennes, correspondant respectivement à la zone en hyper signal et à la zone normale du myocarde. La zone de l'infarctus est définie par le seuil FWHM de la gaussienne représentant la zone infarcie (c'est-à-dire les régions qui ont un signal supérieur à 50% du signal maximum de la zone en hypersignal).

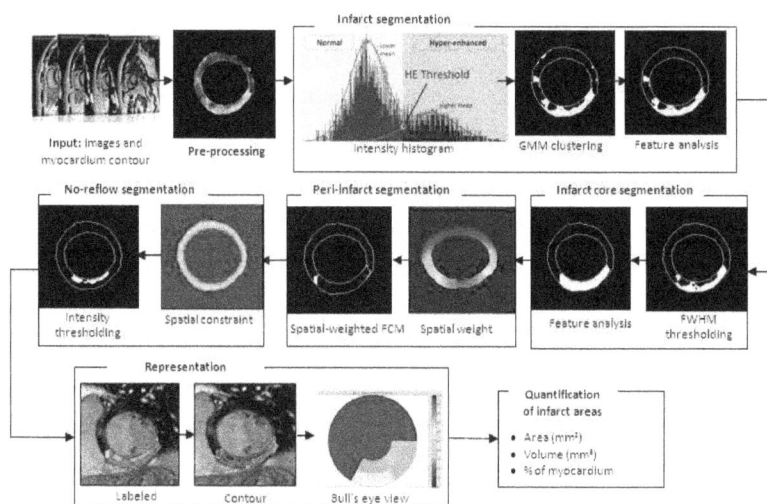

Figure 49 : Schéma résumant notre méthode de segmentation automatique et de quantification des images de perfusion tardives. D'après Valindria *et al*.

Ensuite, une analyse des caractéristiques régionales est effectuée en utilisant des opérateurs de morphologie mathématique pour détecter les zones de reflow, présentes au niveau des zones en hypersignal. Les zones de no-reflow sont définies comme étant entre l'endocarde et les zones en hypersignal et ayant un signal faible. Les zones périphériques sont segmentées en utilisant une technique de classification floue. Les points considérés sont ceux qui ont un niveau de gris supérieur au signal moyen de la gaussienne représentant la zone normale et inférieur au seuil utilisé pour la zone d'infarctus. Une pondération spatiale est utilisée en fonction de la position de chaque pixel vis-à-vis de la zone d'infarctus. Le volume de chaque zone est calculé en mm^3 et en pourcentage du myocarde.

Actuellement, cette méthode est testée sur des images PSIR provenant d'examens d'IRM dans la semaine suivant l'IDM. Notre méthode est comparée à d'autres méthodes décrites dans la littérature (193,238,240,246) ainsi qu'à une évaluation manuelle de chaque zone. Dans ce dernier cas, nous nous abstiendrons d'évaluer la zone périphérique, car sa délimitation visuelle est très difficile. Les résultats obtenus seront prochainement confrontés à la clinique.

I.6.3. Flux optique multicanaux en IRM cardiaque

En imagerie multi-canaux, la reconstruction d'une image IRM à un instant donné se fait directement dans le plan de Fourier, par combinaison des images obtenues avec plusieurs antennes. Il nous semble intéressant d'utiliser des méthodes fréquentielles de calcul du flux optique pour détecter les mouvements cardiaques dans le plan de Fourier, avant même la reconstruction des images dans le domaine spatial. L'objectif principal est d'estimer le mouvement directement à partir des données brutes des antennes. L'idée est de pouvoir s'affranchir en partie des algorithmes de reconstruction dont dépend fortement la qualité de l'image. De plus, le bruit présent dans les images d'IRM provient d'un bruit gaussien présent à l'acquisition dans le plan de Fourier sur chaque canal (174). Il paraît donc plus aisé de travailler sur les images brutes des antennes que sur les images reconstruites, puisque le bruit est plus simple à appréhender. L'estimation du flux optique peut s'inspirer des travaux sur le flux optique appliqué aux images multidimensionnelles, en particulier les travaux réalisés pour estimer le mouvement sur des images couleurs (248–250). Les travaux sur le flux optique à partir de sources lumineuses distinctes, est intéressant dans le sens où on trouve des similitudes avec les images multicanaux d'IRM (250). La spécificité de l'algorithme consiste à introduire la notion de sensibilité de chaque pixel pour chaque antenne et à combiner les résultats obtenus sur chaque antenne. Cette sensibilité a été préalablement estimée pour chaque antenne. La technique de calcul des cartes de sensibilités des antennes est la même que celle utilisée dans la méthode de reconstruction SENSE (cf. chapitre I.2.2).

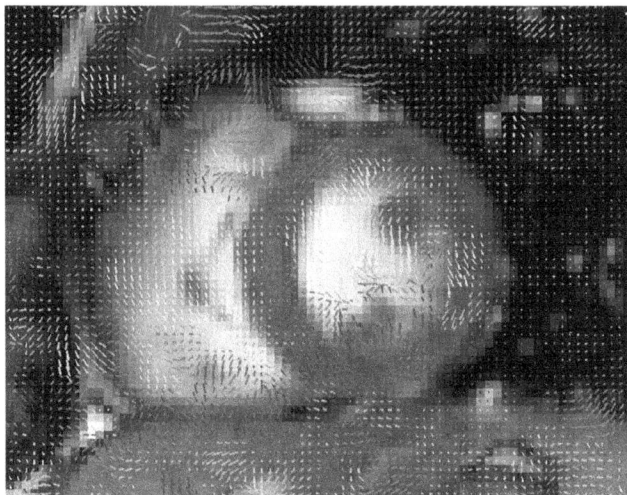

Figure 50 : Flux optique estimé avec l'algorithme développé pour les images d'IRM multi-canaux et appliqué aux images brutes des antennes.

Les premiers résultats obtenus sur des images synthétiques montrent qu'il n'y a pas de différence significative entre les méthodes classiques et les méthodes multicanaux. Les méthodes multicanaux ont été testées sur des images brutes d'IRM du cœur provenant des huit antennes d'une même séquence. Des premiers résultats (Figure 50) semblent corroborer les résultats obtenus à partir des images synthétiques. Les images de chacune des antennes paraissent en effet plus simples à traiter que l'image reconstruite. Ces premiers résultats doivent être confirmés par des tests supplémentaires. Cette étude est faite en étroite collaboration avec le laboratoire d'Imagerie Adaptative Diagnostique et Interventionnelle (IADI, Nancy).

I.6.4. Ciné-IRM chez le petit animal

L'utilisation de modèles animaux, comme la souris ou le rat et notamment des animaux modifiés génétiquement, permet d'étudier les atteintes cardiaques. En particulier cela permet d'une part de tester des protocoles cliniques pour la prévention ou pour de nouvelles thérapies mises en place suite à un infarctus du myocarde, d'autre part d'évaluer la cardio-toxicité de certains traitements, notamment des anti-cancereux. Dernièrement, l'utilisation de l'imagerie pour petit-animal permet l'étude de la fonction cardiaque. En particulier, on peut citer les méthodes échographiques ou par IRM avec des champs magnétiques élevés (251).

La précision de l'IRM en fait l'outil de référence pour l'étude de modèles murins et rend possible l'étude du remodelage du cœur chez le petit animal. Cependant, il est nécessaire d'utiliser une instrumentation différente de celle utilisée classiquement en imagerie chez l'homme. L'indispensable augmentation de la résolution spatiale requiert l'acquisition de systèmes de gradients très intenses. La diminution du rapport signal sur bruit, induite par la réduction de la taille du voxel, nécessite la mise en place d'une véritable stratégie d'optimisation de la sensibilité. La miniaturisation du matériel et le développement d'antennes adaptées à de hauts champs et dédiés à l'expérimentation animale rendent possible l'exploration de cœurs de petite taille (252). Wiessman *et al.* ont ainsi obtenu une imagerie de cœur de qualité chez des souris âgées de 3 jours et dont le ventricule gauche ne pesait que 10 mg (253). De tels résultats ne sont possibles que grâce au développement d'antennes spécifiques dont le diamètre et la longueur sont adaptées à l'animal. Des gradients de hautes fréquences permettent l'acquisition rapide de séquences avec une excellente résolution spatiale.

Nous collaborons actuellement avec l'Université de Sherbrooke (Québec, Canada) et son Centre d'Imagerie Moléculaire de Sherbrooke pour la mise au point de séquences FLASH pour l'étude de la fonction cardiaque chez le petit animal. Le Centre d'Imagerie Moléculaire de Sherbrooke dispose d'un aimant 7 T (Varian Inc, Palo Alto, Etats-Unis) permettant d'obtenir des images statiques avec une résolution spatiale de 100 µm x 100 µm x 100 µm. Des antennes spécifiques du rat, de la souris et du cerveau de la souris sont disponibles. En parallèle, une IRM petit animal sera installée en début d'année 2012 à Dijon dans le cadre du projet IMAPPI (Integrated Magnetic resonance And Positron emission tomography in Preclinical Imaging - IRM et TEP couplées en imagerie pré-clinique) déposé dans le cadre de l'appel à projet "Equipement d'Excellence" (EquipEx) des Investissements d'Avenir (Grand Emprunt National). Nous nous intéressons aux séquences FLASH pour l'étude cinétique du cœur en utilisant des champs élevés. En effet, il est pratiquement impossible d'utiliser des séquences de type SSFP car les artefacts de off-resonance sont beaucoup plus élevés avec un champ magnétique élevé, rendant les images de type SSFP extrêmement bruitées, donc ininterprétables. Actuellement la mise au point des séquences se fait sur des rats. Les animaux sont anesthésiés puis positionnés dans un tube de contention. Un système de chauffage (couverture chauffante ou air chaud par exemple) maintient la température corporelle de l'animal. Les mouvements respiratoires et l'ECG sont enregistrés en continu. Le signal ECG est recueilli au moyen d'électrodes aiguilles sous-cutanées positionnées au niveau des membres (254). Une fois l'animal positionné dans l'IRM, une série de coupes de repérage est réalisée, suivie d'une acquisition selon l'orientation « 4 cavités » du cœur. Ensuite, une série de coupes jointives, espacées de 1 mm (correspond à la valeur décrite dans la littérature pour la souris) ou de 1,5 mm, sont obtenues de la base à l'apex. Pour chaque niveau de coupe, une vingtaine de phases sont obtenues par cycle cardiaque. Les contours endocardique et épicardique sont dessinés manuellement pour chaque coupe, pour les images en diastole et en systole. On obtient ainsi le volume de la cavité en diastole et en systole, la fraction d'éjection, le volume du myocarde et par déduction la masse myocardique. Actuellement, nous effectuons une étude inter-observateurs sur le tracé manuel, afin de nous assurer de sa reproductibilité. Cette étude sera faite sur une série d'au moins une dizaine de cas d'imagerie. La valeur de la masse myocardique calculée sera comparée à la valeur réelle du myocarde de l'animal, après sacrifice de celui-ci et pesée du ventricule gauche (255). Cette étude est en cours sur cinq animaux dédiés à d'autres études et dont le sacrifice est prévu. Cette première phase de l'étude a pour but de mettre au point les séquences d'imagerie cinétique.

En plus de la mesure précise de la masse et de la fonction du ventricule gauche, l'IRM avec injection de produit de contraste permet aussi d'analyser la perfusion myocardique et la taille de l'infarctus après ligature coronaire. Nous n'avons pas encore testé ce type de séquences. Un autre aspect sera la fusion d'images en multimodalité, c'est-à-dire de fusionner les images fonctionnelles apportées par la TEP et les images anatomiques plus précises apportées par l'IRM. Une fois l'ensemble des séquences d'imagerie et le post-traitement validés, des protocoles de recherche sur des modèles cardio-vasculaires du petit animal seront possibles.

II. Etude de l'aorte par IRM

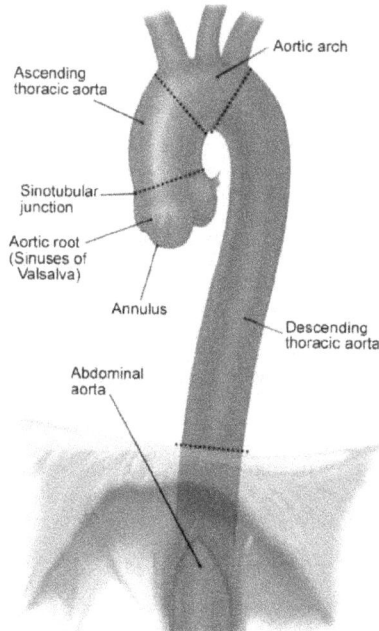

Figure 51 : Anatomie de l'aorte. D'après Isselbacher.

II.1. Introduction

Les maladies de l'aorte et des gros vaisseaux sont particulièrement sévères, notamment les anévrismes de l'aorte thoracique (AAT), les dissections aortiques (DA) et les anévrismes de l'aorte abdominale (AAA). Les maladies de l'aorte évoluent insidieusement et connaissent, à un stade évolué, un pronostic extrêmement sombre lié à la rupture ou à la dissection. L'enjeu est donc de prévenir l'évolution de la maladie. Le seuil d'alerte est actuellement fixé sur le diamètre aortique, mais ce paramètre semble controversé, ce qui conduit à rechercher d'autres critères plus pertinents, notamment des critères fonctionnels.

II.2. L'aorte : Anatomie et physiopathologie

II.2.1. Considérations anatomiques

L'aorte est chez l'homme la plus grande artère du corps. Elle naît de l'orifice aortique du ventricule gauche. Son trajet permet de distinguer deux segments : l'aorte thoracique et l'aorte abdominale. Par ailleurs, l'aorte thoracique présente dans son trajet trois segments caractéristiques : l'aorte ascendante, la crosse aortique et l'aorte descendante (Figure 51).

L'aorte thoracique peut se diviser de la façon suivante :

- Les sinus aortiques ou sinus de Valsalva (ou segment 0) constituent la partie initiale de l'aorte. Ils forment un renflement et sont limités en bas par l'anneau aortique et en haut par la jonction sino-tubulaire (reliant les sinus à l'aorte ascendante). Les sinus de Valsalva doivent leur nom à Antonio Maria Valsalva (1666-1723), médecin italien, qui en fit le premier l'étude approfondie. L'anneau aortique est fermé pendant la diastole par trois valvules sigmoïdes semi-lunaires (une pour chaque sinus, fixée sur l'anneau), concaves vers le haut et dont le bord libre présente un renforcement fibreux. Les extrémités où se rencontrent les valvules sont appelées commissures. Une racine aortique normale se compose de 3 sinus associés à autant de valvules, ou cuspides. Cette morphologie est appelée tricuspidie ou valve tricuspide et permet une occlusion optimale de l'anneau artériel en diastole, ainsi qu'un effacement idéal de chaque valvule au temps de la systole. Les artères coronaires naissent aux niveaux des cuspides et ont donné leur nom aux trois cuspides : cuspide coronarienne droite, cuspide coronarienne gauche et cuspide non coronarienne (Figure 52). La cuspide non coronarienne est la plus grande en terme de surface et de périmètre et la cuspide gauche est la plus petite. Cette asymétrie, propre aux trois cuspides, peut jouer un rôle important dans la fonction globale de la valve. Grande *et al.* ont montré que le stress et les tensions dus à la déformation de l'organe durant le cycle (« strain ») à cause de l'augmentation physiologique de la pression sont plus élevés dans la cuspide non coronarienne que dans la cuspide gauche (256). Dans le cas de certaines malformations congénitales, la base de l'aorte se compose uniquement de deux sinus (257) (cf. chapitre II.2.2.c).

- L'aorte ascendante (ou segment 1) a une longueur entre 6 et 8 cm chez l'adulte. Elle fait suite à l'orifice aortique du VG, puis ensuite elle est quasiment verticale.

- L'aorte horizontale (ou segment 2) a une longueur de 7 à 9 cm chez l'adulte et donne naissance d'avant en arrière au tronc artériel brachio-céphalique, puis à l'artère carotide gauche et enfin à l'artère sous-clavière droite.

- L'aorte thoracique descendante (ou segment 3) est quasiment verticale au contact de la colonne vertébrale. Elle mesure de 23 à 27 cm chez l'adulte et se termine au hiatus diaphragmatique qui livre passage à l'aorte abdominale.

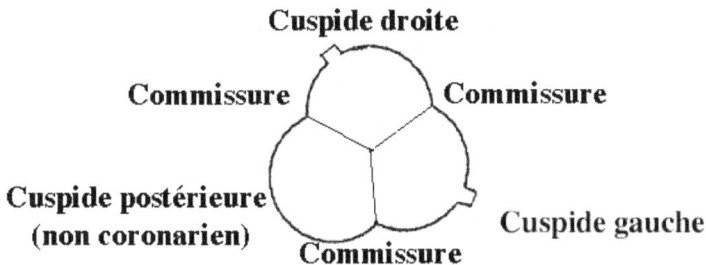

Figure 52 : Représentation en diastole d'une valve tricuspide selon un plan perpendiculaire à l'axe de l'aorte.

Les données anatomiques chez l'adulte (cf. chapitre I.1.1) sont les suivantes (258,259) :

- Diamètre maximal au niveau de l'anneau : 2,6 ± 0,3 cm chez l'homme et 2,3 ± 0,2 cm chez la femme.
- Diamètre maximal au niveau des sinus de Valsalva (SV) : 3,4 ± 0,3 cm chez l'homme et 3,0 ± 0,3 cm chez la femme.
- Diamètre maximal au niveau de l'aorte ascendante : 1,4 cm/m² à 2,1 cm/m²
- Diamètre maximal au niveau de l'aorte descendante : 1,0 cm/m² à 1,6 cm/m²

Giulisano *et al.* ont aussi mesuré le diamètre des différents segments de l'aorte sur 50 sujets (260):
- Diamètre moyen au niveau de l'aorte ascendante : 2,3 ± 0,5 cm
- Diamètre moyen au niveau de l'arche aortique : 2,4 ± 0,5 cm
- Diamètre moyen au niveau de l'isthme aortique : 2,2 ± 0,5 cm
- Diamètre moyen au niveau de l'aorte descendante : 1,8 ± 0,5 cm
- Diamètre moyen au niveau du diaphragme : 2,1 ± 0,4 cm

L'aorte abdominale se trouve à gauche de la veine cave inférieure, en avant de la colonne vertébrale. La totalité des vaisseaux irriguant les organes abdominaux naissant de l'aorte abdominale, la topographie vasculaire la plus fréquente est (de haut en bas) : le tronc cœliaque, l'artère mésentérique supérieure, les artères rénales, les artères gonadiques et l'artère mésentérique inférieure. L'aorte se termine en bifurquant en deux branches : les artères iliaques qui irriguent le bassin et d'où partent les artères irriguant les membres inférieurs. Le diamètre normal de l'aorte abdominale sous-rénale est compris entre 1,2 et 2,2 cm chez la femme et entre 1,4 et 2,4 cm chez l'homme.

L'arbre vasculaire, au niveau des grosses artères a une organisation en trois couches : l'intima, la média et l'adventice de la lumière à la périphérie. Les propriétés mécaniques de la paroi aortique dépendent essentiellement de sa media, dont les trois composants fondamentaux sont l'élastine, le collagène et les fibres musculaires lisses. L'élastine est responsable des propriétés élastiques de la paroi et le collagène de sa rigidité. L'élastine est le composant de la paroi aortique qui dépend le plus de l'âge.

II.2.2. Les pathologies de l'aorte

II.2.2.a. Anévrisme de l'aorte

Le terme anévrisme vient du grec « aneurusma » qui signifie dilatation. On distingue deux types morphologiques : les anévrismes sacciformes (ou excentriques) et fusiformes (ou cylindriques) (Figure 53) (261). L'anévrisme est sacciforme si la dilatation est asymétrique, aux dépends d'une partie seulement de la circonférence artérielle. L'anévrisme est fusiforme en cas de dilatation symétrique qui englobe l'ensemble de la circonférence artérielle. Les faux anévrismes sont constitués d'une poche anévrismale, dont la paroi externe ne contient aucun élément constitutif d'une paroi aortique, mais se trouve faite de tissus de voisinage ou de tissus fibreux. Cette poche communique avec la lumière aortique par un orifice plus ou moins grand, appelé "collet" dont la nature dépend de l'origine. L'anévrisme disséquant est une poche constituée dans l'épaisseur de la paroi de l'artère et qui fait suite à une dissection puis un décollement de la paroi.

Les anévrismes de l'aorte thoracique (AAT) représentent environ 20 % des anévrismes de l'aorte. Ils sont définis par une augmentation du diamètre aortique qui devient supérieur à 35mm, ou deux fois supérieur au diamètre de l'aorte adjacente. L'évolution naturelle de l'anévrisme est une augmentation inéluctable de son calibre suivant la loi de Laplace conduisant à la rupture, inévitable sans prise en charge. La loi de Laplace quantifie la tension appliquée sur les parois de l'aorte, qui est proportionnelle à la pression artérielle et au rayon de la surface de section de l'aorte :

$$Tension\ pari\acute{e}tale = Pression\ art\acute{e}rielle \times Rayon\ de\ l'art\grave{e}re$$

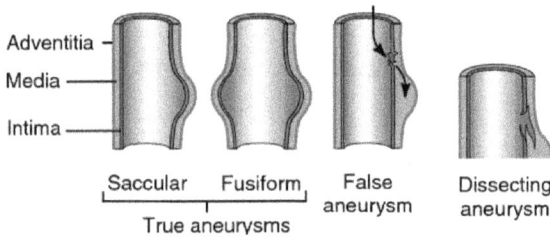

Figure 53 : Classification des anévrismes de l'aorte. Dans les vrais anévrismes, la paroi artérielle est distendue mais elle constitue la paroi de l'anévrisme. Dans les faux anévrismes, la structure externe n'est pas composée de la paroi aortique. L'anévrisme disséquant fait suite à une dissection de l'aorte. D'après Copstead et Banasik.

On comprend alors que l'évolution spontanée d'un anévrisme est l'augmentation de son diamètre. Cette évolution peut être précédée d'une fissuration. Le risque de dissection ou de rupture de l'aorte augmente avec la taille de l'anévrisme (262). La mesure de la taille maximale de l'anévrisme est un facteur pertinent de suivi de l'AAT. L'augmentation de la taille de l'anévrisme est directement liée à un fort risque de rupture, plus élevé qu'un risque de dissection. La dissection peut avoir lieu pour des anévrismes plus petits, car d'autres facteurs peuvent exister (comme les maladies des tissus conjonctifs, tels le syndrome de Marfan ou la valve bicuspide), tandis que la rupture de l'aorte est directement liée à la taille de l'anévrisme. Pape *et al.* ont montré qu'une taille d'anévrisme supérieure à

5,5 cm n'est pas un paramètre prédictif fiable de la dissection aortique (263). La plupart des personnes qui ont un anévrisme aortique thoracique n'ont aucun symptôme. Souvent, les anévrismes se développent lentement et passent inaperçus. La découverte des anévrismes est majoritairement fortuite. Les facteurs de risques principaux sont le tabagisme, l'hypertension artérielle et l'hypercholestérolémie. Le risque de développer un anévrisme aortique thoracique augmente avec l'âge. Les antécédents familiaux, les lésions thoraciques et autres maladies peuvent également être des facteurs de risque. L'anévrisme fusiforme est le plus commun. Dans ce cas, la dilatation intéresse la totalité de la circonférence de l'aorte, donnant un aspect ovale à l'anévrisme. L'anévrisme est plus souvent présent dans l'aorte horizontale ou descendante. Différentes étiologies sont observées, dont la fréquence varie avec la localisation de l'anévrisme (264) :

- Les anévrismes dystrophiques avec insuffisance aortique souvent associée. Cette étiologie atteint principalement l'aorte ascendante. La maladie annulo-ectasiante représente la cause la plus fréquente. Au début, on observe un aspect en bulbe d'oignon s'étendant au premier tiers de l'aorte, puis l'AAT progresse sur l'ensemble de l'aorte ascendante. Cette atteinte est généralement découverte suite à des signes d'insuffisance aortique. Il existe aussi des atteintes génétiques comme par exemple le syndrome de Marfan, avec dans ce cas des mutations du gène de la fibrilline. Par rapport à la maladie annulo-ectasiante, la distension aortique, dans ce second cas, progresse ensuite sur l'aorte horizontale et descendante.

- Les anévrismes athéromateux. C'est un remaniement de l'intima de la paroi aortique par accumulation segmentaire de corps gras déposés sur la paroi. Cette étiologie atteint plutôt l'aorte descendante.

- Les anévrismes sur dissections aortiques chroniques.

- Les anévrismes post-rupture aortique. Cette cause atteint principalement l'aorte horizontale. En effet, lors d'une situation de décélération brutale (choc frontal en voiture par exemple) l'essentiel des forces mécaniques est transmis à la région de l'isthme aortique, avec un effet de cisaillement entre l'aorte descendante solidement fixée à la colonne vertébrale et l'aorte horizontale, entraînée vers l'avant par le poids du cœur. La rupture qui s'ensuit peut se limiter à l'intima et la média et rester sous adventicielle, avec constitution d'un hématome périaortique et d'un faux anévrisme secondaire.
- Les anévrismes inflammatoires. Les artérites inflammatoires affectent les vasa vasorum et peuvent aussi léser la média.

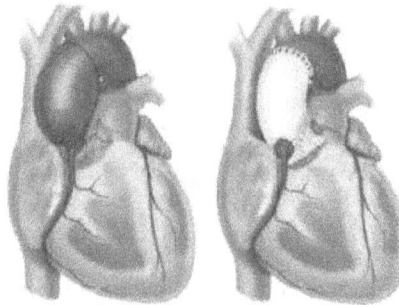

Figure 54 : Opération de la racine aortique avec conservation de la valve selon la procédure de Tirone David. La prothèse est représentée en blanc sur l'image de droite. D'après Isselbacher.

Tous les anévrismes de l'aorte thoracique n'imposent pas un traitement chirurgical. Un facteur essentiel dans la décision d'opérer est l'évolutivité du diamètre maximum de l'ectasie. Le traitement chirurgical varie avec la topographie de l'anévrisme. D'une façon générale, il comprend la mise à plat de l'anévrisme et son remplacement par une prothèse en Dacron de taille appropriée. Quand l'anévrisme concerne la racine de l'aorte, la chirurgie classique est l'opération de Bentall, qui consiste à remplacer la valve aortique malformée et de la partie proximale de l'aorte ascendante par un tube contenant une greffe de valve mécanique artificielle suivi par la réimplantation des artères coronaires dans le greffon (265). Cependant, une valve mécanique présente beaucoup d'inconvénients, en particulier chez les jeunes sujets : impossibilité de pratiquer des sports un peu violents, risques importants lors d'une grossesse, complications thromboemboliques et accidents du traitement anticoagulant. Alternativement, de nouvelles techniques chirurgicales se sont développées pour conserver les valves, quand celles-ci sont anatomiquement normales et que la régurgitation est secondaire à la dilatation de la racine de l'aorte. Les premières tentatives d'opération de "remodelage" ont été effectuées dès 1983 par Magdi Yacoub. Lors de cette opération, la base du tube aortique est découpée par 3 incisions et les valves sont cousues à l'extrémité du tube. En 1992, Tyrone David a publié sa technique dite "d'inclusion" de la valvule native dans un tube en dacron (Figure 54) (266,267). Lors de cette opération, la base du tube n'est fendue qu'à un endroit, les valves cousues à l'intérieur du tube, l'ensemble étant renforcé par un fil qui fait le tour de la racine de l'aorte. Dans tous les cas, les coronaires sont réimplantées dans le tube en Dacron. Le taux de rupture de l'aorte des patients à risque, non opérés, est élevé, de l'ordre de 21% à 74% (268–270).

On parle d'anévrismes de l'aorte abdominale (AAA) lorsque le diamètre de l'aorte abdominale infra-rénale représente 1,5 fois le diamètre de l'aorte abdominale normale (271). Chez l'homme, le diamètre normal de cette aorte est compris entre 1,5 et 2,4 cm. On parle d'anévrisme pour des valeurs supérieures à 3 cm. Il est admis que la valeur seuil de 5,5 cm, décisionnelle pour une prise en charge chirurgicale, est la meilleure pour l'ensemble des patients (272). Cependant, des études ont montré que le risque associé à un diamètre de 5 cm chez la femme correspond à un risque associé à un diamètre de 6 cm chez l'homme (273,274). Actuellement, au

CHU de Dijon, tout patient présentant un diamètre supérieur à 5 cm est opéré de façon préventive, afin d'éviter tout risque de rupture. Les AAA représentent de 1 à 3 % des décès chez les hommes âgés de 65 à 85 ans dans les pays développés et le nombre de patients traités chirurgicalement ne cesse d'augmenter (275). L'anévrisme de l'aorte Abdominale est le plus fréquent des anévrismes de l'aorte. Il concerne 5% des hommes de plus de 60 ans. Il est beaucoup plus rare chez la femme. Le tabac est le principal facteur de risque de développer un AAA, le vieillissement étant aussi un facteur contributif. La plupart des patients atteints d'AAA sont asymptomatiques et la découverte de la pathologie est généralement fortuite. Le problème majeur concerne les AAA rompus qui conduisent à une mortalité élevée, allant jusqu'à 80%, dépendant du délai d'intervention et du profil du patient (276). L'AAA est une pathologie dite non spécifique car elle n'est pas la conséquence directe de causes telles que les traumatismes, les infections ou les maladies inflammatoires. Par ailleurs, l'athérosclérose présente certaines similitudes avec les AAA mais évolue de façon différente vers des lésions thrombo-occlusives (275). Il n'existe pas de profil type d'AAA permettant de classer les patients en stades d'évolution de la pathologie. La conséquence est qu'aujourd'hui, l'intervention chirurgicale est la seule issue pour éviter l'évolution inéluctable vers la rupture de l'anévrisme et le décès du patient (272,277).

Deux types d'interventions chirurgicales sont possibles :

- La chirurgie ouverte conventionnelle, avec ouverture de l'abdomen et pose d'une prothèse de l'aorte.

- Le traitement par voie endovasculaire, qui consiste à monter la prothèse destinée à traiter l'aorte par l'intérieur des vaisseaux, en passant par les artères fémorales. Ce traitement a un risque opératoire beaucoup plus faible, mais nécessite que la morphologie de l'aorte s'y prête.

Deux études épidémiologiques ont clairement montré l'absence de bénéfices, en terme de survie à long de terme, de l'opération préventive chez des patients atteints de petits anévrismes (3 à 4,5 cm) (278,279). De plus, la rapidité de l'expansion de l'AAA étant un autre facteur de risque, il doit être pris en compte de la même manière que le diamètre maximal. De la même manière, la forme de l'anévrisme est un paramètre important à prendre en compte. L'anévrisme fusiforme est le type le plus courant d'AAA. Les anévrismes sacciformes représentent un risque de rupture plus élevé que les anévrismes fusiformes. En utilisant une modélisation informatique, Vorp *et al.* ont montré que le stress pariétal augmente de façon significative dans un renflement asymétrique (280) et que l'influence de l'asymétrie est aussi importante que le diamètre. Fillinger *et al.* ont étendu ce concept en calculant le stress pariétal en utilisant un modèle à éléments finis à partir d'images de scanner X (281). Ils ont montré qu'il y a un stress plus élevé au niveau de la paroi dans les anévrismes symptomatiques ou fissurés que dans les AAA asymptomatiques. Ces résultats suggèrent que le stress pariétal peut être un paramètre prédicteur des risque de ruptures lorsque ces techniques d'évaluation deviendront de plus en plus disponibles (Figure 55). Le risque opératoire doit être comparé au risque de rupture de l'anévrisme, pour des patients dont l'espérance de vie est jugée assez longue pour pouvoir profiter du bénéfice de l'opération chirurgicale. La mortalité post-opératoire est évaluée entre 1% et 5% dans le mois suivant l'opération (282,283). Le problème majeur actuel concerne donc la prise en charge des patients ayant un anévrisme inférieur à 5 cm.

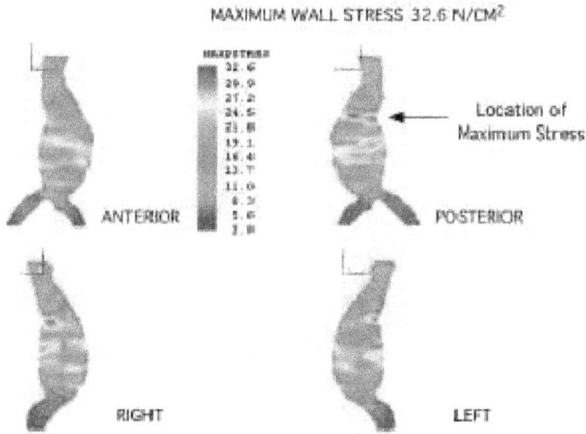

Figure 55 : Evaluation du stress pariétal au niveau d'un anévrisme de l'aorte abdominale à partir d'images de scanner X. D'après Fillinger *et al*.

Les modifications du régime circulatoire intra-anévrismal, devenu turbulent et ralenti, aboutissent à la création d'un thrombus intra-anévrismal. Ce thrombus diminuant le calibre du chenal où le sang circule, il interviendrait comme un mécanisme régulateur de la croissance de l'anévrisme. Cependant, ce thrombus peut être aussi à l'origine d'embolies périphériques.

II.2.2.b. La dissection aortique

La prévalence de la dissection aortique est estimée de 0,5 à 5/100000 cas par an en Europe (284). Elle correspond à une déchirure de la paroi aortique au sein de la média. La lésion pariétale favorisant la dissection est la média-nécrose kystique qui est une dégénérescence non spécifique de la média. Cette lésion est le plus souvent liée à des facteurs environnementaux et mécaniques qui fragilisent la paroi aortique conduisant à un stress pariétal plus élevé (258,285). Elle peut aussi survenir dans le cadre de syndromes vasculaires lié au collagène. Cette lésion, dénommée aussi porte d'entrée, met en relation la lumière aortique que l'on nomme vrai chenal avec un nouveau chenal créé au sein des tuniques artérielles : le faux chenal. Ce faux chenal va progresser sous l'effet du flux sanguin. On distingue les dissections aortiques aiguës (observées dans les 14 jours suivant le début des symptômes) des chroniques. Il existe plusieurs classifications des dissections aortiques, basées sur la localisation de l'orifice d'entrée et de la propagation ou de l'étendue de la dissection. Parmi celles-ci, la classification de Debakey est la plus classique (Figure 56) (286) :

- Type I : Orifice d'entrée au niveau de l'aorte ascendante avec dissection s'étendant au-delà du tronc artériel brachio-céphalique.

- Type II : Orifice d'entrée au niveau de l'aorte ascendante avec dissection ne concernant que l'aorte ascendante.

- Type III : Orifice d'entrée en aval de l'origine de l'artère sous-clavière gauche avec dissection s'étendant distalement de façon variable. On distingue le type IIIa (dissection limitée à l'aorte descendante) et le type IIIb (dissection dépassant l'ostium diaphragmatique pour s'étendre sur l'aorte abdominale, voire sur ses branches).

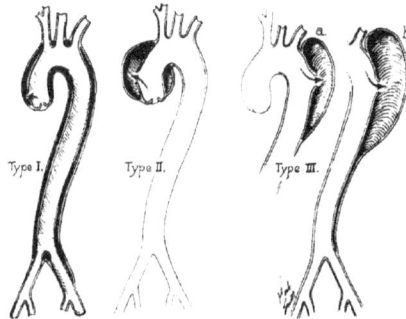

Figure 56 : Classification des dissections de l'aorte selon Debakey *et al.*

La classification de Standford, proposée par Daily *et al.* (287) est la plus simple et probablement la plus pragmatique car elle répond à une préoccupation chirurgicale vitale :

- Type A : Dissection touchant l'aorte ascendante (correspondant aux types I et II de Debakey).
- Type B : Toutes les autres dissections (correspondants aux types III de Debakey).

En effet, les dissections de l'aorte ascendante (type A) constituent une urgence chirurgicale car elles s'associent à une séquence d'évolution fatale : dilatation de l'anneau aortique, insuffisance aortique et rupture. Cette séquence peut survenir dans les minutes ou les heures qui suivent la dissection. A l'inverse, les dissections de type B sont généralement surveillées et traitées médicalement, avec éventuellement la pose d'une endoprothèse.

La classification de la Task Force on aortic dissection de l'European Society of Cardiology est plus précise (258,288) (Figure 57) :

- Type 1 : Dissection aortique classique avec membrane intimale séparant vrai et faux chenal.

- Type 2 : Rupture de la media avec formation d'un hématome intra-mural, sans communication avec les chenaux.

- Type 3 : Déchirure intimale minime sans hématome exposant au risque ultérieur de dissection aortique classique.

- Type 4 : Rupture de plaque entraînant un ulcère athéromateux pénétrant avec un hématome habituellement sous-adventiciel.

- Type 5 : Dissection traumatique ou iatrogène (accident lors d'un acte médicale ou chirurgical).

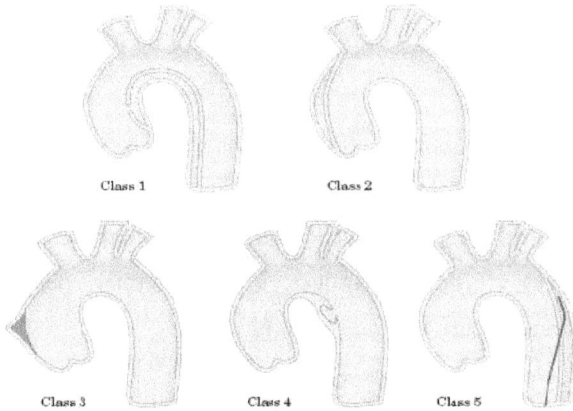

Figure 57 : Classification retenue des dissections de l'aorte par la "Task Force on aortic dissection" de l'European Society of Cardiology. D'après Svensson *et al.*

Ces classifications distinguent les atteintes de l'aorte ascendante et les atteintes localisées de l'aorte thoracique descendante. Les atteintes de l'aorte ascendante peuvent entraîner un risque de tamponnade cardiaque, de dissection des artères coronaires et d'insuffisance aortique massive. Cependant tous ces types peuvent se compliquer d'ischémie aiguë dans les territoires intéressés par les différentes branches naissantes de l'aorte. La prise en charge consistera en un traitement endovasculaire en urgence. En l'absence de complications aiguës, les dissections aortiques de type A font néanmoins l'objet d'un traitement chirurgical en urgence (Figure 58).

Les cas sporadiques de dissection aortique sont les cas les plus fréquents (80 %). On connaît les principaux facteurs les favorisants : l'âge (289), le sexe (285), les hommes étant plus prédisposés, surtout avant 50 ans, et l'hypertension (289) jouent un rôle majeur. Les facteurs de risque de l'athérosclérose (hypertension, tabac, dyslipidémie, diabète) doivent être considérés comme des facteurs aggravants, particulièrement au niveau de l'aorte thoracique descendante. La consommation de cocaïne, de crack ou encore d'ecstasy fragilise particulièrement la paroi aortique principalement par le biais de l'hypertension induite. La grossesse est une circonstance favorisant la dissection, sans doute par le biais de l'augmentation de la masse sanguine, de l'hypertension gravidique et de l'imprégnation hormonale (290). Les aortites inflammatoires (maladie de Horton, maladie de Takayashu) ou infectieuses (syphilis, cytomégalovirus, herpès) sont également décrites comme facteurs de risque. Les traumatismes (iatrogènes ou non) et les efforts isométriques, à glotte fermée, peuvent encore provoquer des accidents aortiques aigus (258).

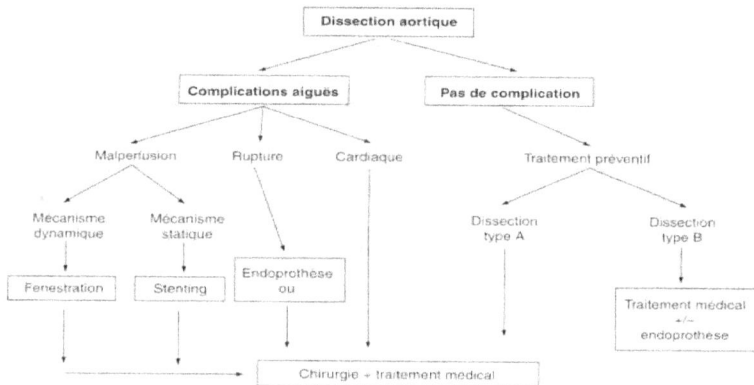

Figure 58 : Algorithme décisionnel thérapeutique dans les dissections aortiques. D'après la Société Française de Cardiologie.

Vingt pour cent des formes de dissection aortique sont d'origine familiale, suggérant une prédisposition héréditaire. Cette distinction ne tient pas compte du fort taux de mutations *de novo* mais seulement des cas transmissibles. La maladie de Marfan est la maladie héréditaire du tissu conjonctif la plus fréquente (1/5000 naissances) (291). Elle est due à une mutation du gène de la fibrilline de type 1. Cette maladie du tissu conjonctif associe des anomalies oculaires, squelettiques et vasculaires secondaires à la dégénérescence des fibres élastiques et/ou des cellules musculaires lisses. Les manifestations vasculaires sont rapportées à une nécrose médiale kystique. L'évolution naturelle de cette maladie est sévère, due à une dilatation progressive de l'aorte conduisant, en l'absence de prévention, à un fort taux de mortalité sur accident aortique aigu (292). Plus rares sont le syndrome de Loyes-Dietz, le syndrome d'Ehlers-Danlos de type vasculaire, l'homocystinurie, l'ostéogenèse imparfaite, la polykystose rénale, le pseudo-xanthome élastique et le syndrome de Williams. A côté de ces entités responsables d'anomalies tissulaires (tissu conjonctif ou élastique), la bicuspidie, première cause de malformation cardiaque (cf. chapitre II.2.2.c), semble fortement impliquée, avec un risque sur 20 de faire une dissection aortique (293,294). Des formes familiales non syndromiques sont aussi répertoriées. Il faut notamment citer la famille dite « famille Bourgogne », dépistée au CHU de Dijon porteuse d'une mutation génétique (mutation du gène MYH11), identifiée comme responsable d'accidents aortiques sévères et de persistance du canal artériel (295–297).

II.2.2.c.   La bicuspidie

La bicuspidie de la valve aortique (présence de deux valvules au lieu de trois) est la première cause de malformation cardiaque, avec une incidence évaluée entre 0,9 % et 2 % au sein de la population (avec une nette prédominance masculine) (298). On distingue la vraie bicuspidie, uniquement composée de deux valvules et la fausse bicuspidie, composée de trois cuspides, dont deux sont fusionnées par un raphé médian. Un raphé est défini comme une ligne saillante qui correspondant à l'entrecroisement de fibres de deux parties anatomiques symétriques. La vraie bicuspidie est donc composé de deux valvules, chacune étant soit en position latérale (et chacune en regard d'un orifice coronaire), soit en position antéro-postérieure (les orifices coronaires étant tous deux en regard de la valvule antérieure). La fausse bicuspidie est la forme la plus fréquente et parmi les trois variantes possibles, la plus fréquente est celle où ce sont les valves coronaires qui ont fusionné. Cependant, la bicuspidie aortique ne se limite pas à une fusion entre deux cuspides, ou la non-séparation de deux cuspides, mais provient d'un processus plus complexe incluant les cuspides, les sinus, les commissures, la position des orifices des artères coronaires et certainement la composition de la paroi de l'aorte ascendante. La pathogénie de la malformation congénitale est mal connue. Une cause génétique est la plus probable car la bicuspidie aortique est hautement associée à des anomalies congénitales de l'aorte. La bicuspidie aortique entraîne souvent une dilatation de l'aorte ascendante. C'est essentiellement la partie moyenne de l'aorte ascendante qui est concernée, avec une relative préservation de la racine aortique. Cette atteinte vasculaire est d'autant plus sévère que la valvulopathie est significative au niveau hémodynamique. De plus, diverses malformations congénitales sont fréquemment associées à une bicuspidie. Ainsi plus de 50% des enfants présentant une coarctation de l'aorte sont également porteurs d'une bicuspidie (299). D'autres complications possibles sont des lésions valvulaires de type sténose et/ou régurgitation aortique.

Les patients porteurs de bicuspidie ont des anomalies de flux de l'aorte ascendante. Le rétrécissement aortique en est la complication la plus fréquente. Le flux à travers l'ouverture réduite est dirigé en direction de la convexité de l'aorte thoracique, où typiquement l'anévrisme est localisé. En effet, la réponse aux forces exercées sur les parois vasculaires est différente et peut se traduire par une dilatation aortique progressive. De plus, les bicuspidies aortiques se compliquent souvent d'une insuffisance aortique. Ces effets secondaires entraînent des conséquences majeures car de nombreux patients atteints de bicuspidie auront besoin d'une intervention sur la valve aortique ou sur l'aorte. En effet, l'étude de Roberts *et al.* (300), menée chez 932 patients opérés pour sténose aortique, a montré que plus de la moitié des valves aortiques opérées (59% chez les hommes et 46% chez les femmes) présentaient une malformation congénitale de type bicuspidie. Les indications de remplacement de la racine aortique sont plus précoces chez les patients bicuspides (5 cm au lieu de 5,5 cm au niveau de l'aorte thoracique ascendante).

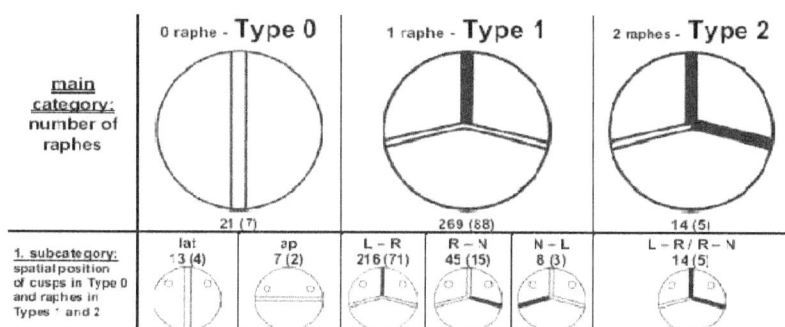

Figure 59 : Classification des bicuspidies aortiques en fonction du nombre de valvules et de la position du raphé dans le cas de fausse bicuspidie. D'après Sievers *et al.*

On peut différencier les caractéristiques morphologiques et fonctionnelles et en déduire une classification des différents types de bicuspidie. Une classification systématique des bicuspidies permet notamment d'avoir une meilleure approche systématique lors d'une éventuelle opération chirurgicale. Une première classification, proposée par Angelini *et al.*, permet de classer les bicuspidies en fonction du nombre de valvules et, dans le cadre de fausse bicuspidie, de préciser la position du raphé (301). La classification de Sievers *et al.* (257), basée sur le nombre de raphés, leur topographie et la fonction valvulaire, permet de mieux catégoriser les différents types de bicuspidie (Figure 59). Cette classification, établie à partir de 304 cas, conforte le fait que la forme la plus commune, constituant

88% des cas, est la fausse bicuspidie. Parmi ceux-ci, le cas le plus courant (présence d'un raphé entre deux cuspides coronariennes), représente 71 % des cas. Les vraies bicuspidies ne représentent que 7 % de l'ensemble des cas, la présence du départ d'une coronaire dans chacune des cuspides est le cas le plus courant. Les autres cas sont des fausses bicuspidies avec deux raphés.

La recherche d'une bicuspidie est donc une étape importante de l'examen de la valve aortique et ce diagnostic n'est pas toujours aisée en échographie. En effet, il reste incertain dans un quart des examens chez l'adulte. Cet examen peut notamment être gêné par la présence de calcifications valvulaires.

II.3. Généralités sur l'IRM de l'aorte

L'IRM est une excellente méthode d'examen pour l'aorte thoracique. L'avantage majeur de cette technique est qu'elle permet de visualiser localement des données anatomiques et fonctionnelles (flux aortique par exemple) avec une grande précision. Les séquences utilisées permettent d'acquérir des images dans n'importe quel plan de l'espace et selon n'importe quelle orientation, en particulier dans l'axe de l'aorte, ou perpendiculairement à celui-ci. Comme pour l'imagerie du cœur, les séquences sont synchronisées à l'ECG (cf. chapitre I.2.3.a).

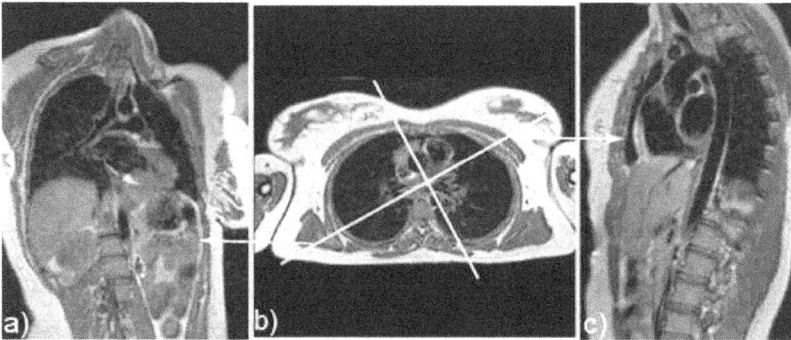

Figure 60 : Plans de coupes en IRM de l'aorte sur des images en écho de spin. a) coronal oblique, b) axial strict, c) sagittal oblique.

II.3.1. Orientation des plans de coupe

Les trois plans de coupe classiques pour l'étude anatomique de l'aorte thoracique sont selon une orientation axiale stricte, une orientation sagittale oblique dans l'axe de l'aorte et une orientation coronale oblique, perpendiculaire à l'orientation sagittale oblique (Figure 60). Les dimensions aortiques comptent parmi les critères essentiels pour décider d'un geste opératoire en cas d'anévrisme de l'aorte. Les mesures sont faites si possible en diastole sur les plans de coupe en sagittale oblique. Les points des mesures du diamètre de l'aorte sont les suivants (Figure 61) :

- L'anneau aortique
- Les sinus de Valsalva
- La jonction sino-tubulaire
- L'aorte ascendante
- L'aorte horizontale
- L'aorte descendante

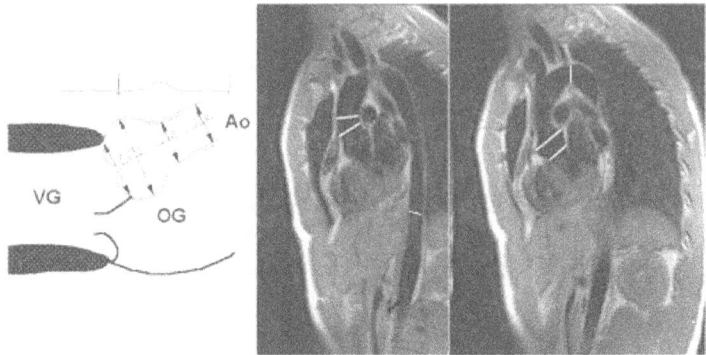

Figure 61 : Mesure des diamètres au niveau de l'aorte ascendante à partir de plusieurs coupes sagittales obliques selon notamment la méthode décrite par Roman et al. VG : Ventricule Gauche. OG : Oreillette Gauche. Ao : Aorte.

L'étude des sinus de Valsalva selon l'orientation sagittale oblique n'est pas toujours appropriée, notamment à cause de l'asymétrique des SV (cf. chapitre II.2.1). Cette asymétrie peut expliquer la dilatation isolée d'un seul sinus (256). Contrairement à l'échographie, l'IRM permet l'acquisition de plans perpendiculaires à l'axe principal de l'aorte, ces plans étant obligatoires pour étudier l'asymétrie de la racine aortique et pour avoir une mesure fiable pour chaque cuspide. Pour obtenir cette orientation particulière, il faut, dans un premier temps, acquérir une série d'images selon un plan petit axe du VG au niveau de la base de celui-ci, sur laquelle on visualise la chambre de chasse et la racine de l'aorte (Figure 62). A partir de ce plan, on acquiert deux plans perpendiculaires dans l'axe de l'aorte, au niveau de la racine aortique. Finalement, les plans de coupe permettant l'étude de la racine aortique sont perpendiculaires aux deux précédents (Figure 63).

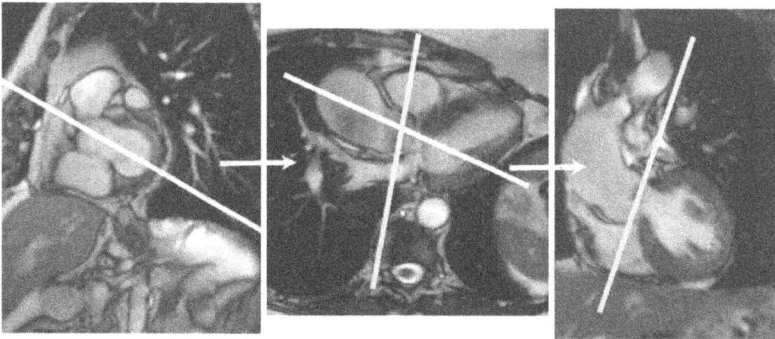

Figure 62 : Plans de coupe permettant de visualiser la racine de l'aorte sur des images en ciné-IRM. Le deuxième (respectivement troisième) plan de coupe est représenté par le trait blanc sur la première (respectivement deuxième) image. Le trait jaune représente le plan perpendiculaire à l'axe de l'aorte permettant l'étude des sinus de Valsalva. L'ordre d'acquisition des images se fait de gauche à droite (représenté par les flèches blanches).

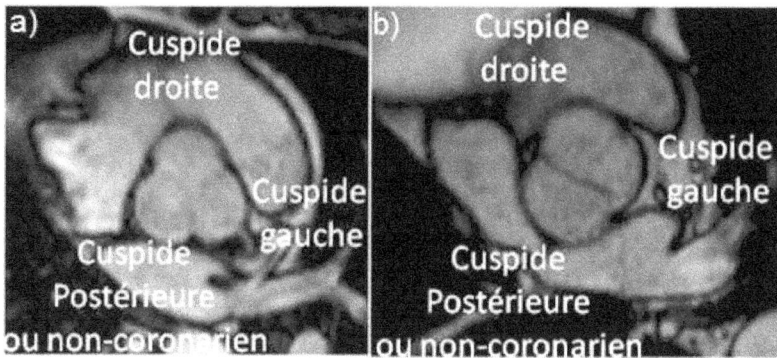

Figure 63 : Imagerie des sinus de Valsalva à partir de ciné-IRM selon un plan perpendiculaire à l'axe de l'aorte (trait jaune sur la figure 62). a) Valve normale tricuspide. b) Valve bicuspide

Pour l'étude de l'élasticité de l'aorte ascendante, le choix d'un plan axial, au niveau du tronc pulmonaire, permet l'évaluation de la compliance et de la distensibilité aortiques à deux niveaux en une seule acquisition. En effet, ce plan permet de visualiser simultanément l'aorte ascendante et l'aorte descendante. De plus, l'évaluation de la vitesse de l'onde de flux au niveau de l'arche aortique est possible à partir de ce plan (cf. chapitre II.4.3). Cette vitesse est donc calculée entre l'aorte ascendante et l'aorte descendante au niveau du tronc pulmonaire. Ce plan peut être légèrement oblique pour s'assurer qu'il est bien perpendiculaire à l'axe de l'aorte.

L'étude de l'anatomie de l'aorte abdominale est possible à partir des trois orientations suivantes : axiale stricte, sagittale légèrement oblique dans l'axe de l'aorte et coronale légèrement oblique, aussi dans l'axe de l'aorte. Pour une étude plus précise de la forme de l'aorte, notamment en vue d'une modélisation tridimensionnelle de celle-ci, l'acquisition d'images cinétiques selon des plans de coupes supplémentaires perpendiculaires à l'axe de l'aorte sont nécessaire. L'orientation de chaque acquisition doit être vérifiée à chaque fois pour éviter l'effet de volume partiel. Ces séries cinétiques sont la première étape d'une modélisation 3D de l'aorte abdominale, puis par extension en 4D en prenant en compte l'information temporelle.

II.3.2. Séquences anatomiques et cinétiques

La séquence de référence pour les mesures anatomiques de l'aorte (en particulier pour l'aorte thoracique) est la séquence écho de spin pondérée en T1. La lumière du vaisseau apparaît en hyposignal et la paroi en signal intermédiaire. L'acquisition est réalisée en apnée (Turbo Spin Echo) ou en respiration libre (écho de spin classique). Cette séquence a l'avantage de permettre une caractérisation tissulaire, la pondération étant connue. Les variations de contraste dans l'image permettent de différencier les tissus. Les mesures des diamètres de l'aorte sont effectuées à partir des plans utilisés en échographie, notamment le grand axe de l'aorte, comme décrit par Roman *et al.* (259) (Figure 61). Cependant, cela pose problème pour les sinus de Valsalva qui ne présentent pas une structure cylindrique mais trifoliée.

L'utilisation de séquences en écho de gradient, de type SSFP, permet d'avoir des images de l'aorte avec le signal du sang en blanc. L'avantage, par rapport aux séquences en écho de spin, est la rapidité d'acquisition de l'information. Cependant, leur pondération T2/T1 rend toute caractérisation tissulaire difficile. De plus, ces séquences sont plus sensibles à la présence d'artefacts métalliques et aux flux très rapides, pouvant générer des artefacts qui dégradent l'image.

L'utilisation de séquences ciné-IRM, de type SSFP, permet d'évaluer le comportement de l'aorte au cours du cycle cardiaque. Ces séquences peuvent être complémentaires aux précédentes pour la mesure des diamètres, car on peut les évaluer à différents moments du cycle cardiaque. En particulier, elles permettent l'étude sans biais des SV grâce à des plans perpendiculaires à l'axe de la racine aortique (cf. chapitre II.3.1). L'étude de l'élasticité de l'aorte s'effectue à partir de séquences cinétiques ayant une excellente résolution spatiale et temporelle. Ca   r pour l'évaluation de ce paramètre, le calcul de la surface de l'aorte doit être connu avec précision à chaque moment du cycle cardiaque.

II.3.3. Séquences codées en vitesse de flux (velocity mapping)

Encore appelées cartographie de flux, ou imagerie par contraste de phase, ou encore imagerie de flux, les images acquises en séquences de flux (ou velocity mapping) sont non invasives et ne nécessitent pas d'injection de gadolinium (302). La cartographie des flux consiste à mesurer la vitesse de déplacement des spins au sein d'un voxel. En effet, les séquences en écho de gradient peuvent être codées en phase de manière à mesurer une vitesse de déplacement. Cette technique repose sur la propriété de déphasage du signal IRM par les protons sanguin en mouvement le long d'un gradient de champ magnétique, proportionnel à la vitesse du flux dans le champ magnétique. Les données obtenues peuvent non seulement être reconstruites en images d'amplitude, donnant des informations anatomiques, mais également en images de phase, fournissant une cartographie des vélocités dans la direction sélectionnée. Les images constituent ainsi des cartes de vitesse à chaque instant du cycle cardiaque. Le principe de la séquence d'IRM consiste à acquérir deux signaux pour chaque mesure, l'un compensé en flux (utilisation de gradients tripolaires symétriques qui annulent la phase des spins), l'autre codé en flux (utilisation de gradients tripolaires asymétriques qui encodent la phase de manière linéaire par rapport au flux). La soustraction de ces deux données permet d'extraire la phase liée au flux. Ainsi, sur les images de flux en différence de phase, l'intensité du pixel est directement proportionnelle au déphasage accumulé.

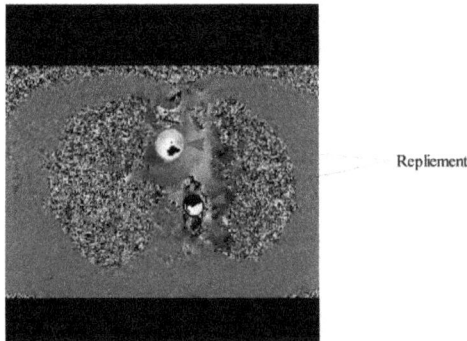

Repliement

Figure 64 : Exemple de repliement (ou aliasing) sur une image codée en vitesse de flux. La vitesse maximale théorique au niveau des paramètres de la séquence (V_{acq}) est inférieure à la vitesse maximale réelle du flux.

Une vitesse d'acquisition maximale V_{acq} est définie lors de l'acquisition du signal. A un déphasage $+180°$, correspond une vitesse $+V_{acq}$ et à un déphasage -180° correspond une vitesse $-V_{acq}$. A chaque déphasage, d $\in$ [-180°,+180°] correspond un niveau de gris. Et pour chaque niveau de gris on pourra obtenir une vitesse v $\in$ [$-V_{acq}$,$+V_{acq}$]. La V_{acq} doit être légèrement supérieure à la vitesse du flux pour en obtenir une mesure optimale.

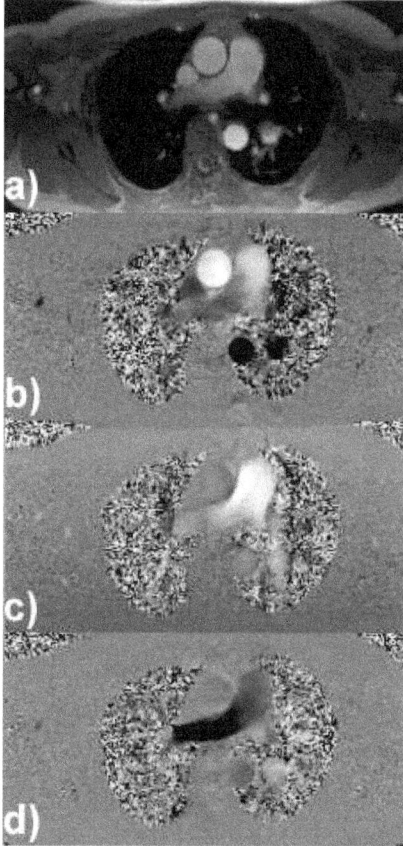

Figure 65 : Séquence codée en vitesse de flux. a) Image d'amplitude (image anatomique). b) Image par contraste de phase (codage à travers le plan avec V_{acq}=200 cm/s). c) Image par contraste de phase (codage en orientation antérieur-postérieur avec V_{acq}=150 cm/s). d) Image par contraste de phase (codage en orientation droite-gauche avec V_{acq}=150 cm/s).

Si elle est trop grande, le signal obtenu sera de mauvaise qualité, avec un rapport signal sur bruit faible. Si elle est trop petite, un phénomène de repliement (ou aliasing) survient, empêchant toute évaluation quantitative du flux (Figure 64). En résumé, ces séquences cinétiques, synchronisés à l'ECG de type velocity mapping, permettent, pour chaque moment du cycle cardiaque, d'avoir une image en amplitude et une image de phase selon une direction. Pour avoir une représentation tridimensionnelle du flux, on réalise trois séries d'images en codage de phases, correspondant aux trois directions de l'espace (droite/gauche, antérieur/postérieur et à travers le plan), ces trois directions étant perpendiculaires les unes aux autres. Ces trois axes forment un repère orthonormé (Figure 65).

La surface du vaisseau sanguin peut être déterminée à partir de l'image d'amplitude, tandis que la vitesse moyenne au niveau de la lumière aortique peut être mesurée en appliquant à la même région d'intérêt, l'image de phase correspondante. La vitesse peut être aussi calculée pour chaque point de la zone d'intérêt. Le débit instantané au niveau de la section vasculaire considérée à un moment du cycle cardiaque peut être ainsi aisément déduit du produit de la mesure de la surface et de la vitesse moyenne au niveau de la section. L'intégration de tous les débits instantanés à chaque phase du cycle cardiaque donne la mesure du flux total. On peut comparer cette donnée au volume d'éjection ventriculaire mesuré par ciné-IRM (303). Ce type de mesures permet d'évaluer la régurgitation au niveau de l'aorte ou de l'artère pulmonaire (Figure 66).

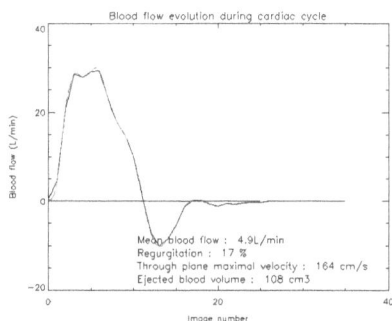

Figure 66 : Etude du débit sanguin au niveau de la racine aortique avec calcul de la fraction de régurgitation (logiciel QIR).

II.4. Etude de l'élasticité de l'aorte

II.4.1. La compliance aortique

La rigidité aortique est reconnue comme étant un prédicteur pertinent du risque cardiovasculaire (304–308). En effet, elle est à l'origine de l'augmentation de la pression pulsée (309,310) induisant une augmentation de la charge exercée sur le ventricule gauche, ce qui conduit à son hypertrophie et à l'augmentation de sa demande en oxygène (311,312). Ces deux derniers phénomènes sont des signes qui précèdent principalement l'insuffisance cardiaque (313,314), l'infarctus du myocarde (315,316), les accidents vasculaires cérébraux (317,318) et l'insuffisance rénale (319,320). Afin d'évaluer la rigidité de l'aorte thoracique, il convient de mesurer la capacité de l'aorte à se distendre pendant l'éjection ventriculaire. A partir de l'IRM, cette quantification repose essentiellement sur la mesure de deux indices : la compliance aortique (et par extension la distensibilité aortique) et la vitesse de l'onde de flux (ou vitesse de l'onde de pouls) (321). L'élasticité de l'aorte est surtout mesurée au niveau de l'aorte ascendante, puisque la rigidité de sa paroi est souvent altérée en premier par les maladies cardiovasculaires et le vieillissement naturel (322).

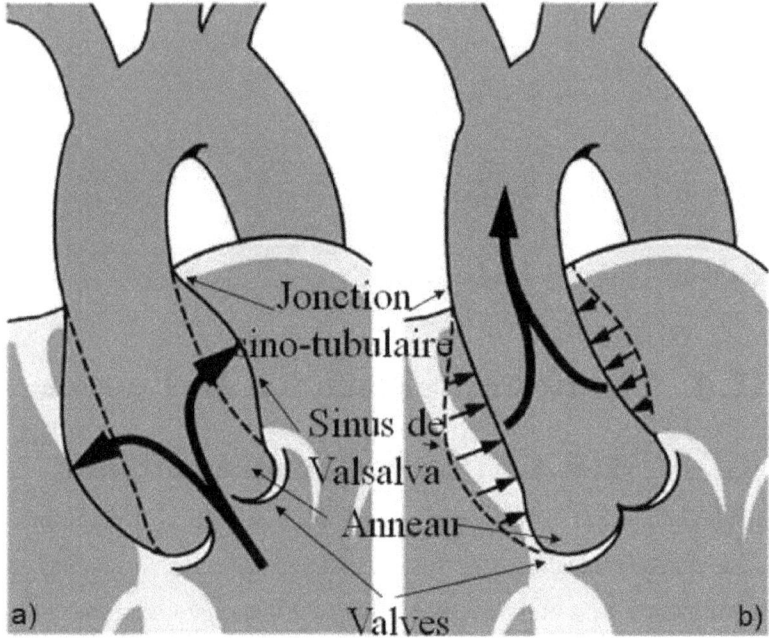

Figure 67 : Principe de la compliance aortique. Restitution diastolique de l'énergie élastique emmagasinée par la paroi aortique lors de la systole (effet windkessel). a) Systole. b) Diastole.

Le système artériel se comporte comme une chambre élastique (effet Windkessel) qui amortit le flux sanguin pulsatile lors de la systole et permet d'avoir un écoulement continu du sang dans les vaisseaux à partir d'un débit discontinu pulsé (Figure 67). Cet effet fait appel aux propriétés élastiques de l'aorte qui permettent son expansion durant la systole et la restitution du sang emmagasiné lors de la diastole. Plusieurs techniques de calcul se basent sur le modèle Windkessel à deux éléments (323), qui représente le système artériel comme une chambre ayant une longueur finie, une vitesse de l'onde de pouls infinie et affirme que la pression diastolique diminue de façon exponentielle, pour un temps constant, en fonction de la résistance artérielle totale et de la compliance aortique. Ce paramètre peut être facilement calculé en fonction de l'amplitude de la surface de l'aorte et des changements de pression au cours du cycle cardiaque selon l'équation suivante :

$$Compliance \; (^{mm^2}/_{mmHg}) = \frac{Surface_{Systole} - Surface_{diastole}}{Pression_{systolique} - Pression_{diastolique}}$$

La distensibilité aortique est la compliance normalisée par la surface minimale (surface diastolique) :

$$Distensibilité \; (mmHg^{-1}) = \frac{Compliance \; aortique}{Surface_{Diastole}}$$

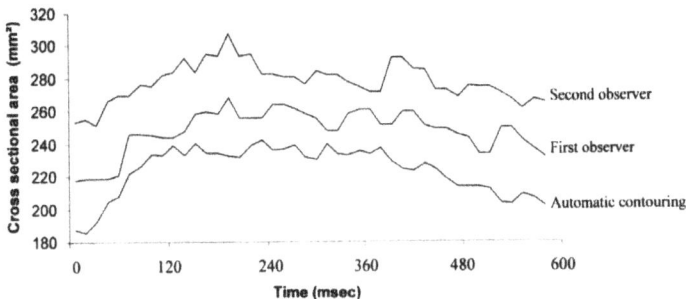

Figure 68 : Courbes d'évolution de la surface de l'aorte au cours du cycle cardiaque, à partir de tracés manuels de deux opérateurs différents et notre méthode automatique. La différence entre les courbes est importante, notamment pour la détermination des valeurs maximale et minimale. D'après Lalande *et al.*

Pour étudier l'élasticité de l'aorte thoracique, le plan généralement choisi est un plan transversal au niveau du tronc pulmonaire. Ce plan étant quasiment perpendiculaire à l'axe de l'aorte, on peut étudier sur un seul plan de coupe l'aorte ascendante et l'aorte descendante (cf. chapitre II.3.1). La compliance aortique peut être mesurée en IRM à partir de l'acquisition d'une série d'images, de type ciné-IRM, couvrant le cycle cardiaque dans ce plan particulier. Le calcul de la surface de l'aorte en diastole et en systole nécessite la détermination du contour de celle-ci. Un tracé manuel est souvent associé à une grande variabilité inter-observateurs (Figure 68), rendant nécessaire la détection automatique (ou semi-automatique) du contour de l'aorte (324,325).

Plusieurs équipes ont développé des algorithmes semi-automatiques ou automatiques de détection du contour de l'aorte. Les premières méthodes ont utilisé principalement des caractéristiques locales de la distribution spatiale des intensités dans l'image, principalement des méthodes de seuillages (326) et d'accroissement de régions (327). Ladak *et al.* ont développé une méthode semi-automatique de segmentation du contour extérieur et intérieur de la paroi aortique sur des images avec le signal du sang en noir (325). Rueckert *et al.* présentent une méthode basée sur un modèle déformable défini dans le cadre des champs de Markov (328). La technique de minimisation globale est basée sur les relaxations stochastiques. Cet algorithme est cependant appliqué sur des images d'écho de spins. Adame *et al.* ont segmenté le contour interne et externe de l'aorte descendante sur des images en « sang noir », en utilisant une courbe elliptique comme modèle de contour (329). Rueckel *et al.* ont aussi utilisé un modèle déformable en utilisant les champs de Markov pour segmenter l'aorte ascendante et l'aorte descendante sur des images en écho de spin (328). Mansard *et al.* ont aussi utilisé des contours actifs pour segmenter l'aorte de lapin (330). La limite majeure des études précédentes concerne la séquence d'imagerie utilisée qui limite l'information dynamique, ne permettant pas de fournir d'évolution de la surface de l'aorte au cours du cycle cardiaque. Krug *et al.* ont développé un algorithme basé sur les contours actifs (331) qui prend en compte l'ensemble des images obtenues à partir d'une séquence cinétique. L'algorithme compense les variations de niveau de gris d'une image à l'autre en normalisant l'amplitude du gradient de l'image. Jackson *et al.* ont utilisé un filtre de Deriche après avoir transposé l'image des coordonnées cartésiennes en coordonnées polaires (332).

Des équipes utilisent les images codées en vitesse de flux, de type velocity mapping pour évaluer l'élasticité et la tension au niveau de la paroi (333–338), comme les laboratoires inclus dans l'étude multi-centriques MESA (339,340). En effet, ce type de séquence permet d'étudier à la fois l'élasticité sur les images d'amplitude et la vitesse de l'onde de flux sur les images de phase. Cependant, les résolutions spatiale et temporelle de ce type de séquence sont moins bonnes que pour une séquence de type SSFP. De plus, le contraste est meilleur avec une séquence de type SSFP que sur les images d'amplitude d'une séquence codée en vitesse de flux. Des méthodes de segmentation automatique ont été développées à partir de ces images, utilisant en général simultanément l'information fournie par des images d'amplitude et de phase. L'étude MESA utilise pour détecter les contours de l'aorte le logiciel commercial FLOW (Medis Medical Imaging System) (339). La segmentation proposée par Alperin et Lee utilise l'information temporelle du flux pulsatile. Elle est basée sur l'étude de la variation du signal pour chaque point de l'image. L'évolution du signal au cours du cycle cardiaque doit avoir un comportement proche du signal dû au passage théorique du sang (327). La segmentation de la lumière est améliorée grâce à un seuillage adaptatif. Le logiciel gratuit Segment, développé par le « Cardiac MR group » de l'Université de Lund, permet le post-traitement d'images cardio-vasculaires. En particulier, ce logiciel possède un module permettant la segmentation semi-automatique de la lumière de l'aorte, basée sur les contours actifs (341,342). Kozerke *et al.* ont aussi développé une méthodologie utilisant des contours actifs et qui s'appuie sur les images d'amplitude et de phase, afin de rendre la méthode plus robuste (343). De plus, cette méthode tient compte de l'attraction du contour détecté par les structures environnantes de l'aorte ascendante, en particulier le tronc pulmonaire. La méthode développée par Herment *et al.* est basée sur une surface déformable, qui prend en compte l'information temporelle et les structures présentes dans les images (344). La contrainte temporelle permet de gérer la cohérence du mouvement de l'aorte durant un cycle cardiaque. De même, d'autres contraintes empêchent le contour actif d'être attiré par des structures proches de l'aorte et présentant le même signal, telle que l'artère pulmonaire. Cette méthode de segmentation est intégrée dans le logiciel ART-FUN (ARTerial-FUNction) pour lequel nous avons participé à la phase de validation (345).

La difficulté d'une détection automatique provient principalement du bruit dans l'image lors de l'éjection du sang dans l'aorte, de la proximité du tronc pulmonaire et des artefacts de flux. Nous avons développé une méthode de détection automatique du contour de l'aorte sur l'ensemble des images d'une séquence ciné-IRM de type SSFP (324). Celle-ci, basée sur le niveau de gris des pixels présents dans l'image, utilise la théorie de la logique floue pour prendre en compte l'incertitude associée à ce paramètre. La méthode développée est inspirée de celle conçue pour la détection automatique des contours du ventricule gauche (cf. chapitre I.3). La première étape consiste en une transposition de l'image des coordonnées cartésiennes en coordonnées polaires, en prenant pour origine du repère cartésien le centre de l'aorte (Figure 69).

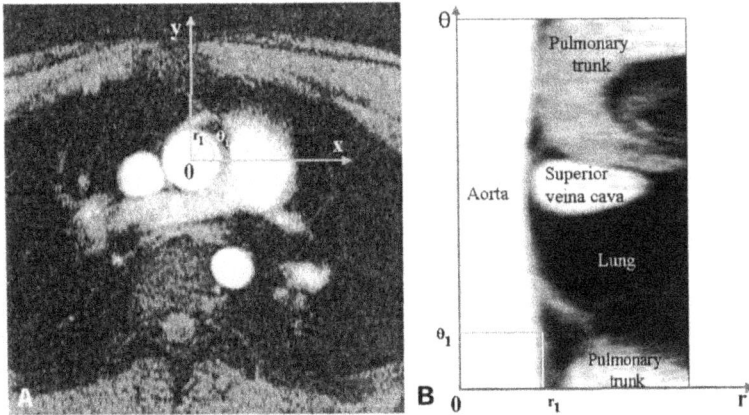

Figure 69 : Passage des coordonnées cartésiennes (A) aux coordonnées polaires (B), en prenant le centre de l'aorte comme l'origine du repère cartésien. D'après Lalande *et al.*

Ensuite, trois paramètres sont associés à chaque pixel. Le premier dépend du niveau de gris du pixel, le second de la présence d'un contour et le troisième de l'information de l'image précédente (sous forme d'une région d'intérêt). Chaque paramètre est représenté par un sous-ensemble flou. Une technique de programmation dynamique est appliquée sur la matrice correspondant à l'intersection de ces trois sous-ensembles flous. La dernière étape consiste à représenter le contour détecté en coordonnées cartésiennes, sur l'image initiale (Figure 70). La détection automatique du contour sur chaque image permet de créer des courbes d'évolution de la surface de l'aorte au cours du cycle cardiaque (Figure 71), d'en déduire les valeurs maximale et minimale, ce qui permet de calculer de la compliance aortique pour l'aorte ascendante et l'aorte descendante.

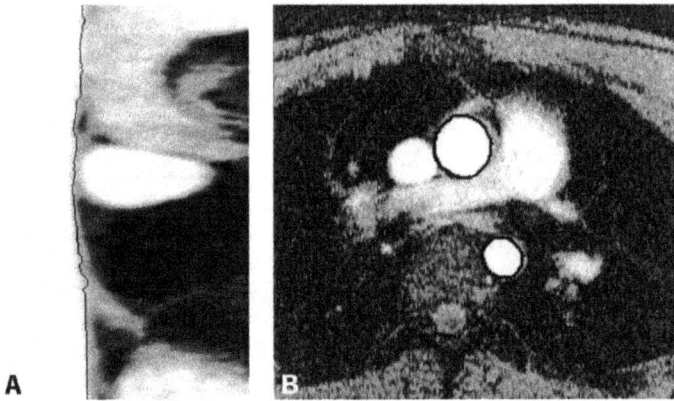

Figure 70 : Détection automatique du contour de l'aorte ascendante en coordonnées polaires (A) et projeté en coordonnées cartésiennes (B). D'après Lalande *et al.*

Nous avons évalué la compliance aortique sur une population de 16 sujets sains et 8 patients présentant un syndrome de Marfan (324). Les images ont été acquises avec une séquence ciné-FISP sur un appareil Siemens Magnetom Vision 1,5 T avec les paramètres suivants : TR/TE = 15 ms/7 ms, angle de bascule = 20°, épaisseur de coupe = 7 mm, la matrice d'acquisition est de 512×512 pixels, pour un FOV de 350 mm. L'acquisition s'effectue en respiration libre et 40 à 60 images sont acquises pour couvrir au maximum le cycle cardiaque (la synchronisation à l'ECG est prospective). Le plan de coupe est axial au niveau du tronc pulmonaire. Plusieurs mesures de pressions diastolique et systolique sont acquises durant l'examen (le patient est allongé dans l'aimant) et les valeurs moyennes sont retenues.

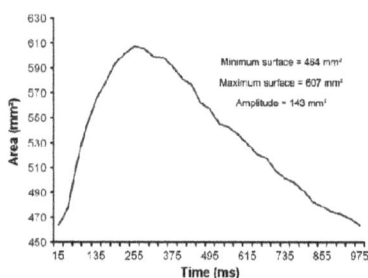

Figure 71 : Courbe d'évolution de la surface de l'aorte ascendante au cours du cycle cardiaque. L'amplitude correspond à la variation maximale de la surface. D'après Rose *et al.*

Les résultats préliminaires présentés dans cette étude montrent une amplitude de la surface de l'aorte ascendante, ainsi qu'une compliance de celle-ci plus élevées pour les patients atteints du syndrome de Marfan que pour le groupe témoin (Tableau 6).

	Aorte ascendante			Aorte descendante		
	S max. (mm²)	ΔS (mm²)	Compliance (mm²/mmHg)	Smax. (mm²)	ΔS (mm²)	Compliance (mm²/mmHg)
Patients présentant un syndrome de Marfan	744 ± 166	141 ± 51[*]	2,41 ± 0,69[*]	373 ± 86	70 ± 40	1,20 ± 0,58
Sujets sains	649 ± 189	80 ± 24	1,68 ± 0,42	338 ± 108	62 ± 16	1,32 ± 0,39

Tableau 6 : Paramètres aortiques entre un groupe de patients atteints du syndrome de Marfan et un groupe de sujets sains. * : p< 10^{-5}.

Chez les sujets sains, nos valeurs sont comparables à celles de la littérature. Par exemple, Forbat *et al.* trouvent une compliance moyenne de 1,48 mm²/mmHg (346). La compliance aortique est plus élevée pour l'aorte ascendante que pour l'aorte descendante, comme l'ont aussi démontré Mohiaddin *et al.* avec des séquences en écho de spin chez 70 sujets sains (âge = 47 ± 11 ans) (347). Fattori *et al.* ont trouvé une surface maximale chez des patients présentant un syndrome de Marfan égale à 7,3 ± 2,3 cm² et à 6,1 ± 0,6 cm² chez des volontaires sains (348). La rigidité aortique est un paramètre prédicteur indépendant de AAT/DA développés dans la maladie de Marfan (337,349). Le risque est réduit avec une thérapie par β-bloquants (334). Cependant, nos résultats sur l'élasticité de l'aorte pour la population de patients atteints du syndrome de Marfan diffèrent de ceux trouvés dans d'autres études. En effet, Groenink *et al.* ont montré une distensibilité diminuée chez 88 patients relativement jeunes (âge moyen = 31 ans) atteints du même syndrome (333). Pour cette pathologie, Nollen *et al.* ont montré que la distensibilité locale est un facteur indépendant de la dilatation progressive de l'aorte thoracique descendante(337,350). L'évaluation de la distensibilité a été effectuée à partir de l'imagerie d'amplitude d'une séquence codée en vitesse de flux. Une étude plus ancienne (350) réalisée à partir d'images en « sang noir » de type écho de spin, trouve une distensibilité plus élevée chez 12 patients, comparée à 12 témoins sains, aussi bien pour l'aorte ascendante que pour l'aorte descendante ($6{,}6.10^{-3}$ mmHg^{-1} vs $10{,}5.10^{-3}$ mmHg^{-1} pour l'aorte ascendante et $6{,}0.10^{-3}$ mmHg^{-1} vs $12{,}0.10^{-3}$ mmHg^{-1} pour l'aorte descendante). D'autres études à partir de techniques échographiques, présentent des résultats montrant une diminution de la distensibilité chez les patients porteurs du syndrome de Marfan (351,352). Les divergences entre nos résultats et ceux d'autres équipes peuvent provenir soit d'une population différente (notre groupe de patients est assez petit), soit de la technique de calcul des paramètres de distensibilité, soit d'acquisitions en apnée ou en respiration libre. En effet, la distensibilité étant la compliance normalisée par la surface minimale, des différences peuvent apparaître avec des aortes dilatées. De plus, l'apnée peut modifier le comportement physiologique de l'aorte et donc légèrement modifier les résultats. De même, les pressions sanguines peuvent varier entre l'apnée et la respiration libre. Nos premiers résultats étant discordants, il paraît nécessaire d'inclure d'autres patients pour refaire l'évaluation de la compliance aortique et de la distensibilité aortique avec notre méthode. Actuellement, nous avons opté pour une acquisition en apnée. Elle permet de s'affranchir des mouvements respiratoires (et donc de réduire le déplacement de l'aorte à travers le plan) et de réduire le temps d'acquisition, mais au prix d'une moins bonne résolution spatiale et/ou temporelle. Chung *et al.* ont montré que la dégénération des fibres élastiques au niveau de l'anévrisme dans cette pathologie est la cause d'un déficit de contraction de la paroi aortique (353). Ces résultats confirment ceux d'Hirata *et al.* qui ont trouvé une corrélation inverse entre la taille de l'anévrisme et l'élasticité de l'aorte (352).

II.4.2.   Les valeurs normales de distensibilité aortique

Nous avons calculé la distensibilité aortique sur une population de 26 sujets sains (13 hommes et 13 femmes), pour évaluer l'influence de l'âge et du sexe sur ce paramètre (354). Ce travail a été initialement développé par Jean-Loïc Rose lors de son Master Recherche. Concernant l'influence de l'âge, la population a été divisée en deux groupes avec un seuil à 35ans (295,297). Il y avait 14 sujets dans le groupe le plus jeune (7 hommes, 7 femmes, âge = 29 ± 4 ans) et 12 sujets dans le groupe le plus âgés (6 hommes, 6 femmes, âge = 42 ± 7 ans). Les images ont été acquises à l'Institut de Cardiologie de Montréal (Montreal Heart Institute, Québec, Canada) avec une séquence de type SSFP sur un appareil Philips Intera 1,5 T avec les paramètres suivants : TR/TE = 3,1 ms/1,5 ms, épaisseur de coupe = 5 mm, la matrice d'acquisition est de 256 × 204 pixels, interpolée en 512 × 512, pour un FOV variant de 330 à 400 mm selon le patient. La synchronisation à l'ECG est rétrospective, 32 images étant acquises par cycle cardiaque, la résolution temporelle dépend donc du RR. Le plan de coupe est axial au niveau du tronc pulmonaire. L'acquisition des images est faite en apnée, pour ne pas être dépendant du mouvement diaphragmatique. Les mesures de pressions diastolique et systolique sont acquises avant et après l'acquisition, durant l'examen et les valeurs moyennes sont retenues.

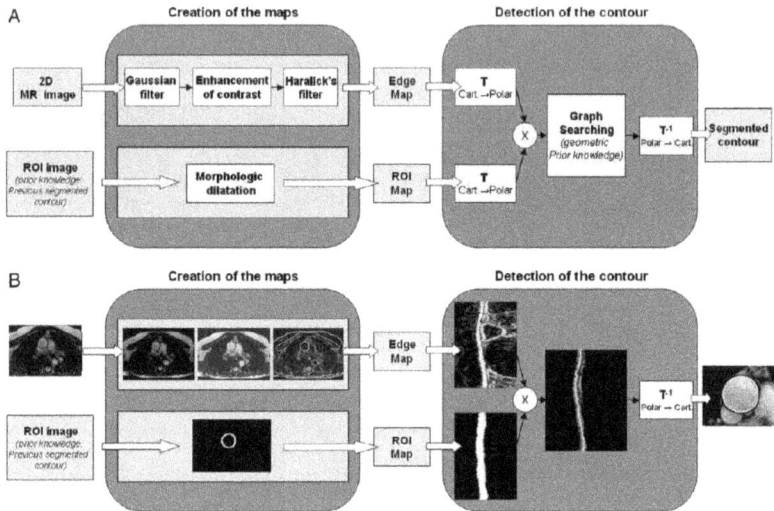

Figure 72 : Schéma présentant la méthode de segmentation automatique des contours de l'aorte, avec un exemple pour la détection du contour de l'aorte ascendante. D'après Rose *et al.*

Dans cette étude, nous utilisons une version améliorée de notre méthode automatique de détection des contours de l'aorte (Figure 72). La seule intervention de l'utilisateur est l'indication d'un point proche du centre de l'aorte sur la première image de la série. Les principales différences avec l'algorithme présenté dans le chapitre II.4.1 sont :

- L'utilisation préalable d'un filtre gaussien pour lisser l'image
- L'utilisation d'un rehaussement non linéaire du signal dans l'image
- L'utilisation d'un filtre d'Haralick pour détecter les contours dans l'image (355). Le choix de ce filtre a été fait suite à une étude des différents filtres classiques appliqués sur des images synthétiques possédant des caractéristiques proches des images d'IRM utilisées.

Le calcul du rapport S/B et de l'index de Pratt a permis de différencier les filtres (356). L'index de Pratt dépend de la différence entre le contour détecté et le contour attendu (Figure 73) (357).

- L'utilisation d'outils de morphologie mathématique (dilatation) pour définir la région d'intérêt.

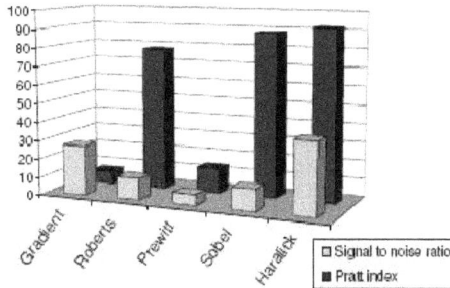

Figure 73 : Etude des différents filtres classiques de détection de contours sur des images synthétiques ayant les caractéristiques des images d'IRM de l'aorte. D'après Rose *et al.*

Notre méthode a été validée sur une image synthétique en faisant varier le bruit et ensuite appliquée sur l'ensemble des examens. Le contour détecté sur chaque coupe d'IRM au niveau de la paroi de l'aorte permet le calcul exact de la surface de la lumière de l'aorte, sans tenir compte de l'épaisseur de la paroi (Figure 74). La création de courbes d'évolution de la surface au cours du temps permet de calculer automatiquement la distensibilité aortique. Les résultats obtenus sont résumés dans les tableaux suivants (Tableau 7 et Tableau 8).

En groupant la population dans deux classes d'âge, on trouve une différence, bien que cette différence soit significative uniquement pour l'aorte ascendante. Ce manque de puissance statistique pour l'aorte descendante provient sûrement de l'âge moyen relativement bas chez le groupe âgé. D'autres études ont montré des différences significatives entre la distensibilité chez des jeunes adultes et des sujets plus âgés avec une diminution de la distensibilité en fonction de l'âge (358,359). D'une façon plus générale, les valeurs de distensibilité aortique obtenues sur des sujets sains provenant de plusieurs études sont compilées dans le Tableau 9. Pour des moyennes d'âges proches, on peut remarquer que les valeurs peuvent varier d'une étude à l'autre.

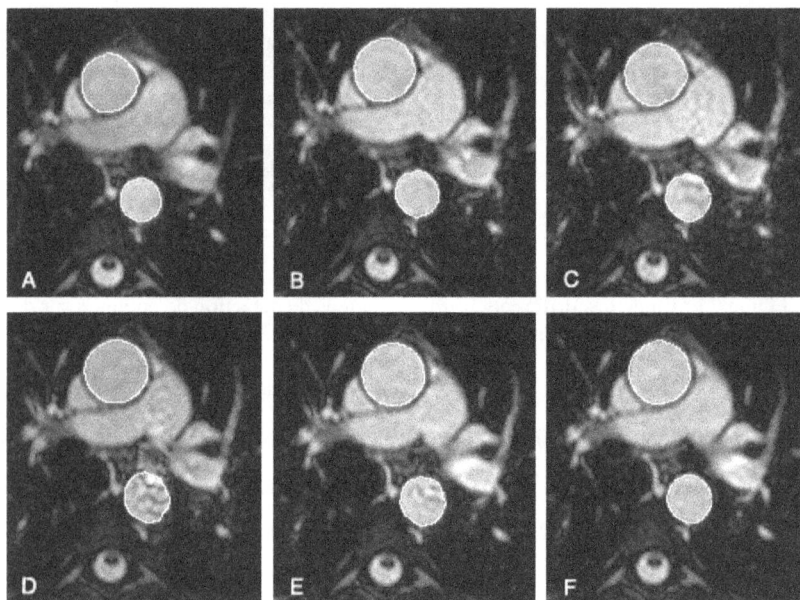

Figure 74: Exemple de détection automatique du contour de l'aorte sur 6 images prises parmi une série couvrant le cycle cardiaque. D'après Rose *et al.*

De plus, quand l'aorte descendante est considérée, certaines études trouvent une valeur significativement plus faible au niveau de l'aorte descendante qu'au niveau de l'aorte ascendante (354,359,360), alors que d'autres publient des résultats équivalents (333,361). Le relativement faible nombre de sujets dans certaines études peut expliquer ces variations.

	Surface minimum (mm²)	Surface minimum indexée (AU)	Distensibilité ($\times 10^{-3}$ mmHg^{-1})
Population totale (n=26)	500 ± 221	264 ± 94	7,43 ± 2,83
Femmes (n=13)	395 ± 74 *	301 ± 128 [##]	8,55 ± 2,68 [#]
Hommes (n=13)	625 ± 273	234 ± 43	6,06 ± 2,51
Age ≤ 35 ans (n=14)	479 ± 87 [##]	252 ± 40 [##]	8,97 ± 2,69 *
Age > 35 ans (n=12)	536 ± 307	280 ± 132	5,97 ± 2,02

Tableau 7 : Distensibilité de l'aorte ascendante.
* : p < 0,05 entre les hommes et les femmes, ou les groupes d'âge, respectivement. #: p =0,11 (NS) entre les hommes et les femmes. ## : p NS entre les groupes. La surface minimum indexée est définie comme la surface minimum divisée par la surface corporelle.

	Surface minimum (mm²)	Surface minimum indexée (AU)	Distensibilité ($\times 10^{-3}$ mmHg^{-1})
Population totale (n=26)	281 ± 87	150 ± 33	6,24 ± 2,24
Femmes (n=13)	228 ± 43 *	135 ± 27 *	7,20 ± 1,61 *
Hommes (n=13)	344 ± 84	165 ± 36	5,05 ± 2,40
Age ≤ 35 ans (n=14)	292 ± 63 [##]	151 ± 23 [##]	6,63 ± 2,31 [#]
Age > 35 ans (n=12)	280 ± 109	148 ± 43	5,55 ± 1,96

Tableau 8 Distensibilité de l'aorte descendante.
* : p < 0.05 entre les hommes et les femmes. # p = 0,07 (NS) entre les groupes d'âge. ## : p NS entre les groupes. La surface minimum indexée est définie comme la surface minimum divisée par la surface corporelle.

Auteurs	Nombre de témoins	Age (ans)	Distensibilité de l'aorte ascendante	Distensibilité de l'aorte descendante
Ou et al. (361)	20	11 ± 8	4,2 ± 0,5	4,3 ± 0,6
Ou et al. (362)	20	15 ± 5	4,2 ± 0,5	x
Grotenhuis et al. (363)	15	16 ± 3	4,9 ± 2,9	x
Rerkpattanapipat et al. (358)	10	24 ± 2	4,3 ± 1,3	x
Lalande et al. (364)	21	25 ± 5	5,1 ± 1,6	x
Grotenhuis et al. (365)	20	27 ± 12	5,6 ± 2	x
Groenink et al. (334)	6	26 ± 5	6 ± 2	4 ± 1
Groenink et al. (333)	23	28 ± 6	4,4 ± 2,2	4,6 ± 1,5
Rose et al. (354)	26	35 ± 8	7,4 ± 2,8	6,2 ± 2,2
Dogui et al. (366)	46	39 ± 15	5,9 ± 3,2	x
Dogui et al. (367)	50	40 ± 15	5,7 ± 3,2	x
Resnick et al. (359)	10	49 ± 5	7,0 ± 1,6	5,1 ± 0,3
Murai et al. (368)	10	52 ± 15	8,6 ± 2,2	x
van der Meer et al. (369)	16	55 ± 7	7,4 ± 3,3	x
Rerkpattanapipat et al. (étude MESA) (340)	926	59 ± 10	1,9 ± 0,1	x
Rerkpattanapipat et al. (358)	10	71 ± 7	2,2 ± 1,2	x

Tableau 9 : Valeurs normales de distensibilité ($\times 10^{-3}$ mmHg^{-1}) de l'aorte ascendante et de l'aorte descendante. Classement par ordre croissant de moyenne d'âge.

Redheuil et al. ont étudié l'effet de l'âge sur la distensibilité de l'aorte à partir de 111 sujets asymptomatiques en calculant ce paramètre par tranches d'âges (370). Les valeurs qu'ils ont trouvées sont du même ordre que les nôtres, même si elles semblent un peu plus élevées chez les jeunes (Tableau 10). La comparaison avec notre population plus âgée est cependant difficile car ce ne sont pas les mêmes tranches d'âges.

	20-29 ans	30-39 ans	40-49 ans	50-59 ans	60-69 ans	≥ 70 ans
Hommes / Femmes	10/11	6/9	16/15	9/7	10/4	6/8
Aorte ascendante	9,8 ± 3,1	8,1 ± 3,1	4,1 ± 2,4	2,4 ± 0,9	1,6 ± 0,9	1,3 ± 0,8
Aorte descendante	9,6 ± 2,4	9,3 ± 3,2	5,1 ± 2,3	3,9 ± 1,7	2,4 ± 1,1	2,3 ± 0,8
Vitesse de l'onde de flux	3,5 ± 0,5	3,9 ± 1,1	5,6 ± 1,4	7,2 ± 2,3	9,7 ± 2,9	11,1 ± 4,6

Tableau 10 : Valeurs de distensibilité aortique ($\times 10^{-3}$ mmHg^{-1}) et de la vitesse de l'onde de flux (en m/s) par tranche d'âge chez des sujets sains. D'après Redheuil *et al.*

Dans une étude multi-centriques incluant une importante population (étude MESA), Malayeri *et al.* trouvent des valeurs équivalentes chez 989 patients avec une moyenne d'âge supérieure à 60 ans (339). Ils ne trouvent aucune différence entre les hommes ($1,7.10^{-3} \pm 1,2.10^{-3}$ mmHg^{-1}) et les femmes ($1,7.10^{-3} \pm 1,0.10^{-3}$ mmHg^{-1}). Une diminution de la distensibilité est significativement liée au tabagisme ($-0,3.10^{-3}$ mmHg^{-1}, p=0,004), à l'ethnicité afro-américaine ($1,7.10^{-3} \pm 1,0.10^{-3}$ mmHg^{-1} vs $1,5.10^{-3} \pm 0,9.10^{-3}$ mmHg^{-1}), à un niveau de cholestérol plus élevé (diminution de $0,07.10^{-3}$ mmHg^{-1} pour chaque tranche de 14,9 mg/dl, p=0,04), à l'âge et à une pression systolique élevée.

En groupant la population par sexe, la distensibilité est plus faible chez l'homme, mais de façon significative uniquement pour l'aorte descendante. La population féminine incluse dans cette étude était avant la ménopause, à une période où la sécrétion d'hormones sexuelles stéroïdiennes est élevée. Natoli *et al.* (371) ont démontré que les œstrogènes favorisent l'aspect élastique de la paroi aortique comparés aux testostérones, expliquant les différences d'élasticité des gros vaisseaux entre l'homme et la femme (371,372).

Dans une étude multi-centriques en collaboration avec le CHU d'Angers et le laboratoire LISA d'Angers (373), nous avons évalué la distensibilité chez 8 patients (âge moyen = 62 ± 8 ans) ayant de l'athérosclérose, puis comparé nos valeurs à celles obtenues avec une nouvelle méthode de mesure de la rigidité aortique par une technique d'impédance bio-électrique. Cette technique repose sur l'analyse des variations du signal d'impédancemétrie générées par les variations de conductivité de la propagation du sang dans les grosses artères (374,375). En pratique, le signal d'impédancemétrie est enregistré au moyen de deux paires d'électrodes ECG raccordées à un impédancemètre. Deux électrodes supplémentaires sont également positionnées afin de recueillir le signal électrocardiographique qui servira de base de temps au signal d'impédancemétrie. Les variations du signal d'impédancemétrie seront alors directement liées à la propagation du volume de sang à l'intérieur de l'artère étudiée. Un filtre très spécifique est appliqué sur le signal d'impédance afin d'analyser uniquement les propriétés des artères. Sans ce filtre, il y a également les composantes du cœur et des veines qui interviennent. La rigidité régionale aortique peut être déterminée à l'aide de cette technique par l'enregistrement successif du signal d'impédancemétrie entre deux sites. Le temps de transit entre les deux sites peut être déduit par la différence entre les pics de la dérivée du signal d'impédancemétrie pour les deux sites de mesures. La vitesse de l'onde d'impédance est déduite selon le rapport entre la distance entre les deux sites anatomiques et le temps de transit du signal. La rigidité aortique est représentée avec les valeurs suivantes :

- Les résistances locales exercées par le vaisseau sur la propagation du flux aortique.

- Les propriétés élastiques de la paroi aortique en lien avec la distensibilité du vaisseau en phase systolique (et défini par l'indice

AoDist). En effet, Collette *et al.* ont montré un lien entre l'aire sous la courbe d'impédance et l'énergie cinétique du flux aortique (375). Le calcul de l'énergie cinétique sur un cycle cardiaque, et aussi uniquement en systole permet de déduire l'énergie emmagasinée par l'aorte, et donc ses facultés élastiques.

Les images ont été acquises au CHU d'Angers avec une séquence de type velocity mapping sur un appareil Siemens 1,5 T (Avanto, Siemens Medical Solutions, Allemagne) avec les paramètres suivants : TR/TE = 52,75 ms/2,47 ms, épaisseur de coupe = 5,5 mm, la matrice d'acquisition est de 138 × 192 pixels interpolée en 512 × 512 pixels, le FOV varie de 219 mm à 319 mm selon le patient. L'acquisition est effectuée en apnée, selon une orientation axiale au niveau du tronc pulmonaire. La synchronisation est rétrospective et on acquiert 20 images par cycle cardiaque. La distensibilité aortique est calculée à partir des images d'amplitude. La méthode utilisée pour calculer automatiquement la distensibilité est la même que pour l'étude précédente, légèrement adaptée aux caractéristiques de l'imagerie d'amplitude d'une séquence codée en vitesse de flux.

Chez ces patients, la distensibilité calculée est de $0,94.10^{-3} \pm 0,34.10^{-3}$ mmHg^{-1} pour l'aorte ascendante et de $0,56.10^{-3} \pm 0,46.10^{-3}$ mmHg^{-1} pour l'aorte descendante, correspondant à une rigidité de l'aorte compréhensible pour une population âgée avec de l'athérosclérose. On trouve une excellente corrélation entre le calcul de la distensibilité et le paramètre AoDist calculé avec la technique basée sur l'impédance bio-électrique avec un coefficient de corrélation r = 0,93 (p=0,0022). On en déduit l'équation suivante permettant de lier les deux paramètres : AoDist = 314,5 × distensibilité – 9,63. Une limite de cette étude est le faible nombre de patients inclus qui ont eu une IRM.

II.4.3.   La vitesse de l'onde de flux

L'estimation de la vitesse de l'onde de flux (ou vitesse de l'onde de pouls) permet d'évaluer la rigidité aortique, sans avoir besoin des mesures de pression artérielle. Parmi les méthodes utilisées pour calculer ce paramètre à partir de l'IRM, beaucoup utilisent une approche régionale et mesurent la vitesse de l'onde de flux entre deux sites aortiques (333,363). Souvent, elle est calculée comme la distance entre deux points divisée par le temps mis par l'onde de flux pour parcourir cette distance (376). En général, ce calcul est fait entre l'aorte thoracique ascendante au niveau du tronc pulmonaire et l'aorte thoracique descendante au niveau du tronc pulmonaire, ou au niveau du diaphragme (333). Une autre méthode est la tonométrie d'aplanation, qui consiste à estimer la vitesse de l'onde de flux le long du tronçon carotido-fémoral, à partir des deux ondes de pression enregistrées sur deux sites anatomiques : l'artère carotide et l'artère fémorale. Dans ce manuscrit nous ne détaillerons pas cette technique. La compliance aortique et la distensibilité aortique sont des indices locaux directs de l'élasticité de l'aorte, alors la vitesse de l'onde de flux représente un index global de la rigidité de l'arche aortique. Il y a un lien direct entre la vitesse de l'onde de flux et des paramètres d'élasticité tels que la compliance aortique. Comme la vitesse de l'onde de flux est calculée à partir du temps que met cette onde de flux pour passer d'un point à un autre et de la distance entre ces points, celle-ci peut être aussi définie par les équations de Moens-Koertewig et Bramwell-Hill (377–379). L'équation de Moens-Koertewig permet de faire un lien entre la vitesse de l'onde de flux (PWV ou pulse wave velocity), le module d'élasticité (ou module de Young) E, l'épaisseur de la paroi h, la densité du sang ρ et le rayon de l'artère r :

$$PWV = \sqrt{\frac{E \times h}{2\rho \times r}}$$

Le module d'élasticité peut être défini par :

$$E = \frac{diamètre\ de\ l'artère}{h \times distensibilité}$$

En remplaçant le module d'élasticité dans la relation précédente, on obtient l'équation de Bramwell-Hill (364) :

$$PWV = \sqrt{\frac{\Delta P \times V}{\rho \times \Delta V}}$$

V est le volume artériel et P la pression artérielle. En remplaçant le volume artériel par la surface de l'aorte A sur l'image considérée multipliée par l'épaisseur de coupe, l'équation précédente devient :

$$PWV = \sqrt{\frac{\Delta P \times A}{\rho \times \Delta A}} = \sqrt{\frac{A}{\rho \times Compliance}}$$

Bien que la compliance soit directement liée à la vitesse de l'onde de flux, les avantages de mesurer la vitesse de l'onde de flux sont sa reproductibilité et sa relative indépendance à la pression sanguine (376). En effet, la mesure de la pression sanguine au niveau du bras, qui est nécessaire pour le calcul de la compliance, ne permet qu'une estimation approximative de la pression sanguine artérielle et ne la reflète pas toujours exactement (380). En pratique, Karamanoglu *et al.* ont montré que chez les adultes, une simple fonction de transfert peut être utilisée pour déterminer la pression sanguine artérielle avec une précision acceptable.

Nous avons comparé les paramètres d'élasticité (compliance, distensibilité et vitesse de l'onde de flux) chez 21 jeunes sujets sains adultes sains de moins de 35 ans (11 hommes, 10 femmes, âge = 25 ± 5 ans) et 8 patients jeunes de moins de 35 ans de la « famille bourguignonne » (mutation du gène MYH11, cf chapitre II.4.4, 3 hommes, 5 femmes, âge = 26 ± 6 ans) provenant de la même famille (364). Les images ont été acquises sur un appareil Siemens Magnetom Vision 1,5 T. Le principe de la séquence utilisée pour la compliance est le même que celui utilisé initialement et publié dans Investigative Radiology (cf. chapitre II.4.1). Concernant l'imagerie de flux, on a utilisé une séquence de type velocity mapping avec les paramètres suivant : TR/TE = 26 ms/5 ms, angle de bascule = 30°, épaisseur de coupe = 10 mm, la matrice d'acquisition est de 192 × 256 pixels, FOV = 320 mm, vitesse maximale codée V_{acq} = 150 cm/s. Le plan de coupe est le même que pour l'étude de la compliance. Concernant l'imagerie anatomique en « sang noir », on utilise une séquence classique de type écho de spin multi-coupes. Les coupes jointives couvrent l'ensemble de l'aorte thoracique, depuis les artères carotidiennes jusqu'aux SV, avec une épaisseur de coupe de 8 mm. Les mesures de pressions diastolique et systolique sont acquises plusieurs fois durant l'examen et les valeurs moyennes sont retenues. Toutes ces séquences sont acquises en respiration libre.

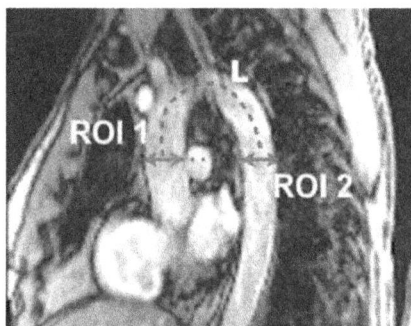

Figure 75 : Calcul de la longueur de l'aorte à partir d'une coupe sagittale oblique. D'après Collette *et al.*

Pour l'ensemble de ces sujets, le calcul de la compliance et de la distensibilité aortiques est le même que pour l'étude précédente (cf. chapitre II.4.2). Le calcul de la vitesse de l'onde de flux se fait en deux étapes, à partir de deux séries d'images. Premièrement, la longueur de l'aorte est calculée à partir des images axiales en écho de spin. L'estimation de la longueur de l'aorte peut se faire en 2D ou en 3D. Dans le premier cas, l'estimation de la longueur de l'aorte s'effectue à partir d'une seule image morphologique acquise dans le plan sagittal. Ce plan est choisi de telle sorte qu'il traverse les centres de la lumière de l'aorte ascendante et descendante (Figure 75) (333). Dans le second cas, la longueur de l'aorte est estimée à partir de séquences d'images morphologiques axiales et coronales acquises sur plusieurs niveaux de coupes. Dogui *et al.* interpolent les points indiqués sur les différentes coupes par une courbe de Bezier en 3D (366,367). L'avantage de cette seconde méthode est qu'elle prend en compte la morphologie complexe de la région proximale de l'aorte. Nous avons choisi cette seconde méthode en nous basant sur des images axiales en écho de spin. Le centre de l'aorte est indiqué par l'utilisateur sur chaque image afin d'avoir la longueur de l'aorte entre l'aorte ascendante au niveau du tronc pulmonaire et l'aorte descendante au même niveau (Figure 76a). Ensuite, on considère les images acquises à partir des séquences codées en vitesse de flux.

Les contours de l'aorte ascendante et descendante sont tracés manuellement sur une image d'amplitude de référence, puis ces contours sont recalés sur chaque image codée en amplitude de la série. La position de ces régions d'intérêts est ensuite transposée sur chaque image de phase correspondante (Figure 76b). Le signal moyen est calculé pour chaque région de chaque image en phase, cette valeur étant associée au flux instantané. En considérant l'ensemble de la série d'images, on génère deux courbes d'évolution de la vitesse du flux instantané au cours du temps. L'appariement des deux courbes est une transformation mathématique basée sur deux paramètres. Le premier est une translation qui correspond à la différence temporelle entre l'arrivée de l'onde de flux aux deux emplacements.

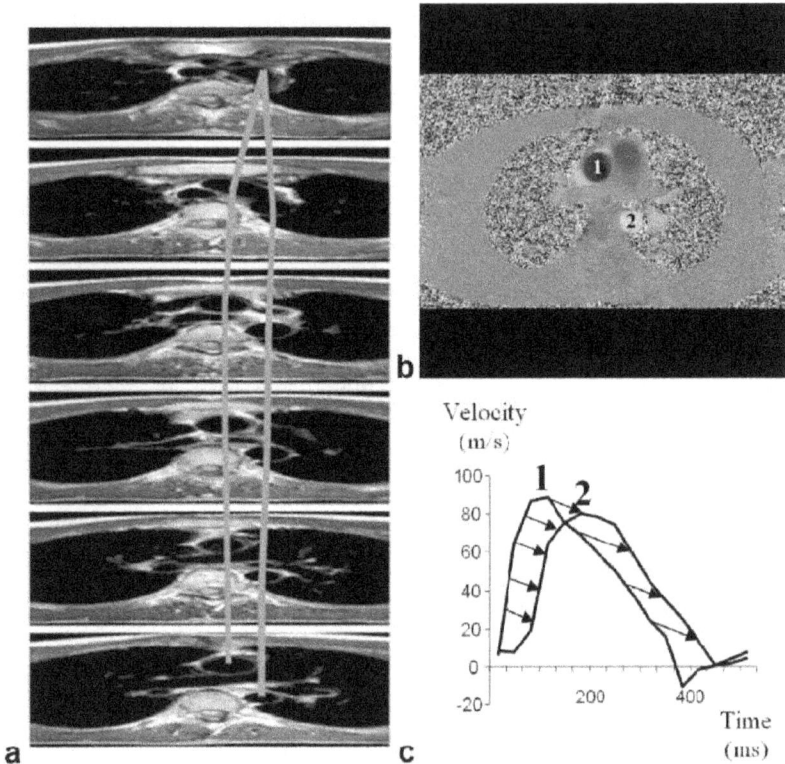

Figure 76 : Etude de la vitesse de l'onde de flux. a) Estimation de la longueur de l'arche de l'aorte à partir d'images axiales en écho de spin. b) Image codées en vitesse de flux (images codées en phase). c) Estimation de la différence temporelle d'arrivée de l'onde de flux entre l'aorte ascendante et l'aorte descendante. D'après Lalande *et al.*

Le second paramètre est un facteur de normalisation qui prend en compte la légère différence de forme entre les deux courbes due à l'effet Windkessel. L'utilisation de la méthode des moindres carrés permet de définir ces deux paramètres, en particulier la différence temporelle (Figure 76c). L'avantage de notre méthode est de prendre en compte la totalité des points de chaque courbe. La vitesse de l'onde de flux est calculée comme le rapport entre la distance entre l'aorte ascendante et l'aorte descendante (obtenue à partir des coupes axiales) et le temps mis par l'onde de flux pour aller d'un point à l'autre. La principale différence entre notre méthode et celles de la littérature est la détermination du temps de transit de l'onde de flux entre les deux points. A partir du même modèle de courbes, des équipes se basent sur le point où le flux atteint la moitié de sa valeur maximale (333,381) (Figure 77a). D'autres études calculent la différence temporelle à partir de la pente de la courbe au début de la systole (382–387) (Figure 77b). L'écart temporel provient du calcul de la différence temporelle à partir des pieds des ondes de vitesse. Le pied est défini comme étant le point d'intersection entre la droite horizontale qui passe par le minimum et la droite de régression linéaire appliquée sur quelques points de la pente ascendante. Les différentes approches de cette dernière méthode diffèrent par le choix des points de la partie ascendante de la courbe.

Les valeurs de compliance et de distensibilité chez les sujets sains ont été discutées dans les chapitres précédents dédiés à ces paramètres (respectivement les chapitres II.4.1 et II.4.2). Concernant la vitesse de l'onde de flux, les sujets sains ont une valeur moyenne de 3,6 ± 0,6 m/s. Ces valeurs trouvées dans notre étude sont proches de celles proposées par d'autres auteurs (Tableau 11). Les travaux de Redheuil *et al.* étudient la vitesse de l'onde de flux sur différentes tranches d'âges résument globalement les résultats des différentes études (Tableau 10) (370). Ces données confortent les résultats de Ou *et al.*, qui trouvent des valeurs plus faibles pour une population plus jeune (362). De même, Mohiaddin *et al.* (382) et Rogers *et al.* (393) trouvent des résultats plus élevés chez une population plus âgée, ce qui correspondrait à une rigidification de l'aorte avec l'âge. Les résultats publiés par Boonyasirinant *et al.* sont légèrement en décalage avec les autres valeurs de la littérature (387).

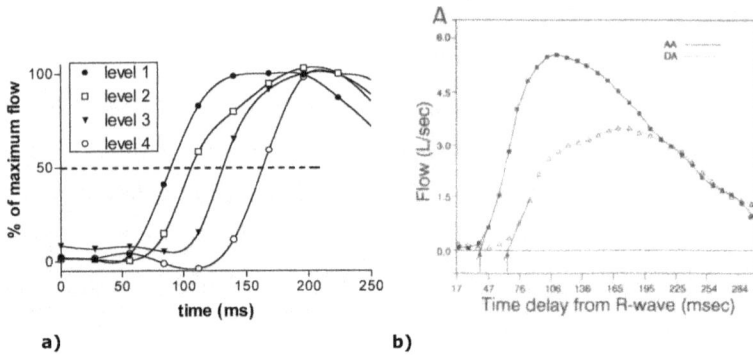

Figure 77 : Calcul de l'écart temporel entre deux ondes de flux en prenant en compte a) du point où le flux atteint la moitité de sa valeur maximale (d'après Groenink *et al.*) et b) de la pente au début de systole (d'après Mohiaddin *et al.*).

Des précisions sont à apporter sur quelques variantes du calcul de la vitesse de l'onde de flux proposées par certains auteurs. Laffon *et al.* (388) ont considéré l'équation suivante pour calculer la vitesse de l'onde de flux :

$$PWV = \frac{V_{max} \times A}{\Delta A}$$

V_{max} est la vélocité maximale du sang au niveau de la lumière de l'aorte. L'originalité de la méthode de Fielden *et al.* est de calculer la vitesse de l'onde de flux avec une seule acquisition sagittale le long de la direction principale du flux sanguin dans l'aorte descendante. Ibrahim *et al.* ont montré que ces deux méthodes de calcul (à partir d'une coupe axiale ou d'une coupe sagittale) donnaient des valeurs similaires (394). Cependant en s'appuyant sur une étude inter- et intra-observateurs, les auteurs ont montré que la méthode utilisant des coupes selon une orientation axiale était plus reproductible. Il est aussi à noter que les valeurs calculées par Taviani *et al.* sont au niveau de l'aorte descendante (385). Vulliemoz *et al.* ont proposé une méthode légèrement différente qui permet de calculer la vitesse de l'onde de flux à partir d'un seule localisation axiale (391). Leur calcul est basé sur le rapport entre le débit aortique durant la phase systolique et la variation de surface de l'aorte. Sur 13 sujets sains, les valeurs trouvées (4,9 ± 1,1 m/s) sont équivalentes à celle trouvées avec une méthode classique (4,4 ± 0,9 m/s).

Auteurs	Nombre de témoins	Age (ans)	Vitesse de l'onde de flux (m/s)
Ou *et al.* (362)	20	11 ± 8	3,3 ± 0,6
Mohaddin *et al.* (382)	10	10-19	4,3 ± 0,7
Laffon *et al.* (388)	11	24,5	5,0 ± 1,1
Lalande *et al.* (364)	21	25 ± 5	3,6 ± 0,6
Groenink *et al.* (334)	6	26 ± 5	3,9 ± 0,4
Groenink *et al.* (333)	23	28 ± 6	3,8 ± 0,7
Fielden *et al.* (389)	13	29 ± 7	4,4 ± 0,5
Grotenhuis *et al.* (384)	10	29 ± 8	4,3 ± 0,5
Collette *et al.* (390)	27	33 ± 17	6,2 ± 2,0
Vulliermoz *et al.* (391)	13	34,3	4,4 ± 0,9
Westenberg *et al.* (392)	13	36 ± 14	4,9 ± 1,1
Taviani *et al.* (385)	20	37	4,9 ± 0,8
Dogui *et al.* (366)	46	39 ± 15	4,3 ± 1,3
Boonyasirinant *et al.* (387)	35	45 ± 18	3,7 ± 0,9
Mohaddin *et al.* (382)	10	50-59	7,2 ± 0,2
Rogers *et al.* (393)	24	54 ± 15	7,9 ± 2,3

Tableau 11 : Valeurs normales de la vitesse de l'onde de flux. Classement par ordre croissant du nombre de sujets inclus. Classement par ordre croissant de moyenne d'âge.

Dogui *et al.* ont comparé les différentes méthodes de détermination du temps de transit de l'onde de flux entre les deux localisations sur 50 sujets sains âgés de 40 ± 15 ans (367). Ils ne trouvent pas de différence significative entre les valeurs, la fourchette de celles-ci allant de 4,3 ± 1,3 m/s à 4,7 ± 1,8 m/s. Les valeurs trouvées par Collette *et al.* sont un peu plus élevées. Cette légère discordance provient d'un calcul de l'onde de flux entre l'artère carotidienne et l'artère fémorale par méthode tonométrique et peut être aussi de l'hétérogénéité dans l'âge des sujets. Une étude multi-centriques européenne calcule la vitesse de l'onde de flux entre l'artère carotidienne et l'artère fémorale (395) (Tableau 12). La valeur moyenne chez l'homme est de 8,2 m/s (âge moyen de 37 ans) et de 7,4 m/s chez la femme (âge moyen de 39 ans). L'importante population étudiée permet d'avoir des valeurs par tranches d'âges, les valeurs calculées semblent corrélées à celles de Redheuil *et al.* Il y a une augmentation de la vitesse de l'onde de pouls avec l'âge. L'étude de Redheuil *et al.* montre que la vitesse calculée par tonométrie est plus élevée que celle calculée par IRM.

Tous ces résultats montrent une certaine homogénéité des valeurs trouvées. Ceux-ci confirment que notre méthode est fiable et les valeurs obtenues sur des sujets sains serviront dans des études cliniques ultérieures comme valeurs de référence.

Les résultats concernant les patients atteints d'un syndrome très rare concernant la mutation du gène MYH11 sont détaillés dans le chapitre dédié à ce syndrome (cf. chapitre II.4.4.b).

	< 30 ans	30-39 ans	40-49 ans	50-59 ans	60-69 ans	≥ 70 ans
Vitesse de l'onde de flux (m/s)	6,2	6,5	7,2	8,3	10,3	10,9

Tableau 12 : Valeurs de la vitesse de l'onde de flux par tranches d'âges chez des sujets sains, mesurée entre l'artère carotide et l'artère fémorale. D'après le groupe de travail européen sur l'évaluation de la rigidité de l'aorte.

II.4.4. La mutation du gène MYH11

II.4.4.a. Mutation de la myosine du muscle lisse

Les anévrismes et dissections aortiques (AAT/DA) héréditaires rassemblent des maladies génétiquement hétérogènes. Parmi celles-ci, un syndrome très rare associant AAT/DA et persistance du canal artériel (PCA) a été largement étudié à partir d'une famille bourguignonne. Ce syndrome est associé à une mutation du gène codant une protéine contractile majeure et spécifique de la différenciation des cellules musculaires lisses (297). L'étude génétique de la « famille bourguignonne » a permis de mettre en évidence en 2005 que l'anomalie était portée par le chromosome 16-16p12.2-p13.13 (295,296). L'analyse génétique du locus impliqué dans ce syndrome tend à montrer que c'est une mutation constitutionnelle de la myosine du muscle lisse qui est responsable de la maladie. En effet, le gène codant la chaîne lourde (MYH11) de cette protéine contractile est muté, modifiant la stabilité de la myosine. L'examen anatomopathologique de l'aorte met en évidence de larges zones dégénératives au niveau de la média, très pauvre en cellules musculaire lisses, en fibres élastiques et en collagène, réalisant ce qu'on appelle une « nécrose kystique » de la média aortique chez ces individus. L'implication de mutations délétères du gène MYH11 dans l'association AAT/DA et PCA a fourni un premier exemple du rôle de protéines contractiles produites spécifiquement par les cellules musculaires lisses dans les maladies artérielles héréditaires (297,396). Cette mutation peut être référencée comme le premier cas d'artériomyopathie génétique jamais décrite.

II.4.4.b. Diminution de l'élasticité de l'aorte

Nous avons évalué la compliance aortique et la distensibilité aortique sur une population de 20 patients (symptomatiques avec une DA ou un AAT, ou asymptomatiques) et de 28 témoins appariés appartenant à la même famille (295). Nous avions comme hypothèse que les sujets asymptomatiques pouvaient avoir des anormalités au niveau de l'élasticité de leur aorte (Figure 78a). Nos résultats montrent une nette diminution des valeurs de compliance et de distensibilité, aussi bien pour les patients symptomatiques qu'asymptomatiques (Figure 78b et Figure 78c). Dans cette famille, les porteurs asymptomatiques présentent dès le plus jeune âge (avant 35 ans) une rigidité artérielle anormale, caractérisée par une compliance et une capacité de distension aortique très basse (295,364). En effet, tous les sujets, même asymptomatiques, ont une rigidité marquée mesurée lors d'IRM fonctionnelle. Chez les sujets âgés de moins de 35 ans, l'évaluation de la compliance aortique permet de séparer les sujets porteurs ou non de la mutation du gène, en prenant comme valeur seuil 1,3 mm²/mmHg (295,297,364). En effet, sur les 7 patients, les valeurs de compliance varient de 0,43 mm²/mmHg à 1,28 mm²/mmHg, alors que ces valeurs varient de 1,32 à 2,96 mm²/mmHg chez les 19 sujets sains (Figure 78f). Une conclusion de cette étude fut de proposer un traitement par β-bloquants pour prévenir tout accident au niveau de l'aorte dû à cette faible élasticité. En effet, ce traitement est recommandé en prévention d'une dissection de l'aorte chez les patients porteurs de maladies génétiques telles que le syndrome de Marfan, le syndrome d'Ehler-Danlos et les maladies annulo-ectasiantes (258). Cependant, les premiers résultats d'un tel traitement sur la « famille bourguignonne » ne sont pas à l'heure actuelle probants.

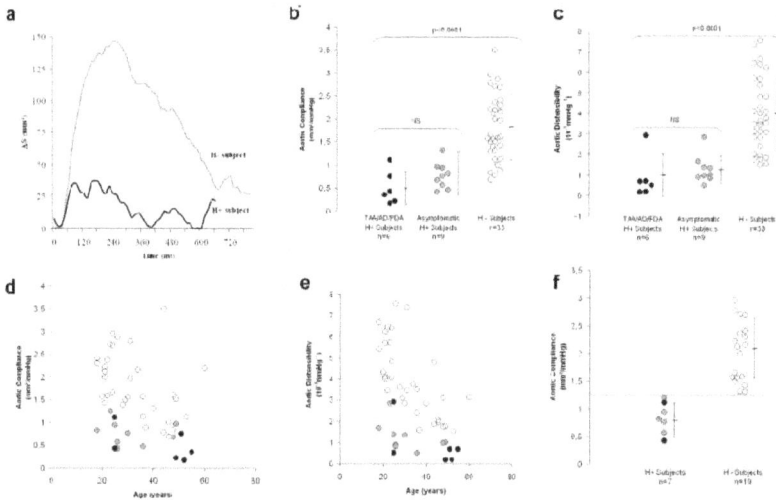

Figure 78 : Comparaison de l'élasticité de l'aorte entre des sujets porteurs de la mutation du gène MYH11 (H+) et des sujets sains (H-). a) Exemple de courbe d'évolution de la surface de l'aorte au cours du cycle cardiaque. Etude de a) la compliance et b) la distensibilité aortique. d-f) Etude de l'effet marqué de l'âge sur les valeurs d'élasticité. La valeur seuil de 1,3 mm²/mmHg semble différencier les patients des témoins sains chez les jeunes sujets. D'après Khau Van Kien *et al.*

Dans une étude complète comprenant 16 patients et 33 témoins sains appartenant à la même famille, nous avons étudié la compliance, la distensibilité et la vitesse de l'onde de flux (297). Nous avons aussi comparé les résultats obtenus chez les patients asymptomatiques et les patients symptomatiques. Les résultats résumés dans le Tableau 13 montrent que les patients ont une diminution significative de l'élasticité de l'aorte mesurée par IRM par rapport aux témoins, alors que le diamètre de l'aorte thoracique n'est pas significativement différents entre les témoins sains et les patients. Les patients ont une diminution d'environ 66% de la compliance de l'aorte et une augmentation de 73% de la vitesse de l'onde de flux. De plus, les sujets jeunes asymptomatiques ont des caractéristiques d'élasticité de l'aorte similaires aux patients symptomatiques. Enfin, les sujets jeunes asymptomatiques ont des caractéristiques d'élasticité de l'aorte significativement différentes des témoins sains du même âge. La mutation MYH11 entraîne une diminution précoce et sévère des propriétés élastiques de l'aorte, cohérente avec le rôle des cellules musculaires lisses qui est de maintenir les propriétés mécaniques de l'aorte thoracique (397).

	M -	M +	P^a	Sympt. M +	Asympt. M +	P^b	P^c
Nombre	33	16	-	7	9	-	-
Age (ans)	32 ± 12	36 ± 13	0,24	46 ± 12	28 ± 9	0,01	0,57
Sexe (H/F)	14/19	9/7	0,36	5/2	4/5	0,28	0,11
Diamètre aortique (mm)	31,2 ± 2,9	34,5 ± 6,4	0,20	37,3 ± 7,8	32,3 ± 4,5	0,22	0,88
Diamètre aortique/ surface corporelle (cm/m²)	1,88 ± 0,19	1,98 ± 0,31	0,42	2,16 ± 0,37	1,84 ± 0,14	<0,05	0,53
Compliance aortique (mm²/ mmHg)	1,86 ± 0,71	0,63 ± 0,32	<0,001	0,54 ± 0,33	0,70 ± 0,32	0,31	<0,001
Vitesse de l'onde de flux (m/s)	4,28 ± 1,37	7,39 ± 3,44	<0,001	9,63 ± 4,05	5,66 ± 1,45	0,09	0,02

Tableau 13 : Relation entre les patients atteints de la mutation MYH11 (M+) et les témoins (M-), et entre les patients symptomatiques (Sympt. M+) et asymptomatiques (Asympt. M+), concernant les paramètres de l'aorte. p^a : comparaison entre M- et M+. p^b : comparaison entre Sympt. M+ et Asympt. M+. p^c : comparaison entre M- et Asympt. M+. D'après Zhu *et al.*

Dans une autre étude, nous avons évalué la valeur seuil optimale pour chacun des principaux paramètres d'élasticité calculés en IRM (la compliance aortique, la distensibilité aortique et la vitesse de l'onde de flux), pour une population d'adultes âgés de moins de 35 ans (cf. chapitre II.4.3) (364). Cette évaluation a été possible en utilisant les courbes ROC (398–400). La surface sous la courbe ROC donne la performance du paramètre considéré. La sensibilité, la spécificité, la valeur prédictive positive (VPP) et la valeur prédictive négative (VPN) ont été calculées pour les valeurs optimales définies. Concernant la compliance aortique, nous retrouvons les mêmes résultats, c'est-à-dire qu'il n'y a pas de chevauchement entre les données des deux groupes, la valeur de 1,3 mm²/mmHg étant confirmée comme valeur seuil. En effet, les sujets sains ont une compliance variant entre 1,31 mm²/mmHg à 2,87 mm²/mmHg et les sujets atteints par le syndrome ont une compliance variant entre 0,33 mm²/mmHg à 1,28 mm²/mmHg.

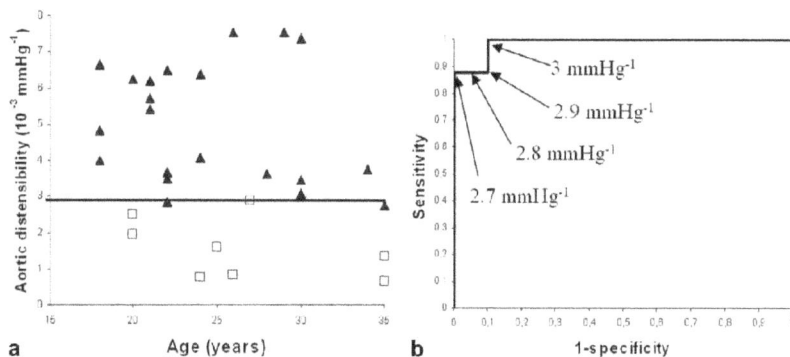

Figure 79 : Etude de la distensibilité aortique chez de jeunes patients atteints de la mutation du gène MYH11 (carrés) et des sujets sains (triangles). a) Distensibilité aortique en fonction de l'âge. La ligne correspond au seuil optimal permettant de différencier les deux groupes. b) Analyse par courbe ROC. D'après Lalande *et al.*

Concernant la distensibilité aortique, il y a une différence hautement significative entre les deux groupes (Figure 79a). Cependant, il y a un léger chevauchement entre les deux populations, bien que la surface sous la courbe ROC de 0,99 permette de conclure qu'il y a une excellente précision (Figure 79b). Le seuil optimal calculé est $2,9.10^{-3}$ mmHg^{-1}, associé à une sensibilité de 87,5 %, une spécificité de 90 %, une VPP de 78 % et une VPN de 95%. De plus, un jeune patient qui a une distensibilité inférieure à $2,5.10^{-3}$ mmHg^{-1} est un sujet atteint de la mutation du gène MYH11. En considérant les valeurs de vitesse de l'onde de flux, il y a aussi une différence significative entre les deux groupes (Figure 80a), mais il y a un chevauchement plus important entre les deux populations. La surface sous la courbe est égale à 0,88, indiquant une bonne précision (Figure 80b). Le seuil optimal calculé est de 4,4 m/s, associé à une sensibilité de 75 %, une spécificité de 100 %, une VPP de 100 % et une VPN de 91%. Une valeur seuil de 4,5 m/s semble être adéquate pour les jeunes patients, car tous les sujets atteints du syndrome ont une valeur d'onde de flux supérieure à ce seuil.

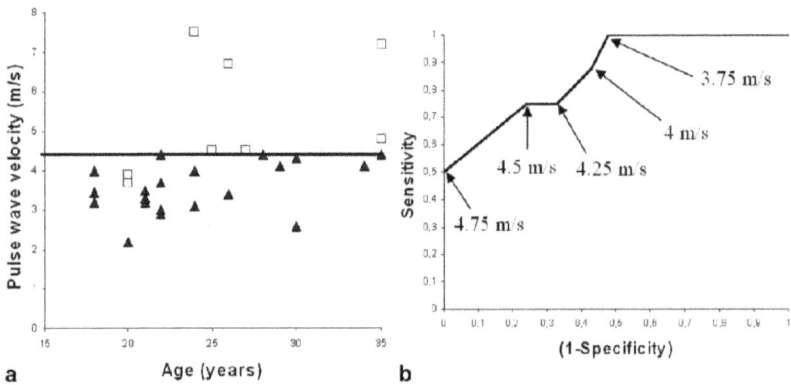

Figure 80 : Etude de la vitesse de l'onde de flux chez de jeunes patients atteints de la mutation du gène MYH11 (carrés) et des sujets sains (triangles). a) La vitesse de l'onde de flux en fonction de l'âge. La ligne correspond au seuil optimal permettant de différencier les deux groupes. b) Analyse par courbe ROC. D'après Lalande *et al*.

II.4.4.c. La persistance du canal artériel

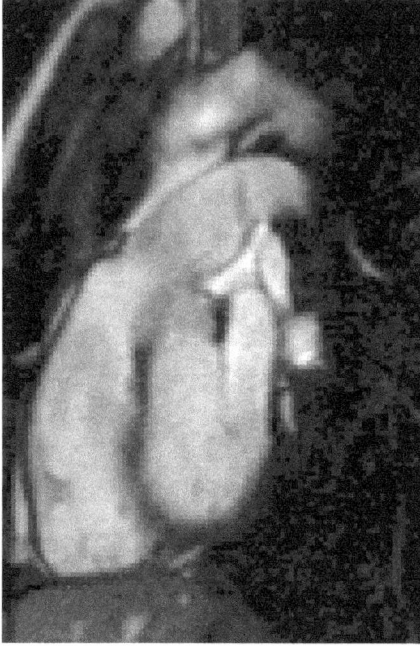

Figure 81 : Image d'IRM de persistence du canal artériel. Les flèches indiquent la persistence du canal artériel et lu flux provoqué dans l'artère pulmonaire.

Le canal artériel est un élément essentiel de la circulation fœto-placentaire. Il réalise un shunt droit-gauche en reliant le tronc de l'artère pulmonaire à l'aorte descendante, permettant de dériver la circulation pulmonaire vers la circulation placentaire. Dans les minutes qui suivent la naissance, sous l'effet des changements oxymétriques (inversion du flux et respiration pulmonaire), le canal artériel se contracte dans les heures ou les premiers jours de vie extra-utérine, puis subit d'importants remodelages aboutissant à une fermeture permanente. La persistance du canal artériel correspond à l'état pathologique résultant de l'absence de fermeture physiologique du canal artériel à la naissance. Dans la « famille bourguignonne », cinq sujets sur 40 patients ont une PCA et dans la plupart des cas, cette anomalie a échappé au dépistage néonatal, aboutissant à une découverte tardive (295). Quatre cas ont été traités par cathétérisme. Généralement, la PCA est découverte par écho Doppler, mais elle est aussi détectable en IRM (Figure 81). En effet, sur une séquence cinétique (de type SSFP), la PCA peut être visible, car ce type de séquence est sensible aux flux rapides et turbulents visibles sous la forme d'un vide local de signal, ce qui est le cas pour la PCA. La mutation MYH11, à l'origine de l'anomalie de la contraction des muscles lisses, pourrait expliquer la permanence du canal artériel associé à ce syndrome.

II.5. Etude du flux sanguin

II.5.1. Modélisation 3D-4D de l'aorte à partir d'IRM sans injection de produit de contraste

Un atout majeur de l'IRM est de pouvoir orienter les plans d'acquisition selon n'importe quel axe. Ainsi, l'utilisation d'une série de plans perpendiculaires à l'axe de l'aorte doit permettre une reconstruction 3D de celle-ci, sans effet de volume partiel, ni utilisation de produit de contraste. De plus, l'utilisation de séquence cinétique (de type SSFP) doit permettre une reconstruction 4D (3D + temps) de l'aorte. Au niveau de l'aorte abdominale, nous avons opté pour une acquisition en respiration libre, afin d'éviter un trop grand nombre d'apnées au patient. En dessous du diaphragme, le mouvement respiratoire est moins gênant alors que la multiplication des apnées peut devenir insupportable par le patient. En effet, une apnée aurait été nécessaire pour l'acquisition d'une série d'images pour chaque plan. Une des limites de ce mode d'acquisition est le bruit un peu plus important dans ces images, dû au mouvement respiratoire.

Les méthodes de contours actifs, en particulier les méthodes de type level-set, sont devenues très utilisées pour la segmentation d'images médicales (401–403). Cependant, ces méthodes souffrent de quelques inconvénients ; elles sont souvent lourdes à implémenter, demandent d'importantes ressources en calcul et peuvent être instables (404). Une alternative est l'utilisation de méthodes markoviennes, qui sont plus faciles à implémenter, plus stables et plus rapides. Le formalisme des champs de Markov permet d'effectuer une segmentation d'images en prenant en compte les interactions avec les pixels voisins. Une première étude utilisant les champs de Markov, menée en collaboration avec le laboratoire MOIVRE de l'Université de Sherbrooke (Québec, Canada), a fourni des résultats satisfaisants pour la segmentation automatique de la lumière de l'aorte (404). Nous avons développé une méthode de segmentation qui garde les avantages des méthodes markoviennes, tout en ayant un contour lisse avec une évolution proche d'un contour actif défini par des méthodes de type level-set. Si l'image est partitionnée en plusieurs régions, le but est de classer chaque pixel dans une classe commune avec les mêmes caractéristiques. Si X est le champ des étiquettes, on effectue une segmentation markovienne au sens maximum *a posteriori* si on calcule la distribution P(X=x/Y=y) (que l'on simplifiera par P(X/Y)), c'est-à-dire la classe la plus probable assignée à x selon l'observation y.

On peut exprimer la probabilité *a posteriori* d'un champ d'étiquettes X, étant donné une observation Y, en utilisant le théorème de Bayes :

$$P\left(X/_Y\right) = \frac{P\left(Y/_X\right)P(X)}{P(Y)} = P\left(Y/_X\right)P(X)$$

En effet, P(Y) est constant. P(Y/X) est la fonction de vraisemblance de X. P(X) est la probabilité *a priori* sur la distribution des étiquettes. D'après le théorème d'Hammersley-Clifford, un champ aléatoire de Markov suit une loi de probabilité de Gibbs donnée par (403) :

$$P(X) = \frac{1}{Z}e^{-U(x)} \; avec \; Z = \sum_x e^{-U(x)} \; , P\left(X/Y\right) = e^{-U(x,y)}e^{-V(x)}$$

$$= \sum U(x_s, y_s)V_{ns}(x_s)$$

U est une fonction d'énergie de vraisemblance et V_{ns} une fonction d'énergie *a priori*, où ns est le voisinage du point s. Dans notre méthode, si t est un point voisin de s, on définit $V_{ns}(x_s)$ de la façon suivante :

$$V_{ns} = \alpha\left(\frac{card(n_s)}{\sum_{t \in ns} \delta(x_s, x_t)} - 1\right)$$

Le paramètre α est directement lié au lissage du contour. Nous avons appliqué cette méthode sur des examens d'IRM de l'aorte abdominale de patients ayant des AAA inférieurs à 5 cm. La séquence utilisée est de type SSFP sur une IRM à 3 T (Trio TIM, Siemens Medical Solution, Allemagne), avec une antenne réseau-phasé dédiée à l'imagerie cardio-vasculaire. Les paramètres d'acquisition sont les suivants : TR/TE = 3,4 ms/ 1,7 ms, angle de bascule = 55°, épaisseur de coupe = 5 mm, la résolution spatiale est d'environ 1 mm² par pixel, en fonction du patient. La résolution temporelle moyenne est d'environ 40 ms/phase. Le plan de coupe est positionné perpendiculairement à l'axe de l'aorte et une série de coupes couvre l'aorte abdominale, depuis les artères rénales jusqu'au début des artères iliaques. L'acquisition se fait donc en respiration libre. Les coupes sont réorientées parallèlement les unes aux autres, pour faire un empilage d'images. La segmentation est possible uniquement si l'aorte est positionnée à peu près au même endroit d'un plan de coupe à l'autre. Quelque fois, un recalage d'image est nécessaire lorsque l'aorte est trop tortueuse. A partir d'un point initial, le contour se développe, soumis à des contraintes locales, vers la forme désirée. Contrairement aux méthodes markoviennes classiques, basées sur une segmentation globale, cette approche segmente localement une série d'images. Cela permet d'isoler une structure anatomique, telle que l'aorte. La méthode dépend du seul paramètre α. Plus α est élevé, plus le contour final sera lisse, donc plus la cohérence inter-images sera bonne. Les premiers tests effectués donnent de bons résultats sur des séquences 4D de l'aorte abdominale (Figure 82).

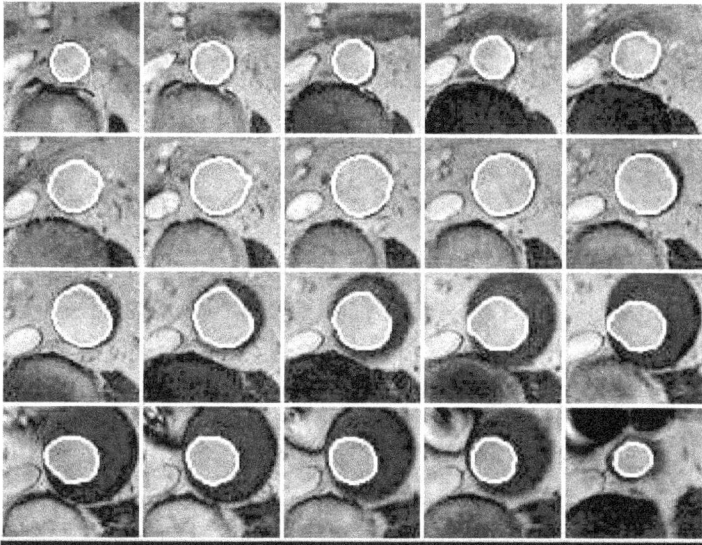

Figure 82 : Segmentation automatique de la lumière de l'aorte sur une série d'images couvrant l'aorte abdominale. D'après Jodoin *et al*.

Les segmentations automatiques du thrombus et de la paroi de l'aorte s'avèrent plus difficile. Nous avons amélioré la méthode précédente pour pouvoir segmenter les contours intérieur (au niveau de la lumière) et extérieur (au niveau de la paroi). De plus, les méthodes développées sont en général spécifiques d'un type d'imagerie. Notre méthode a pour but de permettre la segmentation au niveau de la lumière de l'aorte et au niveau de la paroi, aussi bien sur des images d'IRM (de type SSFP, en apnée ou en respiration libre (imagerie 4D)) ou sur des images de tomodensitométrie (scanner X). Ces travaux sont actuellement en cours de publication (405). La méthode de segmentation, de type graph-cut, est basée sur les travaux de Boykov et Jolly (406,407) et a été adaptée pour segmenter l'aorte. Le principe du graph-cut est de trouver la meilleure segmentation des nœuds répartis selon deux classes. Dans notre cas, la fonction de coût permet de gérer les contours sur des images avec peu de contraste (comme sur certaines images de l'aorte, aussi bien en IRM qu'en scanner) et de différencier la lumière de l'aorte. On définit le paramètre w suivant pour la présence d'un contour :

$$w = e^{(-\frac{\delta_{ab}|I_a - I_b|^\gamma}{2\sigma^2})}$$

La fonction prend en compte la direction du gradient. I_a et I_b sont les niveaux de gris au niveau des voxels voisins (en 3D ou 4D). Plus la différence de niveaux de gris est importante, plus ce paramètre est faible. L'algorithme s'arrête d'agréger des pixels pour une région quand il rencontre de forts gradients. Le paramètre σ donne plus ou moins d'importance au gradient inter-voxel. Le paramètre γ accentue le résultat du gradient, notamment dans le cas de faible contraste. De plus, la localisation de structures proches de l'aorte peut entraîner des erreurs, car les gradients entre les structures sont importants. Ce problème est géré en incorporant l'information concernant la direction du gradient dans le calcul du paramètre w (Figure 83). Notre méthode est semi-automatique, car elle nécessite plusieurs initialisations sur différentes coupes et possède, de plus, un correcteur manuel, qui permet à l'utilisateur d'empêcher l'algorithme de diverger dans certains cas, notamment lorsque image contient le départ d'une artère depuis l'aorte abdominale (Figure 83).

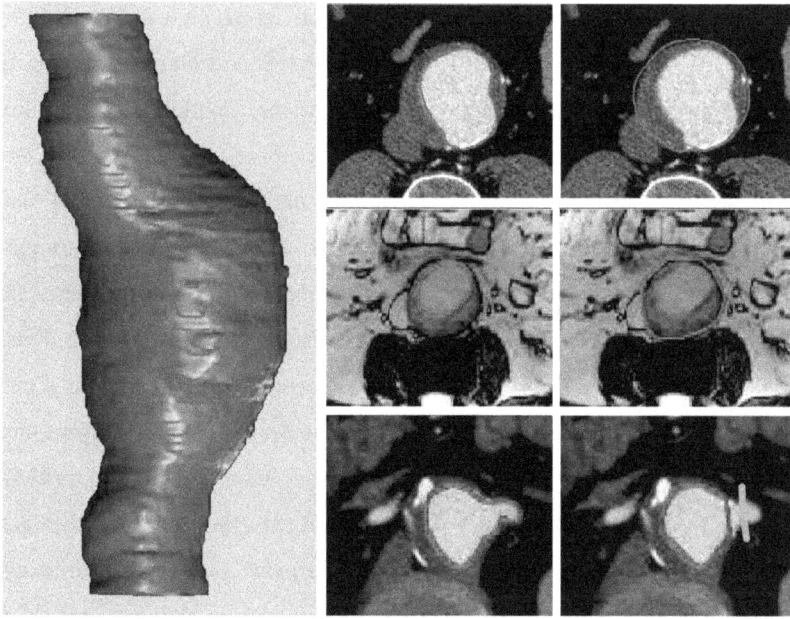

a)   b)

Figure 83 : a) Représentation en 3D du résultat d'une segmentation de la lumière de l'aorte à partir de 129 images de scanner X. b) Exemples de segmentation de la lumière et de la paroi de l'aorte sur des images de scanner X et d'IRM. Le dernier cas illustre un exemple de correction manuelle. D'après Duquette *et al.*

II.5.2.   Modélisation 3D-4D du flux sanguin

L'IRM procure la possibilité d'acquisitions tridimensionnelles codées en vitesse de flux. L'étude du flux sanguin en quatre dimensions constitue un nouvel outil d'analyse (408,409) qui permet d'avoir un aperçu global du flux sanguin au travers de l'aorte, ainsi que son analyse segmentaire (349). On note d'emblée des anomalies de flux chez les patients porteurs d'une pathologie aortique (410) et il semble que la fiabilité des valeurs acquises est excellente (411). Bogren *et al.* ont montré que la vitesse de flux est plus élevée chez les sujets âgés (412). Une étude portant sur treize patients présentant une dilatation de l'aorte ascendante, comparé à dix-neuf sujets sains, s'intéresse aux flux dans le plan de l'aorte et conclut qu'il y a plus de turbulences dans la population avec anévrisme, conduisant à un flux rétrograde au niveau de la paroi interne de la crosse plus précoce avec des vitesses de flux plus élevées (413). Cet outil a été appliqué à une population présentant des coarctations (414) et des anomalies aortiques (411–413,415,416). Une étude montre l'application de cet outil chez un jeune patient de 14 ans, porteur à la fois d'une bicuspidie et d'une coarctation aortique (417). L'article met l'accent sur les potentialités d'une telle mesure. Une autre étude met en évidence des différences de flux entre dix sujets sains et quatre patients présentant des anomalies aortiques (418). Il semblerait que les anomalies de flux soient corrélées aux anomalies des SV (419) et à la présence de valves bicuspides (420). Ces variations seraient responsables *a priori* d'un remodelage pariétal pouvant conduire à une dilatation. Une étude sur dix hommes sains s'est intéressée au flux diastolique rétrograde qui permet la vascularisation les coronaires (421). En somme, les études sont, jusqu'alors, surtout réalisées dans le plan sagittal oblique correspondant au plan de l'aorte. Moreno *et al.* se sont basées sur une angiographie par IRM pour avoir la forme globale de l'aorte, sur des images cinétiques acquises dans le plan axial au niveau du tronc pulmonaire, pour évaluer la déformation de l'aorte au cours du cycle cardiaque et enfin sur plusieurs acquisitions codées en vitesse de flux selon plusieurs orientations (422). A partir de ces données, un modèle de représentation des zones de stress au niveau de la paroi de l'aorte est disponible, prenant en compte la forme et la déformation de l'aorte, ainsi que le flux au sein de celle-ci (Figure 84). Ce type de représentation est actuellement difficile à obtenir en routine clinique, à cause d'une durée d'examen allongée pour avoir toutes les séquences et d'un post-traitement long et lourd. Cependant, cela pourra devenir à l'avenir un outil utile dans le cadre de la planification de la chirurgie de l'aorte thoracique (423).

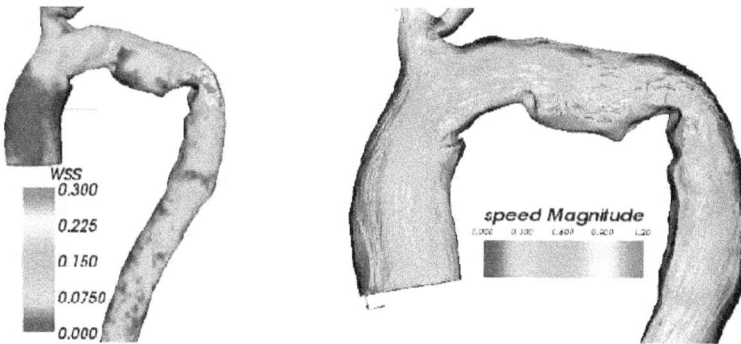

Figure 84 : Représentation du stress pariétal et de la vitesse du flux sanguin, à partir d'images angiographie, cinétiques et codées en vitesse de flux. D'après Moreno *et al.*

Nous avons évalué l'intérêt d'analyser le flux aortique en comparant des sujets porteurs d'une maladie aortique à des sujets sains, durant une période de trois ans (424) (Master Recherche de Clotilde Billard-Philip). A travers l'analyse du flux sanguin au niveau de l'aorte thoracique ascendante, le projet proposait une analyse anatomique et fonctionnelle de la paroi, chez des patients à risque d'accident aortique aigu (maladie annulo-ectasiante, maladie de Marfan, bicuspidie, mutation MYH11, ...) et chez des sujets sains. Une vitesse de flux anormale peut être liée à des propriétés élastiques anormales de l'aorte. Dans certains cas, ce flux anormal peut entraîner un stress plus important localement, provoquant une fragilisation de la paroi. Son étude nous permet de mieux appréhender ces maladies de l'aorte, à la fois dans leur dépistage plus précoce, leur suivi, mais aussi leur pronostic. La représentation tridimensionnelle du flux, au cours du cycle cardiaque, permet d'extraire de nombreux paramètres, comme la vitesse maximale (en 3D) du flux sanguin, la vitesse radiale maximale (utilisée pour étudier les contraintes au niveau de la paroi), le débit sanguin instantané, la fraction de reflux, ainsi qu'une estimation, pour l'instant visuelle, de la forme tridimensionnelle du flux sanguin (flux laminaire, hélicoïdal, ou turbulent). Les images sont obtenues dans un plan perpendiculaire à l'axe de l'aorte au niveau du tronc pulmonaire avec des séquences IRM codées en vitesse de flux (de type velocity mapping) synchronisées à l'ECG, sur une IRM de 1,5 T (Magneton Trio TIM, Siemens Medical Solution, Allemagne). La séquence est la même que celle utilisée pour l'étude de la vitesse de l'onde de flux (cf. chapitre II.4.3), sauf que le codage de la vitesse se fait selon trois directions. C'est-à-dire qu'on effectue trois acquisitions pour la même coupe, une selon chaque direction de codage de flux (codage selon une direction à travers le plan, selon une direction droite/gauche et selon une direction antérieur/postérieur). Les séries en codage de phase assurent pour chaque pixel, le calcul du vecteur vitesse associé aux trois composantes directionnelles. La résolution temporelle de chaque image est d'environ 30 ms et varie selon le patient.

Une limitation majeure de cette approche est la nécessité d'un outil de représentation adapté. Cette représentation nécessite plusieurs traitements informatiques, dont le premier est la détection automatique du contour de l'aorte sur les images en amplitude, projeté ensuite sur les images en phase. En effet, les images étant acquises au même moment du cycle cardiaque, avec la même résolution temporelle, il est aisé de reporter la région d'intérêt de l'image codée en amplitude sur l'image codée en phase. La méthode de détection automatique du contour est la même que celle mise au point pour l'étude de Collette *et al.* (cf. chapitre II.4.2). Une reconstruction des vecteurs correspondant au flux instantané est effectuée, avec un codage couleur selon la direction du vecteur (425). La norme du vecteur rend compte de la vitesse instantanée du flux au niveau du pixel sélectionné. On réalise d'abord une représentation vectorielle des vitesses du flux dans le plan de coupe (2D), puis une représentation 3D du flux, permettant une vision globale de la cinétique de celui-ci. Un affichage cinétique de cette modélisation, sur l'ensemble du cycle cardiaque, fournit une représentation compréhensible et adaptée des caractéristiques du flux sanguin, tout en définissant son mouvement (Figure 85). La vitesse maximale du flux sanguin est déduite de l'ensemble des vecteurs 3D.

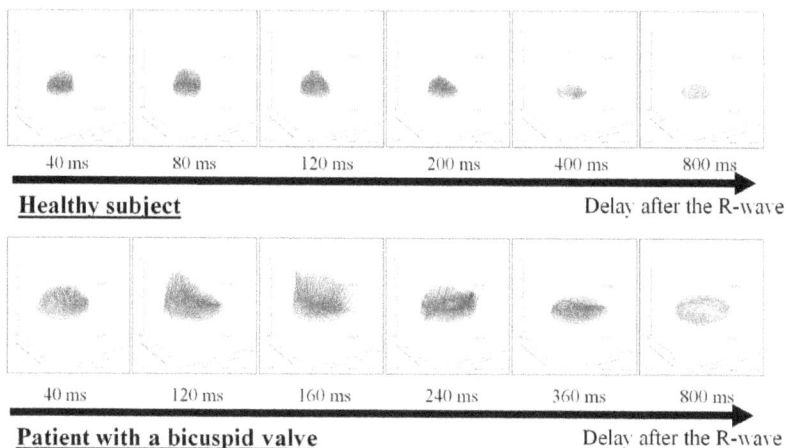

Figure 85 : Modélisation du flux sanguin en 4D chez un sujet sain et chez un patient présentant une valve bicuspide. D'après Lalande *et al.*

Onze témoins sains et cinquante deux patients présentant une pathologie de l'aorte ont été recrutés pour cette étude (douze patients avec une valve bicuspide, treize porteurs du syndrome de Marfan, sept porteurs de la mutation MYH11 et dix-huit avec une maladie annulo-ectasiante (cf. chapitres II.2.2 et II.4.4) (Tableau 14).

	Vitesse de flux maximale (m/s)
Sujets sains	96 ± 18
Patients avec une valve bicuspide	160 ± 45
Patients atteints du syndrome de Marfan	107 ± 17
Patients avec la mutation du gène MYH11	75 ± 9
Patients avec une maladie annulo-ectasiante	101 ± 46

Tableau 14 : Vitesse maximale du flux sanguin calculé au niveau de l'aorte ascendante. D'après Lalande *et al.*

Les patients possédant une valve bicuspide ont une vitesse de flux maximale significativement plus élevée que les sujets sains. Les patients avec la mutation MYH11 ont une vitesse maximale significativement plus faible que chez les sujets sains. Il n'y a pas de différence significative entre les sujets sains et les patients atteints du syndrome de Marfan ou les patients avec une maladie annulo-ectasiante. Les vélocités du flux sanguin attribuées aux témoins sont particulièrement basses et donnent l'impression d'un flux laminaire, voire hélicoïdal en télésystole (Figure 86).

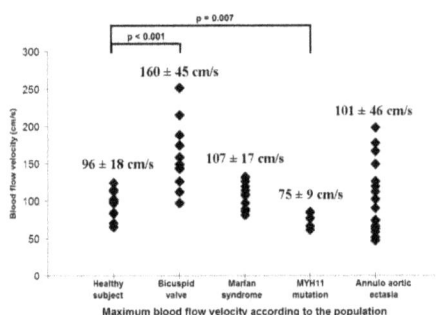

Figure 86 : Vitesse maximale du flux sanguin au niveau de l'aorte ascendante en fonction de pathologies touchant l'aorte ascendante. D'après Lalande *et al.*

Cette constatation corrobore la relation entre vélocités basses et risque aortique faible, cependant sans significativité statistique. On retrouve, pour les patients possédant une bicuspidie, une altération majeure du flux, marquée par une élévation significative des vélocités, associée à des phénomènes de turbulence. Nous avions déjà remarqué ce résultat lors d'une étude préliminaire (426,427). Sur le plan physiopathologique, on interprète ce mécanisme comme la conséquence directe de l'ouverture ogivale des sigmoïdes. Le flux d'aval s'en trouverait modifié, fort d'une puissance plus importante. La paroi serait alors soumise à de plus fortes contraintes pouvant conduire, à terme, à un remodelage pariétal, conduisant à une dilatation de l'aorte ascendante. C'est « la lésion de jet ». Les complications à redouter sont bien sûr la rupture aortique ou la dissection aortique de type A. Les modifications de flux, ainsi mises en évidence, pourraient nous permettre de mieux suivre les patients, à un stade plus précoce que la dilatation aortique. En particulier, la vitesse maximale du flux, couplée à une orientation précise du jet, pourrait aider à évaluer le risque de dissection. Une perspective de ce travail est de comparer le flux des bicuspidies avec dilatation aortique au flux des bicuspidies sans dilatation aortique. En revanche, les modifications de flux chez les patients porteurs d'un syndrome de Marfan ne sont pas statistiquement significatives. On peut évoquer deux hypothèses :

- L'anatomie de la valve constituée, de trois cuspides, semble similaire à celle des témoins. De ce fait, le flux serait moins enclin à s'accélérer et à entraîner des turbulences.
- Les patients concernés dans cette étude ont bénéficié d'un dépistage génétique, dès leur plus jeune âge, en raison d'antécédents familiaux. Cette population rend compte de patients à un stade infra-clinique, le dépistage par IRM intervient à un stade particulièrement précoce dans l'évolution de la maladie. De ce fait, on peut supposer que les anomalies de flux ne concernent pas encore ces jeunes patients.

Les faibles valeurs de vitesse de flux obtenues chez les patients porteurs de la mutation MYH11, peuvent être expliquées par une altération de la réflexion de l'onde de flux. Les variations importantes de valeurs pour les patients présentant une maladie annulo-ectasiante semblent indiquer que ce paramètre n'est pas un marqueur pertinent de cette maladie.

Il conviendra aussi de déterminer, sur une plus grande cohorte, si les mesures effectuées à partir du flux sanguin constituent des paramètres indépendants ou non du diamètre aortique. Si c'est le cas, il faudra ensuite vérifier que ces paramètres présentent effectivement un caractère complémentaire dans l'analyse du risque aortique. Actuellement, nos recherches se concentrent sur l'étude de la vitesse radiale et de son impact dans l'évolution d'anévrisme de l'aorte thoracique, en particulier dans le cas de bicuspidie aortique.

II.6. Métrologie des sinus de Valsalva

Actuellement, lorsqu'un patient présente une dilatation de l'aorte impliquant la possibilité d'une intervention au niveau de celle-ci et touchant plus particulièrement la racine aortique et les sinus de Valsalva, la décision thérapeutique est prise en fonction des diamètres de l'aorte à différents niveaux. Pour déterminer ces diamètres, un examen d'imagerie médicale est généralement réalisé (IRM, tomodensitométrie (scanner X) ou échographie), permettant de confirmer le diagnostic. Cependant, en imagerie, il n'existe pas actuellement de protocole objectif et standardisé pour l'évaluation des SV. La plupart du temps, les mesures sont faites à partir d'un plan sagittal oblique dans le plan de la crosse aortique (Figure 61). Ces mesures ne sont pas adaptées à la forme trifoliée des sinus. Le choix d'un plan axial perpendiculaire à l'axe de l'aorte au niveau des SV semble plus approprié pour l'évaluation métrologique des SV. Cependant, sur ces images, il n'y a pas de consensus sur la mesure à prendre. A notre avis, le choix de cette mesure doit se faire entre la distance maximale entre deux cuspides, la distance maximale entre le centre et une cuspide et la distance maximale entre une cuspide et la commissure opposée. De plus, on peut se poser la question de savoir si cette mesure doit correspondre exactement à celle obtenue sur une coupe sagittale, sachant que les points mesurés ne sont pas obligatoirement les mêmes. A notre connaissance, il n'existe pas actuellement de solution logicielle permettant une analyse métrologique et morphologique automatique des sinus de Valsalva. C'est pourquoi nous avons développé une méthode d'évaluation automatique des SV à partir de séquences ciné-IRM acquises selon un plan axial oblique dans le petit axe de la racine de l'aorte (Figure 87) (428–431).

Le processus automatique de traitement des images est précédé d'une sélection d'une région d'intérêt par l'utilisateur sur la première image de la séquence cinétique, afin de limiter la zone considérée. Il s'agit de l'unique interaction demandée. Pour chaque image de la séquence, une reconstruction géodésique (432) est réalisée sur la région d'intérêt, à partir de son centre.

Une reconstruction géodésique est un outil de morphologie mathématique qui permet de reconstruire une zone à partir d'une portion de celle-ci (un marqueur). Dans notre cas, les intensités trop importantes qui se trouvent à l'extérieur de la région des sinus disparaissent au profit de pixels d'intensités plus homogènes et plus sombres. A l'inverse, les pixels situés à l'intérieur de la région des sinus conservent leur intensité (Figure 88). Cette reconstruction géodésique est binarisée une première fois selon le minimum de variance des intensités (433).

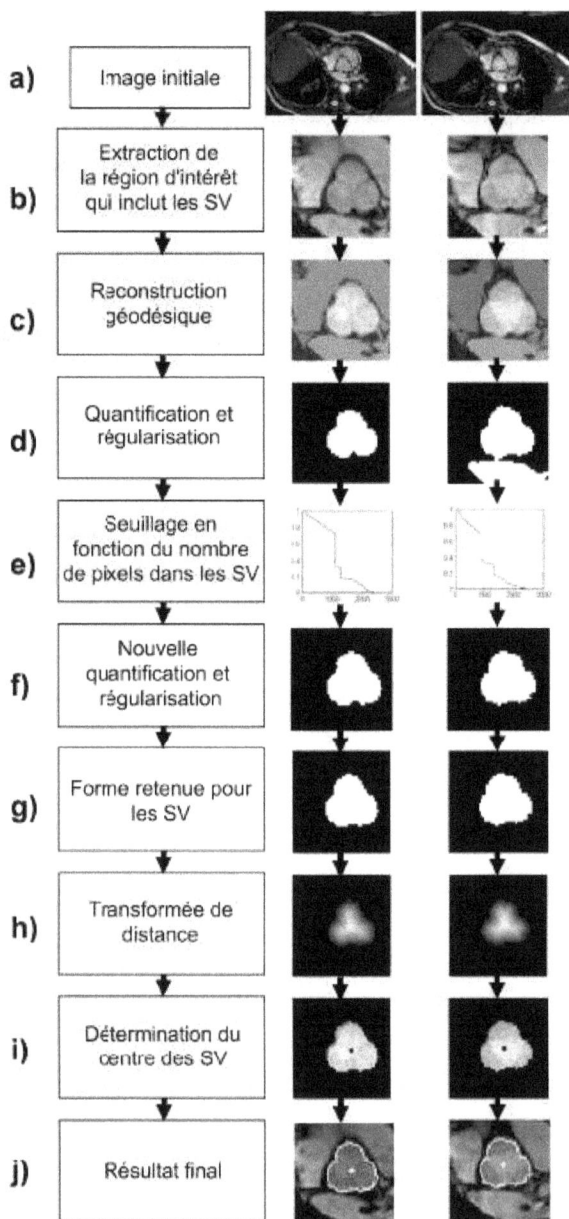

Figure 87 : Diagramme de l'évaluation automatique des sinus de Valsalva (SV) en ciné-IRM. Chaque étape est illustrée par une image de diastole (à gauche) et une image de systole (à droite). D'après Blanchard *et al.*

De l'analyse de ces premières formes, parfois erronées, est extraite une valeur robuste de l'aire moyenne des SV (434), en utilisant la méthode RANSAC (435). En effet, l'aire des SV varie peu sur l'ensemble du cycle cardiaque. Cette aire de référence sert ensuite à une reconstruction géodésique dans laquelle le seuil est adapté pour chaque image, afin que l'aire binaire détectée soit la plus proche possible de l'aire de référence. Chacune des binarisations est suivie d'une régularisation morphologique basée sur une fermeture unitaire et un remplissage de trous, afin de satisfaire aux propriétés topologiques des SV. A partir de ces régions binaires, une transformée de distances permet de déterminer le centre des sinus par recherche du barycentre des positions des maxima d'intensité. Cette définition évite les problèmes associés à la localisation du barycentre de formes complexes. Une étude radiale du contour des SV permet ensuite de localiser les points de commissures et de cuspides, qui correspondent respectivement aux pixels des rayons localement minimaux et maximaux. Le nombre moyen de points par image permet de séparer les pures bicuspidies des autres morphologies. Cette méthode de segmentation est appliquée sur chaque image de la série. La somme des longueurs permet d'identifier les images de diastole et de systole (valeurs minimale et maximale). Le processus fournit enfin la mesure de la longueur des segments entre chaque point caractéristique sur l'ensemble de la séquence, en particulier en diastole et en systole (Figure 89). Le calcul de la distance entre les trois commissures doit permettre de distinguer une fausse bicuspidie d'une valve tricuspide calcifiée. Les images ont été acquises avec une séquence de type SSFP sur un appareil Siemens Avanto 1,5 T avec les paramètres suivants : TR/TE = 1,54 ms/1,49 ms, épaisseur de coupe = 5 mm, angle de bascule = 65°. La synchronisation est prospective et la résolution temporelle est de 27 ms par image, pour une résolution spatiale de 0,7 mm à 1,6 mm par pixel, selon l'examen.

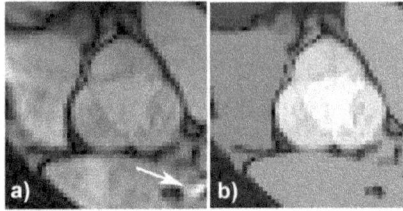

Figure 88 : Exemple de reconstruction géodésique. a) image initiale. b) Reconstruction géodésique. La zone en hypersignal sur l'image initiale (indiquée par la flèche) disparait sur la reconstruction géodésique.

Notre méthode a été testée sur quarante et un patients ayant des pathologies associées à la racine de l'aorte, dont vingt deux souffrent d'une dilatation des SV (436). Trois patients sont porteurs d'une prothèse suite à un remplacement de la racine aortique avec conservation de la valve selon la méthode de Tirone David (267). Les autres cas correspondent à d'autres pathologies associées à la racine aortique. D'un point de vue morphologique, vingt huit patients ont des SV tricuspides (dont trois avec une prothèse), neuf patients ont une bicuspidie avec un raphé et quatre ont une pure bicuspidie. Les résultats de la méthode automatique ont été comparés avec une mesure manuelle réalisée sur les images en diastole et en systole. Il existe une excellente corrélation et une excellente concordance (démontrée par la méthode de Bland et Altman (212)), sans biais, entre une mesure manuelle et une mesure automatique. L'ordre de grandeur de l'erreur entre une mesure manuelle et une mesure automatique correspond à la résolution spatiale des images. L'évaluation fiable des SV étant cruciale dans le suivi des patients présentant une pathologie associée à la racine de l'aorte, notre méthodologie permet d'avoir les mesures entre tous les points caractéristiques des SV. Ainsi, dans l'attente d'un consensus sur la ou les mesures à retenir pour l'évaluation des SV, notre logiciel fournit au praticien toutes les valeurs possibles.

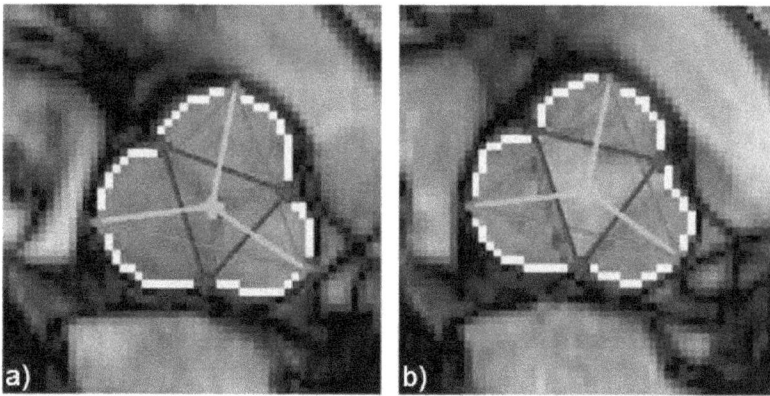

Figure 89 : Résultats du traitement automatique pour la segmentation des SV. Exemples sur une image en diastole (a) et une image en systole (b) appartenant à la même séquence. Le contour des sinus est dessiné en jaune, les distances entre chaque cuspide en rouge, entre chaque commissure en bleu et les distances entre le centre et chaque cuspide en vert. Les distances entre chaque cuspide et sa commissure opposée ne sont pas affichées pour ne pas alourdir les figures.

II.7. Projets

II.7.1. Evaluation de l'élasticité de l'aorte chez les patients opérés

Comme nous l'avons montré, l'IRM permet de déterminer avec précision les caractéristiques anatomiques et fonctionnelles principales de l'aorte. Ces données présentent un grand intérêt, notamment en phase préopératoire. Notre hypothèse de recherche est que les valeurs étudiées en IRM fonctionnelle sont corrélées aux lésions histologiques de la paroi aortique et seraient donc prédictives du risque de dissection aortique. Nous sommes actuellement en train de concevoir un projet consistant à étudier les caractéristiques de l'aorte chez trente patients devant subir un remplacement de l'aorte ascendante. En parallèle, une analyse histologique de la paroi prélevée lors de l'opération est effectuée. Une IRM fonctionnelle sera également réalisée chez 15 sujets témoins indemnes de pathologie aortique. Nous comparerons les valeurs obtenues en IRM fonctionnelle aux lésions histologiques membranaires afin de voir s'il existe une corrélation indépendante du diamètre aortique. L'étude histologique concernera la densité en cellules musculaires lisses, l'étude de l'élastine, du collagène et de la fibrilline, des métalloprotéinases matricielles (MMP) et des TIMP (Tissue Inhibitor of Matrix MetalloProteinases).

Actuellement, au CHU de Dijon, des prélèvements aortiques sont déjà disponibles et certains de ces patients ont déjà eu une IRM utilisable pour la quantification de la compliance, de la distensibilité et de l'onde de flux. Cependant leur faible nombre ne permet pas d'avoir une puissance statistique suffisante, mais leur existence démontre la faisabilité de l'étude. Les buts de cette étude sont :

- L'évaluation de l'élasticité de l'aorte dans les populations à risques, comparé à une population saine. L'évaluation fine des propriétés élastiques de la paroi aortique peut fournir un phénotype intermédiaire qui pourrait s'avérer utile pour identifier de nouvelles prédispositions aux AAT/DA.
- L'étude de la modification éventuelle de l'élasticité de l'aorte descendante, après chirurgie effectuée sur l'aorte ascendante. Cette éventuelle modification peut également être confrontée au type d'opération (remodelage, réimplémentation, opération de Bentall, cf chapitre II.2.2)
- L'étude de l'élasticité de l'aorte en fonction du type de valvulopathie (insuffisance aortique ou rétrécissement) par rapport à des témoins sains.

- Dans le cas de bicuspidie, l'impact de l'orientation des valves sur la forme du flux et sur le développement d'une dilatation de l'aorte thoracique ascendante (avec prise en compte de la valvulopathie associée).

- Le lien éventuel entre l'élasticité de la paroi mesurée en IRM et l'histochimie de la paroi (suite au prélèvement du tissu lors de l'opération).

Une étude corolaire consistera à modéliser en 3D-4D l'aorte à partir d'une segmentation automatique de sa lumière, dans le but d'étudier les contraintes mécaniques au niveau de la paroi et d'en déduire les zones à risque. La tâche devient compliquée car elle fait intervenir des propriétés en mécanique des solides, en mécanique des fluides et porte également sur l'interaction fluide-solide. Une collaboration est envisagée avec le laboratoire I3M de Montpellier (Institut de Mathématiques et de Modélisation de Montpellier), celui-ci étant renommé dans le domaine (422,423).

II.7.2. Extension en 3D de la métrologie des sinus de Valsalva.

Une des critiques majeures de notre méthode de métrologie des sinus de Valsalva est la considération d'un seul plan de coupe. En effet, le mouvement de l'aorte à travers un plan perpendiculaire à l'axe de celle-ci au niveau des SV, peut entraîner un biais important dans les mesures des diamètres au cours du cycle cardiaque. Cependant, on peut affirmer que le fait de considérer l'ensemble du cycle permet d'avoir le diamètre maximal sur une image (peu importe laquelle), ou au moins une valeur très proche (436). La variation du diamètre maximum des SV varie très peu au cours d'un cycle cardiaque. Ainsi, la variation des valeurs obtenues est principalement due au mouvement de l'aorte à travers le plan. Pour ne pas être gêné dans nos calculs par ce mouvement, une modélisation 3D devient nécessaire. Actuellement, à notre connaissance, il n'existe pas de séquence cinétique de type SSFP qui fournisse une information purement 3D+temps. Cependant, une adaptation des séquences utilisées, en diminuant les résolutions spatiale et temporelle, permet d'acquérir plusieurs coupes jointives en une seule apnée. Si ces coupes couvrent la portion de l'aorte située entre les valves et la jonction sino-tubulaire, l'application de notre méthode, sur l'ensemble de ces coupes, doit permettre d'avoir une modélisation pseudo-3D de l'aorte et d'en déduire une métrologie qui ne soit pas dépendante du mouvement de la racine aortique à travers le plan considéré.

Une extension de notre méthode de segmentation est son application sur des images de scanner X en reconstruction MPR (multi-planar reformating). Les avantages de la tomodensitométrie sont son excellente résolution spatiale (épaisseur de coupe de l'ordre du mm) et l'excellent contraste entre la lumière de l'aorte et la paroi, après injection d'un produit de contraste à base d'iode. Cependant, actuellement, bien qu'il soit possible de faire des acquisitions cinétiques, la résolution temporelle reste mauvaise et elle s'accompagne d'une irradiation importante du patient. Des premiers tests encourageants sont effectués à l'heure actuelle sur des images statiques acquises sur un scanner Siemens bi-tubes au CHU de Dijon, en partenariat avec le service de Radiologie. Les caractéristiques des images utilisées facilitent la mise au point d'une représentation 3D. Nous pouvons ensuite aussi envisager une adaptation de notre méthode à des images d'échocardiographie, cette dernière technique d'imagerie étant souvent utilisée pour évaluer les SV.

III.   Le logiciel QIR

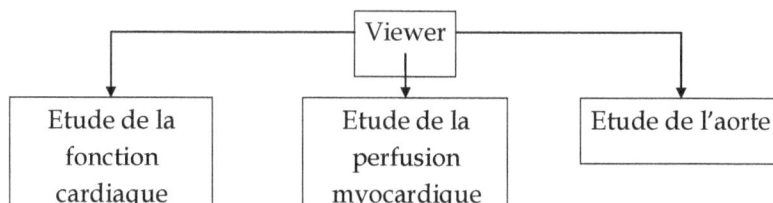

Figure 90 : Architecture générale du logiciel QIR.

Le logiciel QIR (Quantified Imaging Resource) est un logiciel de traitement d'images médicales spécialisé dans la gestion et le post-traitement automatisé des examens d'IRM cardio-vasculaires. La marque QIR a été déposée auprès de l'INPI (Institut National de la Propriété Industrielle) en mai 2006 et enregistrée sous le numéro 3428410. Le développement technique de ce logiciel est basé sur les différentes études menées au sein de notre laboratoire et présentées dans les chapitres précédents. Ce travail a donné lieu à deux thèses de l'Université de Bourgogne et à plusieurs manuscrits de Master II Recherche. Le logiciel QIR est un logiciel conçu pour fonctionner sur n'importe quel PC, indépendamment du système d'acquisition des images. Le logiciel fonctionne sous environnement Microsoft Windows (Windows 2000, XP ou Vista). Il a été développé dans un premier temps sous le langage de programmation PV-Wave (Visual Numerics, Inc). L'utilisation du langage PV-Wave ne permettant pas de faire une version facilement implémentable d'un site à l'autre, nous avons décidé de re-coder le programme en C++.

L'architecture du logiciel est composée d'un viewer à partir duquel on peut appeler différents modules spécifiques de traitements d'images cardio-vasculaires (Figure 90). Chaque module a été développé de façon séparée. Les différents modules disponibles dans la version publique ont été validés ou sont en cours de la validation. La mise au point du viewer a permis de relier les différents modules entre eux.

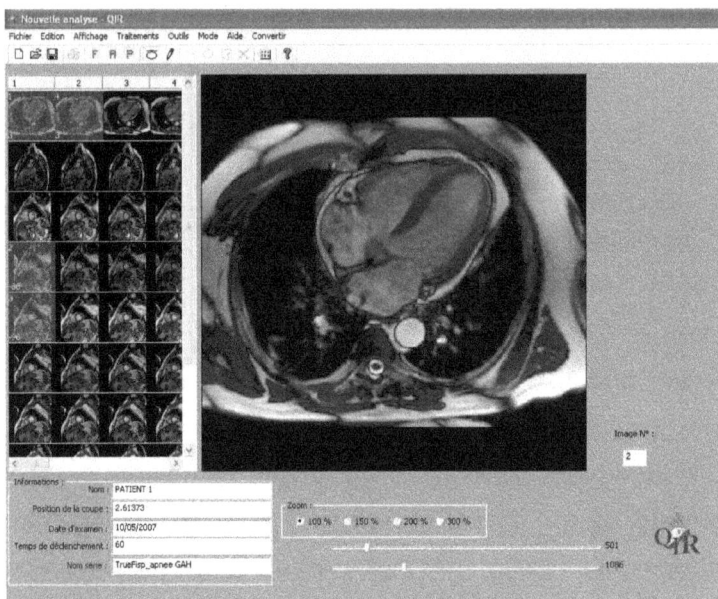

Figure 91 : Copie d'écran de l'interface du logiciel QIR pour l'étude de la fonction cardiaque.

Le viewer gère les examens médicaux à partir des données obtenues (codées au format DICOM) et gravées sur le CD que l'on fournit au patient et/ou au médecin. Ce viewer permet une sélection interactive des images (Figure 91). Il comporte tous les outils classiques de mesures (longueur, surface, etc.) et de traitements d'images (filtres de lissages, de rehaussement de signal et de détection de contours). Un des principaux avantages est de pouvoir faire le traitement sans être lié au système d'acquisition (c'est-à-dire aux consoles reliées à l'IRM). De plus, le viewer permet de récupérer, dans les entêtes DICOM, des images des informations liées au patient (comme le nom du patient, sa date de naissance et son poids, par exemples), liées à l'examen (comme la date d'examen, le nom du médecin qui l'interprète ou les paramètres d'acquisition par exemples) et liées à l'image (comme sa taille ou sa résolution spatiale par exemples). Cela limite les interactions avec l'utilisateur, tout en automatisant l'édition du compte-rendu.

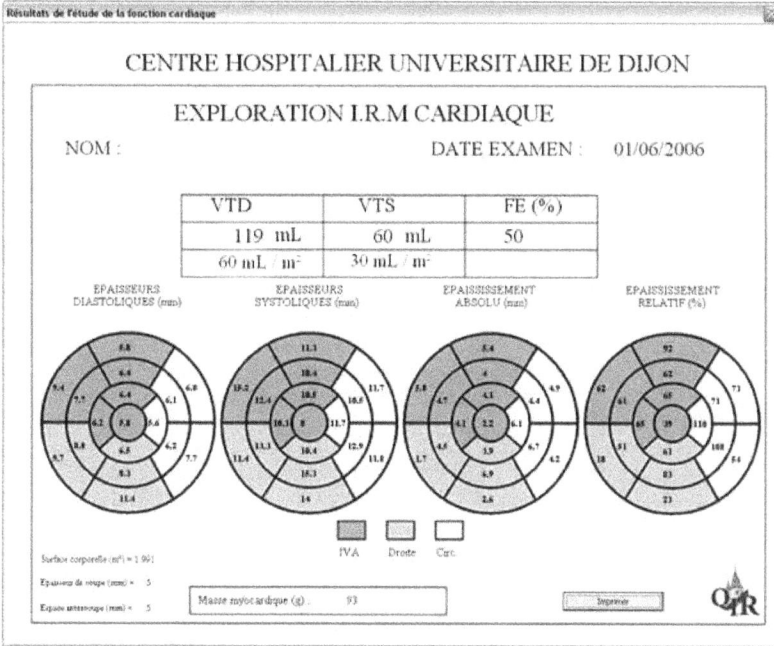

Figure 92 : Exemple de feuille de compte rendu d'étude de la fonction cardiaque produit par le logiciel QIR. VTD : Volume Télédiastolique. VTS : Volume Télésystolique. FE : Fraction d'éjection.

Le module concernant l'étude de la fonction cardiaque permet le calcul des principaux paramètres physiologiques du ventricule gauche et du ventricule droit (volumes des cavités, fraction d'éjection, masse myocardique, épaisseurs absolue et relative de la paroi du ventricule gauche). Le traitement est effectué en routine clinique à partir d'un tracé manuel sur les images en diastole et en systole. Les calculs du volume de la cavité du ventricule gauche et de la FEVG peuvent cependant être obtenus à partir d'une détection automatique du contour endocardique effectuée sur l'ensemble des images. Les méthodes de détection automatique du ventricule gauche, développées lors de nos travaux, sont en cours de tests sur une population importante. Actuellement, elles ne sont pas utilisées en routine clinique (80). Les volumes sont affichés en mL, ou en valeurs pondérées par la surface corporelle (volumes en mL/m²) (Figure 92). En effet, Hudsmith *et al.* ont montré qu'il n'y avait pas de différence entre les hommes et les femmes concernant les valeurs des volumes du ventricule gauche quand ceux-ci sont pondérés par la surface corporelle (31). Les valeurs régionales de l'épaisseur du myocarde en diastole et en systole, ainsi que celles de son épaississement sont affichées sous forme d'un œil de bœuf. Les différentes régions sont plus ou moins grisées en fonction de l'artère concernée.

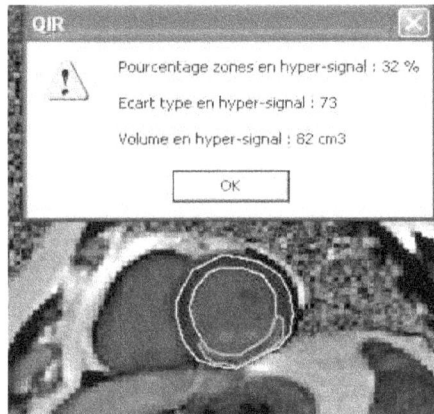

Figure 93 : Copie d'écran d'étude automatisée de la viabilité myocardique.

L'évaluation de la perfusion myocardique par IRM consiste en l'étude du passage d'un produit de contraste dans le myocarde (étude au premier passage du produit de contraste) et de son accumulation dans le milieu interstitiel (étude de rehaussement tardif du signal). Le module associé à l'évaluation de la perfusion au premier passage permet un recalage automatique des images les unes par rapport aux autres et une classification automatique des segments du myocarde (perfusion normale versus perfusion altérée), reprenant les travaux que nous avons effectués (201,205). De plus, l'étude de la viabilité est disponible avec une approche planimétrique semi-automatique (Figure 93). Les contours du myocarde sont tracés manuellement et les zones en hypersignal ou de no-reflow sont ensuite détectées automatiquement. Ce module fournit le volume de la zone d'infarctus en valeur absolue (en cm^3 ou en mL) ou relative (en pourcentage du volume total du myocarde).

L'étude de l'aorte par IRM comporte plusieurs facettes, chacune utilisant une séquence d'imagerie particulière. Le module associé à l'étude de l'aorte (thoracique ou abdominale) permet le calcul des paramètres morphologiques de l'aorte tels que son diamètre, sa surface, ou la longueur d'une portion de celle-ci (longueur de la zone anévrismale par exemple). De plus, une méthode automatisée de détection des contours de l'aorte à partir de séquences cinétiques permet un calcul automatique des paramètres élastiques de l'aorte (compliance et distensibilité aortiques). Le logiciel QIR permet le post-traitement automatisé de séquences codées en vitesse de flux. Une première application est le calcul automatique de la vitesse de l'onde de flux. Une représentation tridimensionnelle du flux est disponible. De plus, nous pouvons en déduire des paramètres tels que la vitesse maximale du sang, les vitesses radiales proches de la paroi, la fraction de reflux (ou de régurgitation) ainsi qu'une estimation visuelle du flux (laminaire, hélicoïdal ou turbulent). A partir d'images en ciné-IRM, une représentation 3D et 4D est en cours de développement. Cette représentation devrait permettre d'évaluer des zones de stress potentielles au sein de la paroi.

Le logiciel est actuellement utilisé au sein du service de Spectroscopie-RMN du CHU de Dijon pour l'étude de la fonction ventriculaire gauche et de la compliance aortique. Le stade avancé du logiciel rend obligatoire une phase d'étude de viabilité du projet. Elle consistera à faire une étude de marché très ciblée. Pour être utilisé en routine clinique, le logiciel devra être validé selon les normes internationales, c'est-à-dire principalement nord-américaines et européennes. Le coût élevé de ces études bloque le développement du logiciel QIR. Seule une utilisation en recherche est possible, comme c'est actuellement le cas pour notre laboratoire et pour l'étude de Collette *et al.* (373).

IV.   Conclusion générale

La prévalence des maladies cardio-vasculaires reste importante dans les pays industrialisés. L'évaluation non-invasive du cœur et de l'aorte prend une part croissante dans le pronostic de ces maladies. L'imagerie cardio-vasculaire reste un domaine particulièrement riche en problématiques cliniques et fondamentales. D'un point de vue technologique, l'évolution importante des systèmes d'acquisition permet d'envisager une exploration encore plus précise du système cardio-vasculaire. Cependant, l'amélioration des techniques d'acquisition s'accompagne généralement d'une production de données importante. L'analyse quantitative de celles-ci requiert le développement et l'utilisation de méthodes informatisées de post-traitement. Parmi les techniques utilisées, l'IRM fournit des données tomographiques qui permettent une évaluation qualitative précise, ainsi qu'une évaluation quantitative de paramètres anatomiques ou fonctionnels. Elle permet notamment de mesurer les volumes, les masses et la fonction des ventricules du cœur, d'étudier les valves cardiaques, de caractériser le muscle cardiaque afin de déterminer par exemple s'il existe une séquelle d'infarctus, de mesurer le diamètre d'un anévrisme aortique, d'étudier l'élasticité de l'aorte et de détecter les zones à risque de rupture de l'aorte.

Dans la thématique de l'IRM cardio-vasculaire, nos travaux se concentrent sur les points suivants :

- La fonction contractile du cœur. L'évaluation de la fonction ventriculaire gauche se fait couramment à partir de ciné-IRM en orientation petit-axe. Nos travaux ont initialement concerné la mise au point d'une méthode de segmentation automatique du contour endocardique sur chaque image. Cette segmentation permet un calcul

223

automatique du volume du VG pour chaque moment du cycle cardiaque et, par extension, de la FEVG. Bien que notre méthode de segmentation automatique soit performante pour le contour endocardique, celle-ci reste à être améliorée pour la détection du contour épicardique. Les principales difficultés de la détection de ce contour se situent au niveau des zones de jonctions interventriculaires et au niveau de l'interface entre le myocarde et le foie. L'adaptation de notre méthode sur des images acquises chez le petit animal est un objectif prioritaire. En effet, l'imagerie du petit animal prend de plus en plus d'importance en imagerie pré-clinique, et les différentes techniques d'imagerie (IRM, tomodensitométrie, échographie, etc.) proposent des solutions de plus en plus performantes.

La validation est une étape cruciale dans le développement d'une méthode de segmentation automatique. Nous participons actuellement à une étude multi-centriques sur les méthodes d'évaluation et de validation de méthodes de segmentation, dans le but de sélectionner la plus adaptée à notre problématique. Un second axe de recherche concerne la quantification automatique de la désynchronisation cardiaque par IRM. En général, cette évaluation se fait grâce à l'échographie. Cependant, l'IRM permet d'avoir, lors d'un seul examen, des informations concernant la désynchronisation cardiaque et la présence de fibrose. Nous proposons une méthode permettant une évaluation de la désynchronisation cardiaque à partir d'images cinétiques classiques, sans acquisition supplémentaire de séquences de type « tagging ». Lors d'acquisitions multicanaux, notre objectif est d'estimer le mouvement de la paroi myocardique directement à partir des données brutes des antennes.

- <u>La perfusion myocardique et la viabilité du VG</u>. Lors de l'étude de la perfusion myocardique au premier passage d'un produit de contraste, l'acquisition des images se fait en respiration libre. Nous avons développé un recalage automatique de la position du cœur d'une image à l'autre, suivi d'une analyse automatique des courbes d'évolution du signal au sein du myocarde en fonction du temps, afin de détecter les anomalies de perfusion. La mise au point d'un protocole semi-automatique d'analyse des images de rehaussement tardif a permis d'étudier le lien entre la viabilité myocardique et le Nt-pro-BNP et la glycémie à l'admission hospitalière du patient, ainsi que de comparer les STEMI aux NSTEMI. Nous avons montré que la taille de la nécrose est significativement liée avec le taux de Nt-pro-BNP et avec le taux de glycémie à l'admission. De plus, nous avons démontré que l'étude de la viabilité par IRM fournit des facteurs pronostiques prédictifs majeurs aussi bien pour les STEMI que les NSTEMI. Actuellement, nous sommes en train de mettre au point une méthode automatique d'évaluation planimétrique des images de rehaussement tardif. Le but est de pouvoir quantifier automatiquement la zone d'infarctus et la zone de nécrose sur l'ensemble des images couvrant le cœur. Notre méthode devra permettre aussi de délimiter la zone périphérique de l'infarctus, ce qui est très difficile de façon visuelle. L'importance de la taille de cette zone périphérique est liée à des arythmies ventriculaires.

- <u>L'élasticité de l'aorte</u>. Nous avons conçu une méthode automatique de détection du contour de la lumière aortique sur des images ciné-IRM, permettant le calcul de la compliance et de la distensibilité aortiques. Nous avons, en parallèle, développé une méthode automatisée d'évaluation de la vitesse de l'onde de flux. Nous avons montré qu'une altération de ces trois paramètres d'élasticité est représentative d'un syndrome touchant le tissu élastique de l'aorte thoracique résultant d'une mutation du gène MHY11. Nous avons comme projet d'étudier le lien entre ces paramètres d'élasticité et les lésions histologiques de la paroi aortique chez des patients qui ont un remplacement programmé de l'aorte ascendante.

- La mécanique de la paroi aortique. En utilisant des séquences d'imagerie codées en vitesse de flux, nous avons étudié le flux sanguin au niveau de l'aorte thoracique ascendante pour différentes pathologies (maladie annulo-ectasiante, maladie de Marfan, bicuspidie et mutation du gène MYH11) et chez des témoins sains. En particulier, la vitesse maximale du flux sanguin, la vitesse radiale maximale et la fraction de reflux ont été calculées. Concernant la vitesse maximale du flux sanguin, nous avons retrouvé des résultats attendus : par rapport aux sujets sains, les patients possédant une valve bicuspide ont une vitesse de flux maximale significativement plus élevée et les patients porteurs de la mutation du gène MYH11 ont une vitesse maximale significativement plus faible. En parallèle, nous avons mis au point une modélisation 4D de l'aorte sans utilisation de produit de contraste. La représentation tridimensionnelle du flux sanguin et la modélisation de la déformation de l'aorte au cours du cycle cardiaque sont les premières étapes d'une représentation des zones de stress au niveau de la paroi aortique.

- La métrologie des SV. La mise au point d'une méthode automatique de segmentation des SV sur des images de ciné-IRM acquises selon une orientation perpendiculaire à l'axe de l'aorte fournit une métrologie précise de ceux-ci. La précision de ces mesures, notamment la détermination du diamètre maximal, n'est pas dépendante du choix du plan de coupe ou par des effets de volume partiel. Cependant, le mouvement de l'aorte à travers le plan entraîne un biais dans la mesure du diamètre maximal. Cette restriction sera éliminée par une extension de notre méthode à des données tridimensionnelles.

Les résultats de ces études pluridisciplinaires doivent contribuer à une amélioration de la compréhension des phénomènes physiopathologiques des maladies cardio-vasculaires. Nos méthodologies peuvent être utilisées dans le cadre d'études pré-cliniques, d'évaluation de thérapeutiques ou du suivi de patients. Notre dessein final est de pouvoir participer à une meilleure prise en charge des pathologies cardio-vasculaires.

V. Références bibliographiques

1.   Guy C, Ffytche D. Introduction to the principles of medical imaging. Revised. World Scientific Publishing Company; 2005.

2.   Kastler B, Vetter D, Patay Z, Germain P. Comprendre l'IRM: Manuel d'auto-apprentissage. 6ᵉ éd. Paris: Masson; 2006.

3.   Lauterbur P. Image Formation by Induced Local Interactions: Examples Employing Nuclear Magnetic Resonance. Nature. 1973;242:190-191.

4.   Damadian R, Minkoff L, Goldsmith M, Koutcher JA. Field-focusing nuclear nuclear magnetic resonance (fomar). Naturwissenschaften. 1978;65(5):250-252.

5.   Hundley WG, Bluemke DA, Finn JP, Flamm SD, Fogel MA, Friedrich MG, et al. ACCF/ACR/AHA/NASCI/SCMR 2010 expert consensus document on cardiovascular magnetic resonance: a report of the American College of Cardiology Foundation Task Force on Expert Consensus Documents. J Am Coll Cardiol. 2010;55(23):2614-2662.

6.   Latrémouille C, Lintz F. Anatomie du coeur. EMC (Elsevier SAS). Paris: 2005.

7.   Cerqueira MD, Weissman NJ, Dilsizian V, Jacobs AK, Kaul S, Laskey WK, et al. Standardized myocardial segmentation and nomenclature for tomographic imaging of the heart: a statement for healthcare professionals from the Cardiac Imaging Committee of the Council on Clinical Cardiology of the American Heart Association. Circulation. 2002;105(4):539-542.

8.   White HD, Norris RM, Brown MA, Brandt PW, Whitlock RM, Wild CJ. Left ventricular end-systolic volume as the major determinant of survival after recovery from myocardial infarction. Circulation.

1987;76(1):44-51.

9.   Sechtem U, Pflugfelder PW, Gould RG, Cassidy MM, Higgins CB. Measurement of right and left ventricular volumes in healthy individuals with cine MR imaging. Radiology. 1987;163(3):697-702.

10.   Buser PT, Auffermann W, Holt WW, Wagner S, Kircher B, Wolfe C, et al. Noninvasive evaluation of global left ventricular function with use of cine nuclear magnetic resonance. J Am Coll Cardiol. 1989;13(6):1294-1300.

11.   Semelka RC, Tomei E, Wagner S, Mayo J, Kondo C, Suzuki J, et al. Normal left ventricular dimensions and function: interstudy reproducibility of measurements with cine MR imaging. Radiology. 1990;174(3 Pt 1):763-768.

12.   Fujita N, Duerinekx AJ, Higgins CB. Variation in left ventricular regional wall stress with cine magnetic resonance imaging: normal subjects versus dilated cardiomyopathy. Am Heart J. 1993;125(5 Pt 1):1337-1345.

13.   Sakuma H, Fujita N, Foo TK, Caputo GR, Nelson SJ, Hartiala J, et al. Evaluation of left ventricular volume and mass with breath-hold cine MR imaging. Radiology. 1993;188(2):377-380.

14.   Dulce MC, Mostbeck GH, Friese KK, Caputo GR, Higgins CB. Quantification of the left ventricular volumes and function with cine MR imaging: comparison of geometric models with three-dimensional data. Radiology. 1993;188(2):371-376.

15.   Herregods MC, De Paep G, Bijnens B, Bogaert JG, Rademakers FE, Bosmans HT, et al. Determination of left ventricular volume by two-dimensional echocardiography: comparison with magnetic resonance imaging. Eur Heart J. 1994;15(8):1070-1073.

16.   Cottin Y, Touzery C, Guy F, Lalande A, Ressencourt O, Roy S, et al. MR imaging of the heart in patients after myocardial infarction: effect of increasing intersection gap on measurements of left ventricular volume,

ejection fraction, and wall thickness. Radiology. 1999;213(2):513-520.

17.   Marcus JT, Götte MJ, DeWaal LK, Stam MR, Van der Geest RJ, Heethaar RM, et al. The influence of through-plane motion on left ventricular volumes measured by magnetic resonance imaging: implications for image acquisition and analysis. J Cardiovasc Magn Reson. 1999;1(1):1-6.

18.   Benjelloun H, Cranney GB, Kirk KA, Blackwell GG, Lotan CS, Pohost GM. Interstudy reproducibility of biplane cine nuclear magnetic resonance measurements of left ventricular function. Am J Cardiol. 1991;67(16):1413-1420.

19.   Caputo GR, Suzuki J, Kondo C, Cho H, Quaife RA, Higgins CB, et al. Determination of left ventricular volume and mass with use of biphasic spin-echo MR imaging: comparison with cine MR. Radiology. 1990;177(3):773-777.

20.   Järvinen VM, Kupari MM, Hekali PE, Poutanen VP. Right atrial MR imaging studies of cadaveric atrial casts and comparison with right and left atrial volumes and function in healthy subjects. Radiology. 1994;191(1):137-142.

21.   Nachtomy E, Cooperstein R, Vaturi M, Bosak E, Vered Z, Akselrod S. Automatic assessment of cardiac function from short-axis MRI: procedure and clinical evaluation. Magn Reson Imaging. 1998;16(4):365-376.

22.   van der Geest RJ, Buller VG, Jansen E, Lamb HJ, Baur LH, van der Wall EE, et al. Comparison between manual and semiautomated analysis of left ventricular volume parameters from short-axis MR images. J Comput Assist Tomogr. 1997;21(5):756-765.

23.   Cain PA, Ahl R, Hedstrom E, Ugander M, Allansdotter-Johnsson A, Friberg P, et al. Age and gender specific normal values of left ventricular mass, volume and function for gradient echo magnetic resonance imaging:

a cross sectional study. BMC Med Imaging. 2009;9:2.

24. Teo KSL, Carbone A, Piantadosi C, Chew DP, Hammett CJK, Brown MA, et al. Cardiac MRI assessment of left and right ventricular parameters in healthy Australian normal volunteers. Heart Lung Circ. 2008;17(4):313-317.

25. Natori S, Lai S, Finn JP, Gomes AS, Hundley WG, Jerosch-Herold M, et al. Cardiovascular Function in Multi-Ethnic Study of Atherosclerosis: Normal Values by Age, Sex, and Ethnicity. AJR Am J Roentgenol. 2006;186(6 Supplement 2):S357 -S365.

26. Alfakih K, Plein S, Thiele H, Jones T, Ridgway JP, Sivananthan MU. Normal human left and right ventricular dimensions for MRI as assessed by turbo gradient echo and steady-state free precession imaging sequences. J Magn Reson Imaging. 2003;17(3):323-329.

27. Clay S, Alfakih K, Radjenovic A, Jones T, Ridgway JP, Sinvananthan MU. Normal range of human left ventricular volumes and mass using steady state free precession MRI in the radial long axis orientation. MAGMA. 2006;19(1):41-45.

28. Sandstede J, Lipke C, Beer M, Hofmann S, Pabst T, Kenn W, et al. Age- and gender-specific differences in left and right ventricular cardiac function and mass determined by cine magnetic resonance imaging. Eur Radiol. 2000;10(3):438-442.

29. Malayeri AA, Johnson WC, Macedo R, Bathon J, Lima JAC, Bluemke DA. Cardiac cine MRI: Quantification of the relationship between fast gradient echo and steady-state free precession for determination of myocardial mass and volumes. J Magn Reson Imaging. 2008;28(1):60-66.

30. Hogan MC, Petersen SE, Hudsmith LE, Francis JM, Neubauer S, Robson MD. Effects of steady state free precession parameters on cardiac mass, function, and volumes. Int J Cardiovasc Imaging. 2007;23(5):583-

589.

31. Hudsmith LE, Petersen SE, Francis JM, Robson MD, Neubauer S. Normal human left and right ventricular and left atrial dimensions using steady state free precession magnetic resonance imaging. J Cardiovasc Magn Reson. 2005;7(5):775-782.

32. Du Bois D, Du Bois EF. A formula to estimate the approximate surface area if height and weight be known. 1916. Nutrition. 1989;5(5):303-311; discussion 312-313.

33. Boyd E. The Growth of the Surface Area of the Human Body. Univ of Minnesota Pr; 1935.

34. Mosteller RD. Simplified calculation of body-surface area. N Engl J Med. 1987;317(17):1098.

35. Heron M, Hoyert DL, Murphy SL, Xu J, Kochanek KD, Tejada-Vera B. Deaths: final data for 2006. Natl Vital Stat Rep. 2009;57(14):1-134.

36. Roger VL, Go AS, Lloyd-Jones DM, Adams RJ, Berry JD, Brown TM, et al. Heart disease and stroke statistics--2011 update: a report from the American Heart Association. Circulation. 2011;123(4):e18-e209.

37. Reimer KA, Lowe JE, Rasmussen MM, Jennings RB. The wavefront phenomenon of ischemic cell death. 1. Myocardial infarct size vs duration of coronary occlusion in dogs. Circulation. 1977;56(5):786-794.

38. Anderson JL, Adams CD, Antman EM, Bridges CR, Califf RM, Casey DE Jr, et al. ACC/AHA 2007 guidelines for the management of patients with unstable angina/non-ST-Elevation myocardial infarction: a report of the American College of Cardiology/American Heart Association Task Force on Practice Guidelines (Writing Committee to Revise the 2002 Guidelines for the Management of Patients With Unstable Angina/Non-ST-Elevation Myocardial Infarction) developed in collaboration with the American College of Emergency Physicians, the Society for Cardiovascular Angiography and Interventions, and the Society of Thoracic

Surgeons endorsed by the American Association of Cardiovascular and Pulmonary Rehabilitation and the Society for Academic Emergency Medicine. J Am Coll Cardiol. 2007;50(7):e1-e157.

39.   Morrow DA, Cannon CP, Jesse RL, Newby LK, Ravkilde J, Storrow AB, et al. National Academy of Clinical Biochemistry Laboratory Medicine Practice Guidelines: Clinical characteristics and utilization of biochemical markers in acute coronary syndromes. Circulation. 2007;115(13):e356-375.

40.   Van de Werf F, Bax J, Betriu A, Blomstrom-Lundqvist C, Crea F, Falk V, et al. Management of acute myocardial infarction in patients presenting with persistent ST-segment elevation: the Task Force on the Management of ST-Segment Elevation Acute Myocardial Infarction of the European Society of Cardiology. Eur Heart J. 2008;29(23):2909-2945.

41.   Bassand J-P, Hamm CW, Ardissino D, Boersma E, Budaj A, Fernández-Avilés F, et al. Guidelines for the diagnosis and treatment of non-ST-segment elevation acute coronary syndromes. Eur Heart J. 2007;28(13):1598-1660.

42.   Capes SE, Hunt D, Malmberg K, Gerstein HC. Stress hyperglycaemia and increased risk of death after myocardial infarction in patients with and without diabetes: a systematic overview. Lancet. 2000;355(9206):773-778.

43.   Fioretti P, Brower RW, Simoons ML, Das SK, Bos RJ, Wijns W, et al. Prediction of mortality in hospital survivors of myocardial infarction. Comparison of predischarge exercise testing and radionuclide ventriculography at rest. Br Heart J. 1984;52(3):292-298.

44.   Multicenter Post Infarction Research group. Risk stratification and survival after myocardial infarction. N Engl J Med. 1983;309(6):331-336.

45.   Hundley WG, Morgan TM, Neagle CM, Hamilton CA, Rerkpattanapipat P, Link KM. Magnetic resonance imaging determination

of cardiac prognosis. Circulation. 2002;106(18):2328-2333.

46.   Korup E, Dalsgaard D, Nyvad O, Jensen TM, Toft E, Berning J. Comparison of degrees of left ventricular dilation within three hours and up to six days after onset of first acute myocardial infarction. Am J Cardiol. 1997;80(4):449-453.

47.   Migrino RQ, Young JB, Ellis SG, White HD, Lundergan CF, Miller DP, et al. End-systolic volume index at 90 to 180 minutes into reperfusion therapy for acute myocardial infarction is a strong predictor of early and late mortality. The Global Utilization of Streptokinase and t-PA for Occluded Coronary Arteries (GUSTO)-I Angiographic Investigators. Circulation. 1997;96(1):116-121.

48.   Norris RM, White HD, Cross DB, Wild CJ, Whitlock RM. Prognosis after recovery from myocardial infarction: the relative importance of cardiac dilatation and coronary stenoses. Eur Heart J. 1992;13(12):1611-1618.

49.   Sutton MG, Sharpe N. Left ventricular remodeling after myocardial infarction: pathophysiology and therapy. Circulation. 2000;101(25):2981-2988.

50.   Piana RN, Paik GY, Moscucci M, Cohen DJ, Gibson CM, Kugelmass AD, et al. Incidence and treatment of « no-reflow » after percutaneous coronary intervention. Circulation. 1994;89(6):2514-2518.

51.   Grines CL, Marsalese DL, Brodie B, Griffin J, Donohue B, Costantini CR, et al. Safety and cost-effectiveness of early discharge after primary angioplasty in low risk patients with acute myocardial infarction. PAMI-II Investigators. Primary Angioplasty in Myocardial Infarction. J Am Coll Cardiol. 1998;31(5):967-972.

52.   Braunwald E, Cannon CP, McCabe CH. An approach to evaluating thrombolytic therapy in acute myocardial infarction. The « unsatisfactory outcome » end point. Circulation. 1992;86(2):683-687.

53. Wijns W, Vatner SF, Camici PG. Hibernating myocardium. N Engl J Med. 1998;339(3):173-181.

54. Reffelmann T, Kloner RA. The « no-reflow » phenomenon: basic science and clinical correlates. Heart. 2002;87(2):162-168.

55. Ito H, Tomooka T, Sakai N, Yu H, Higashino Y, Fujii K, et al. Lack of myocardial perfusion immediately after successful thrombolysis. A predictor of poor recovery of left ventricular function in anterior myocardial infarction. Circulation. 1992;85(5):1699-1705.

56. Aso H, Takeda K, Ito T, Shiraishi T, Matsumura K, Nakagawa T. Assessment of myocardial fibrosis in cardiomyopathic hamsters with gadolinium-DTPA enhanced magnetic resonance imaging. Invest Radiol. 1998;33(1):22-32.

57. Hunold P, Schlosser T, Vogt FM, Eggebrecht H, Schmermund A, Bruder O, et al. Myocardial late enhancement in contrast-enhanced cardiac MRI: distinction between infarction scar and non-infarction-related disease. AJR Am J Roentgenol. 2005;184(5):1420-1426.

58. Abraham WT, Hayes DL. Cardiac resynchronization therapy for heart failure. Circulation. 2003;108(21):2596-2603.

59. Bilchick KC, Dimaano V, Wu KC, Helm RH, Weiss RG, Lima JA, et al. Cardiac magnetic resonance assessment of dyssynchrony and myocardial scar predicts function class improvement following cardiac resynchronization therapy. JACC Cardiovasc Imaging. 2008;1(5):561-568.

60. Linde C, Abraham WT, Gold MR, Daubert C. Cardiac resynchronization therapy in asymptomatic or mildly symptomatic heart failure patients in relation to etiology: results from the REVERSE (REsynchronization reVErses Remodeling in Systolic Left vEntricular Dysfunction) study. J Am Coll Cardiol. 2010;56(22):1826-1831.

61. Zucchelli G, Soldati E, Di Cori A, De Lucia R, Segreti L, Solarino G, et al. Role of intraoperative electrical parameters in predicting reverse

remodelling after cardiac resynchronization therapy and correlation with interventricular mechanical dyssynchrony. Europace. 2010;12(10):1453-1459.

62.   Bonakdar HR, Jorat MV, Fazelifar AF, Alizadeh A, Givtaj N, Sameie N, et al. Prediction of response to cardiac resynchronization therapy using simple electrocardiographic and echocardiographic tools. Europace. 2009;11(10):1330-1337.

63.   Andrikopoulos GK, Tzeis S, Kolb C, Sakellariou D, Avramides D, Alexopoulos EC, et al. Correlation of mechanical dyssynchrony with QRS duration measured by signal-averaged electrocardiography. Ann Noninvasive Electrocardiol. 2009;14(3):234-241.

64.   Marcassa C, Campini R, Verna E, Ceriani L, Giannuzzi P. Assessment of cardiac asynchrony by radionuclide phase analysis: correlation with ventricular function in patients with narrow or prolonged QRS interval. Eur J Heart Fail. 2007;9(5):484-490.

65.   Haghjoo M, Bagherzadeh A, Fazelifar AF, Haghighi ZO, Esmaielzadeh M, Alizadeh A, et al. Prevalence of mechanical dyssynchrony in heart failure patients with different QRS durations. Pacing Clin Electrophysiol. 2007;30(5):616-622.

66.   Jurcut R, Pop I, Calin C, Coman IM, Ciudin R, Ginghina C. Utility of QRS width and echocardiography parameters in an integrative algorithm for selecting heart failure patients with cardiac dyssynchrony. Eur J Intern Med. 2009;20(2):213-220.

67.   Uchiyama T, Matsumoto K, Suga C, Kato R, Nishimura S. QRS width does not reflect ventricular dyssynchrony in patients with heart failure. J Artif Organs. 2005;8(2):100-103.

68.   Lafitte S, Reant P, Zaroui A, Donal E, Mignot A, Bougted H, et al. Validation of an echocardiographic multiparametric strategy to increase responders patients after cardiac resynchronization: a multicentre study.

Eur Heart J. 2009;30(23):2880-2887.

69.   Inden Y, Ito R, Yoshida N, Kamiya H, Kitamura K, Kitamura T, et al. Combined assessment of left ventricular dyssynchrony and contractility by speckled tracking strain imaging: a novel index for predicting responders to cardiac resynchronization therapy. Heart Rhythm. 2010;7(5):655-661.

70.   Penicka M, Bartunek J, De Bruyne B, Vanderheyden M, Goethals M, De Zutter M, et al. Improvement of left ventricular function after cardiac resynchronization therapy is predicted by tissue Doppler imaging echocardiography. Circulation. 2004;109(8):978-983.

71.   Chung ES, Leon AR, Tavazzi L, Sun J-P, Nihoyannopoulos P, Merlino J, et al. Results of the Predictors of Response to CRT (PROSPECT) trial. Circulation. 2008;117(20):2608-2616.

72.   Blaimer M, Breuer F, Mueller M, Heidemann RM, Griswold MA, Jakob PM. SMASH, SENSE, PILS, GRAPPA: how to choose the optimal method. Top Magn Reson Imaging. 2004;15(4):223-236.

73.   Sodickson DK, Manning WJ. Simultaneous acquisition of spatial harmonics (SMASH): fast imaging with radiofrequency coil arrays. Magn Reson Med. 1997;38(4):591-603.

74.   Pruessmann KP, Weiger M, Scheidegger MB, Boesiger P. SENSE: sensitivity encoding for fast MRI. Magn Reson Med. 1999;42(5):952-962.

75.   Griswold MA, Jakob PM, Nittka M, Goldfarb JW, Haase A. Partially parallel imaging with localized sensitivities (PILS). Magn Reson Med. 2000;44(4):602-609.

76.   Griswold MA, Jakob PM, Heidemann RM, Nittka M, Jellus V, Wang J, et al. Generalized autocalibrating partially parallel acquisitions (GRAPPA). Magn Reson Med. 2002;47(6):1202-1210.

77.   Roemer PB, Edelstein WA, Hayes CE, Souza SP, Mueller OM. The NMR phased array. Magn Reson Med. 1990;16(2):192-225.

78. Frahm J, Haase A, Matthaei D. Rapid NMR imaging of dynamic processes using the FLASH technique. Magn Reson Med. 1986;3(2):321-327.

79. Foo TK, Bernstein MA, Aisen AM, Hernandez RJ, Collick BD, Bernstein T. Improved ejection fraction and flow velocity estimates with use of view sharing and uniform repetition time excitation with fast cardiac techniques. Radiology. 1995;195(2):471-478.

80. Lalande A, Salvé N, Comte A, Jaulent MC, Legrand L, Walker PM, et al. Left ventricular ejection fraction calculation from automatically selected and processed diastolic and systolic frames in short-axis cine-MRI. J Cardiovasc Magn Reson. 2004;6(4):817-827.

81. Miller S, Simonetti OP, Carr J, Kramer U, Finn JP. MR Imaging of the heart with cine true fast imaging with steady-state precession: influence of spatial and temporal resolutions on left ventricular functional parameters. Radiology. 2002;223(1):263-269.

82. Fieno DS, Jaffe WC, Simonetti OP, Judd RM, Finn JP. TrueFISP: assessment of accuracy for measurement of left ventricular mass in an animal model. J Magn Reson Imaging. 2002;15(5):526-531.

83. Wang Y, Moin K, Akinboboye O, Reichek N. Myocardial first pass perfusion: steady-state free precession versus spoiled gradient echo and segmented echo planar imaging. Magn Reson Med. 2005;54(5):1123-1129.

84. Saremi F, Grizzard JD, Kim RJ. Optimizing cardiac MR imaging: practical remedies for artifacts. Radiographics. 2008;28(4):1161-1187.

85. de Roos A, van Rossum AC, van der Wall E, Postema S, Doornbos J, Matheijssen N, et al. Reperfused and nonreperfused myocardial infarction: diagnostic potential of Gd-DTPA--enhanced MR imaging. Radiology. 1989;172(3):717-720.

86. McNamara MT, Tscholakoff D, Revel D, Soulen R, Schechtmann N, Botvinick E, et al. Differentiation of reversible and irreversible myocardial

injury by MR imaging with and without gadolinium-DTPA. Radiology. 1986;158(3):765-769.

87.   Weinmann HJ, Brasch RC, Press WR, Wesbey GE. Characteristics of gadolinium-DTPA complex: a potential NMR contrast agent. AJR Am J Roentgenol. 1984;142(3):619-624.

88.   Svendsen JH, Efsen F, Haunsø S. Capillary permeability of 99mTc-DTPA and blood flow rate in the human myocardium determined by intracoronary bolus injection and residue detection. Cardiology. 1992;80(1):18-27.

89.   Wilke N, Jerosch-Herold M, Stillman AE, Kroll K, Tsekos N, Merkle H, et al. Concepts of myocardial perfusion imaging in magnetic resonance imaging. Magn Reson Q. 1994;10(4):249-286.

90.   Gerber BL, Raman SV, Nayak K, Epstein FH, Ferreira P, Axel L, et al. Myocardial first-pass perfusion cardiovascular magnetic resonance: history, theory, and current state of the art. J Cardiovasc Magn Reson. 2008;10:18.

91.   Storey P, Chen Q, Li W, Edelman RR, Prasad PV. Band artifacts due to bulk motion. Magn Reson Med. 2002;48(6):1028-1036.

92.   Di Bella EVR, Parker DL, Sinusas AJ. On the dark rim artifact in dynamic contrast-enhanced MRI myocardial perfusion studies. Magn Reson Med. 2005;54(5):1295-1299.

93.   Inoue S, Murakami Y, Ochiai K, Kitamura J, Ishibashi Y, Kawamitsu H, et al. The contributory role of interstitial water in Gd-DTPA-enhanced MRI in myocardial infarction. J Magn Reson Imaging. 1999;9(2):215-219.

94.   Yokota C, Nonogi H, Miyazaki S, Goto Y, Maeno M, Daikoku S, et al. Gadolinium-enhanced magnetic resonance imaging in acute myocardial infarction. Am J Cardiol. 1995;75(8):577-581.

95.   Lima JA, Judd RM, Bazille A, Schulman SP, Atalar E, Zerhouni EA.

Regional heterogeneity of human myocardial infarcts demonstrated by contrast-enhanced MRI. Potential mechanisms. Circulation. 1995;92(5):1117-1125.

96.   Ramani K, Judd RM, Holly TA, Parrish TB, Rigolin VH, Parker MA, et al. Contrast magnetic resonance imaging in the assessment of myocardial viability in patients with stable coronary artery disease and left ventricular dysfunction. Circulation. 1998;98(24):2687-2694.

97.   Fedele F, Montesano T, Ferro-Luzzi M, Di Cesare E, Di Renzi P, Scopinaro F, et al. Identification of viable myocardium in patients with chronic coronary artery disease and left ventricular dysfunction: role of magnetic resonance imaging. Am Heart J. 1994;128(3):484-489.

98.   Dulce MC, Duerinckx AJ, Hartiala J, Caputo GR, O'Sullivan M, Cheitlin MD, et al. MR imaging of the myocardium using nonionic contrast medium: signal-intensity changes in patients with subacute myocardial infarction. AJR Am J Roentgenol. 1993;160(5):963-970.

99.   Kim RJ, Wu E, Rafael A, Chen EL, Parker MA, Simonetti O, et al. The use of contrast-enhanced magnetic resonance imaging to identify reversible myocardial dysfunction. N Engl J Med. 2000;343(20):1445-1453.

100.   Lund GK, Stork A, Saeed M, Bansmann MP, Gerken JH, Müller V, et al. Acute myocardial infarction: evaluation with first-pass enhancement and delayed enhancement MR imaging compared with 201Tl SPECT imaging. Radiology. 2004;232(1):49-57.

101.   Nijveldt R, Hofman MBM, Hirsch A, Beek AM, Umans VAWM, Algra PR, et al. Assessment of microvascular obstruction and prediction of short-term remodeling after acute myocardial infarction: cardiac MR imaging study. Radiology. 2009;250(2):363-370.

102.   Simonetti OP, Kim RJ, Fieno DS, Hillenbrand HB, Wu E, Bundy JM, et al. An improved MR imaging technique for the visualization of

myocardial infarction. Radiology. 2001;218(1):215-223.

103. Huber A, Bauner K, Wintersperger BJ, Reeder SB, Stadie F, Mueller E, et al. Phase-sensitive inversion recovery (PSIR) single-shot TrueFISP for assessment of myocardial infarction at 3 tesla. Invest Radiol. 2006;41(2):148-153.

104. Kellman P, Arai AE, McVeigh ER, Aletras AH. Phase-sensitive inversion recovery for detecting myocardial infarction using gadolinium-delayed hyperenhancement. Magn Reson Med. 2002;47(2):372-383.

105. Huber AM, Schoenberg SO, Hayes C, Spannagl B, Engelmann MG, Franz WM, et al. Phase-sensitive inversion-recovery MR imaging in the detection of myocardial infarction. Radiology. 2005;237(3):854-860.

106. García-Dorado D, Oliveras J, Gili J, Sanz E, Pérez-Villa F, Barrabés J, et al. Analysis of myocardial oedema by magnetic resonance imaging early after coronary artery occlusion with or without reperfusion. Cardiovasc Res. 1993;27(8):1462-1469.

107. Raman SV, Simonetti OP, Winner MW 3rd, Dickerson JA, He X, Mazzaferri EL Jr, et al. Cardiac magnetic resonance with edema imaging identifies myocardium at risk and predicts worse outcome in patients with non-ST-segment elevation acute coronary syndrome. J Am Coll Cardiol. 2010;55(22):2480-2488.

108. Aletras AH, Tilak GS, Natanzon A, Hsu L-Y, Gonzalez FM, Hoyt RF Jr, et al. Retrospective determination of the area at risk for reperfused acute myocardial infarction with T2-weighted cardiac magnetic resonance imaging: histopathological and displacement encoding with stimulated echoes (DENSE) functional validations. Circulation. 2006;113(15):1865-1870.

109. Wu KC, Zerhouni EA, Judd RM, Lugo-Olivieri CH, Barouch LA, Schulman SP, et al. Prognostic significance of microvascular obstruction by magnetic resonance imaging in patients with acute myocardial

infarction. Circulation. 1998;97(8):765-772.

110. Ito H, Maruyama A, Iwakura K, Takiuchi S, Masuyama T, Hori M, et al. Clinical implications of the « no reflow » phenomenon. A predictor of complications and left ventricular remodeling in reperfused anterior wall myocardial infarction. Circulation. 1996;93(2):223-228.

111. Nijveldt R, Beek AM, Hirsch A, Stoel MG, Hofman MBM, Umans VAWM, et al. Functional recovery after acute myocardial infarction: comparison between angiography, electrocardiography, and cardiovascular magnetic resonance measures of microvascular injury. J Am Coll Cardiol. 2008;52(3):181-189.

112. Bolognese L, Carrabba N, Parodi G, Santoro GM, Buonamici P, Cerisano G, et al. Impact of microvascular dysfunction on left ventricular remodeling and long-term clinical outcome after primary coronary angioplasty for acute myocardial infarction. Circulation. 2004;109(9):1121-1126.

113. Schwitter J, Nanz D, Kneifel S, Bertschinger K, Büchi M, Knüsel PR, et al. Assessment of myocardial perfusion in coronary artery disease by magnetic resonance: a comparison with positron emission tomography and coronary angiography. Circulation. 2001;103(18):2230-2235.

114. Nagel E, Klein C, Paetsch I, Hettwer S, Schnackenburg B, Wegscheider K, et al. Magnetic resonance perfusion measurements for the noninvasive detection of coronary artery disease. Circulation. 2003;108(4):432-437.

115. Mahnken AH, Mühlenbruch G, Koos R, Stanzel S, Busch PS, Niethammer M, et al. Automated vs. manual assessment of left ventricular function in cardiac multidetector row computed tomography: comparison with magnetic resonance imaging. Eur Radiol. 2006;16(7):1416-1423.

116. François CJ, Fieno DS, Shors SM, Finn JP. Left ventricular mass: manual and automatic segmentation of true FISP and FLASH cine MR

images in dogs and pigs. Radiology. 2004;230(2):389-395.

117. Petitjean C, Dacher J-N. A review of segmentation methods in short axis cardiac MR images. Med Image Anal. 2011;15(2):169-184.

118. Pham DL, Xu C, Prince JL. Current methods in medical image segmentation. Annu Rev Biomed Eng. 2000;2:315-337.

119. Goshtasby A, Turner DA. Segmentation of cardiac cine MR images for extraction of right and left ventricular chambers. IEEE Trans Med Imaging. 1995;14(1):56-64.

120. Fleagle SR, Thedens DR, Stanford W, Thompson BH, Weston JM, Patel PP, et al. Automated myocardial edge detection on MR images: accuracy in consecutive subjects. J Magn Reson Imaging. 1993;3(5):738-741.

121. Waiter GD, McKiddie FI, Redpath TW, Semple SI, Trent RJ. Determination of normal regional left ventricular function from cine-MR images using a semi-automated edge detection method. Magn Reson Imaging. 1999;17(1):99-107.

122. Furber A, Balzer P, Cavaro-Ménard C, Croué A, Da Costa E, Lethimonnier F, et al. Experimental validation of an automated edge-detection method for a simultaneous determination of the endocardial and epicardial borders in short-axis cardiac MR images: application in normal volunteers. J Magn Reson Imaging. 1998;8(5):1006-1014.

123. Fu JC, Chai JW, Wong ST. Wavelet-based enhancement for detection of left ventricular myocardial boundaries in magnetic resonance images. Magn Reson Imaging. 2000;18(9):1135-1141.

124. Uzümcü M, van der Geest RJ, Swingen C, Reiber JHC, Lelieveldt BPF. Time continuous tracking and segmentation of cardiovascular magnetic resonance images using multidimensional dynamic programming. Invest Radiol. 2006;41(1):52-62.

125. Cousty J, Najman L, Couprie M, Clément-Guinaudeau S, Goissen T,

Garot J. Segmentation of 4D cardiac MRI: Automated method based on spatio-temporal watershed cuts. Image Vison Comput. 2010;28(8):1229-1243.

126. Zimmer Y, Akselrod S. An automatic contour extraction algorithm for short-axis cardiac magnetic resonance images. Med Phys. 1996;23(8):1371-1379.

127. Nassenstein K, de Greiff A, Hunold P. MR evaluation of left ventricular volumes and function: threshold-based 3D segmentation versus short-axis planimetry. Invest Radiol. 2009;44(10):635-640.

128. Jolly M-P, Xue H, Grady L, Guehring J. Combining registration and minimum surfaces for the segmentation of the left ventricle in cardiac cine MR images. Med Image Comput Comput Assist Interv. 2009;12(Pt 2):910-918.

129. Pednekar A, Kurkure U, Muthupillai R, Flamm S, Kakadiaris IA. Automated left ventricular segmentation in cardiac MRI. IEEE Trans Biomed Eng. 2006;53(7):1425-1428.

130. Lynch M, Ghita O, Whelan PF. Automatic segmentation of the left ventricle cavity and myocardium in MRI data. Comput Biol Med. 2006;36(4):389-407.

131. Boudraa AO. Automated detection of the left ventricular region in Magnetic Resonance images by the fuzzy-c-means Model. Int J Card Imaging. 1997;13(4):347-355.

132. Baldy C, Douek P, Croisille P, Magnin IE, Revel D, Amiel M. Automated myocardial edge detection from breath-hold cine-MR images: evaluation of left ventricular volumes and mass. Magn Reson Imaging. 1994;12(4):589-598.

133. Graves MJ, Berry E, Eng AA, Westhead M, Black RT, Beacock DJ, et al. A multicenter validation of an active contour-based left ventricular analysis technique. J Magn Reson Imaging. 2000;12(2):232-239.

134. Ranganath S. Contour extraction from cardiac MRI studies using snakes. IEEE Trans Med Imaging. 1995;14(2):328-338.

135. Chakraborty A, Staib LH, Duncan JS. Deformable boundary finding in medical images by integrating gradient and region information. IEEE Trans Med Imaging. 1996;15(6):859-870.

136. Pluempitiwiriyawej C, Moura JMF, Fellow, Wu Y-JL, Ho C. STACS: new active contour scheme for cardiac MR image segmentation. IEEE Trans Med Imaging. 2005;24(5):593-603.

137. Ben Ayed I, Li S, Ross I. Embedding overlap priors in variational left ventricle tracking. IEEE Trans Med Imaging. 2009;28(12):1902-1913.

138. Ammar M, Mahmoudi S, Chikh MA, Abbou A. Endocardial Border Detection in Cardiac Magnetic Resonance Images Using Level Set Method. J Digit Imaging. 2011;

139. Casta C, Clarysse P, Schaerer J, Pousin J. Evaluation of the Dynamic Deformable Elastic Template model for the segmentation of the heart in MRI sequences. Dans: MICCAI 2009 workshop on cardiac MR left ventricle segmentation challenge, MIDAS journal. 2009.

140. Pham QC, Vincent F, Clarysse P, Croisille P, Magnin IE. A FEM-based deformable model for the 3D segmentation and tracking of the heart in cardiac MRI. Dans: ISPA 2001. Proceedings of the 2nd International Symposium on Image and Signal Processing and Analysis. In conjunction with 23rd International Conference on Information Technology Interfaces. Pula, Croatia: 2001. p. 250-254.

141. Yan P, Sinusas A, Duncan JS. Boundary element method-based regularization for recovering of LV deformation. Med Image Anal. 2007;11(6):540-554.

142. Schaerer J, Casta C, Pousin J, Clarysse P. A dynamic elastic model for segmentation and tracking of the heart in MR image sequences. Med Image Anal. 2010;14(6):738-749.

143. Santarelli MF, Positano V, Michelassi C, Lombardi M, Landini L. Automated cardiac MR image segmentation: theory and measurement evaluation. Med Eng Phys. 2003;25(2):149-159.

144. El Berbari R, Bloch I, Redheuil A, Angelini E, Mousseaux E, Frouin F, et al. An automated myocardial segmentation in cardiac MRI. Conf Proc IEEE Eng Med Biol Soc. 2007;2007:4508-4511.

145. Mazonakis M, Grinias E, Pagonidis K, Tziritas G, Damilakis J. Development and evaluation of a semiautomatic segmentation method for the estimation of LV parameters on cine MR images. Phys Med Biol. 2010;55(4):1127-1140.

146. Zhu Y, Papademetris X, Sinusas AJ, Duncan JS. Bidirectional segmentation of three-dimensional cardiac MR images using a subject-specific dynamical model. Med Image Comput Comput Assist Interv. 2008;11(Pt 2):450-457.

147. Lin X, Cowan B, Young A. Model-based graph cut method for segmentation of the left ventricle. Conf Proc IEEE Eng Med Biol Soc. 2005;3:3059-3062.

148. Kaus MR, von Berg J, Weese J, Niessen W, Pekar V. Automated segmentation of the left ventricle in cardiac MRI. Med Image Anal. 2004;8(3):245-254.

149. Sun W, Qetin M, Chan R, Reddy V, Holmvang G, Chandar V, et al. Segmenting and tracking the left ventricle by learning the dynamics in cardiac images. Inf Process Med Imaging. 2005;19:553-565.

150. Senegas J, Cocosco CA, Netsch T. Model-based segmentation of cardiac MRI cine sequences: a Bayesian formulation. Dans: Proceedings of SPIE. San Diego (Etats Unis): 2004. p. 432-443.

151. Mitchell SC, Lelieveldt BP, van der Geest RJ, Bosch HG, Reiber JH, Sonka M. Multistage hybrid active appearance model matching: segmentation of left and right ventricles in cardiac MR images. IEEE Trans

Med Imaging. 2001;20(5):415-423.

152. Lelieveldt BPF, Geest RJ, Reiber JHC, Bosch JG, Mitchell SC, Sonka M. Time-continuous segmentation of cardiac image sequences using active appearance motion models. Dans: Insana MF, Leahy RM, éditeurs. Information Processing in Medical Imaging. Berlin, Heidelberg: Springer Berlin Heidelberg; 2001. p. 446-452.

153. Lorenzo-Valdés M, Sanchez-Ortiz GI, Mohiaddin R, Rueckert D. Atlas-based segmentation and tracking of 3D cardiac MR images using non-rigid registration. Dans: Dohi T, Kikinis R, éditeurs. Medical Image Computing and Computer-Assisted Intervention — MICCAI 2002. Berlin, Heidelberg: Springer Berlin Heidelberg; 2002. p. 642-650.

154. Zhuang H, Hawkes D, Crum, Boubertakh R, Uribe S, Atkinson D, et al. Robust registration between cardiac MRI images and atlas for segmentation propagation. Dans: SPIE conference. 2008.

155. Zadeh LA. Fuzzy sets. Inf Control. 1965;8:338-353.

156. Keller JM, Carpenter CL. Image segmentation in the presence of uncertainty. 1990;5(2):193-208.

157. Suh DY, Eisner RL, Mersereau RM, Pettigrew RI. Knowledge-based system for boundary detection of four-dimensional cardiac magnetic resonance image sequences. IEEE Trans Med Imaging. 1993;12(1):65-72.

158. Pattynama PM, Lamb HJ, van der Velde EA, van der Wall EE, de Roos A. Left ventricular measurements with cine and spin-echo MR imaging: a study of reproducibility with variance component analysis. Radiology. 1993;187(1):261-268.

159. Sievers B, Kirchberg S, Bakan A, Franken U, Trappe H-J. Impact of papillary muscles in ventricular volume and ejection fraction assessment by cardiovascular magnetic resonance. J Cardiovasc Magn Reson. 2004;6(1):9-16.

160. El Berbari R, Frouin F, Redheuil A, Angelini E-D, Mousseaux E,

Bloch I, et al. Développement et évaluation d'une méthode de segmentation automatique de l'endocarde sur des images acquises par résonance magnétique. IRBM. septembre;28(3-4):117-123.

161. Lalande A, Legrand L, Walker PM, Guy F, Cottin Y, Roy S, et al. Automatic detection of left ventricular contours from cardiac cine magnetic resonance imaging using fuzzy logic. Invest Radiol. 1999;34(3):211-217.

162. Lalande A, Legrand L, Walker PM, Jaulent MC, Guy F, Cottin Y, et al. Automatic detection of cardiac contours on MR images using fuzzy logic and dynamic programming. Proc AMIA Annu Fall Symp. 1997;:474-478.

163. Lalande A, Legrand L, Walker PM, Jaulent MC, Brunotte F. Automatic fuzzy contouring and parameter extraction of the left ventricle from multi-slice MR images. Dans: Seventh International Conference on Information Processing and Management of Uncertainty in Knowledge-Based Systems (IPMU). Paris: EDK; 1998. p. 238-244.

164. Kirsch RA. Computer determination of the constituent structure of biological images. Comput Biomed Res. 1971;4(3):315-328.

165. Illingworth J, Kittler J. A survey of the Hough transform. Comput. Vision Graph. Image Process. 1988;44(1):87–116.

166. Meijster A, Wilkinson MHF. A Comparison of Algorithms for Connected Set Openings and Closings. IEEE Trans Pattern Anal Mach Intell. 2002;24(4):484-494.

167. Zaret BL, Wackers FJ, Terrin ML, Forman SA, Williams DO, Knatterud GL, et al. Value of radionuclide rest and exercise left ventricular ejection fraction in assessing survival of patients after thrombolytic therapy for acute myocardial infarction: results of Thrombolysis in Myocardial Infarction (TIMI) phase II study. The TIMI Study Group. J Am Coll Cardiol. 1995;26(1):73-79.

168. Hamer AW, Takayama M, Abraham KA, Roche AH, Kerr AR,

Williams BF, et al. End-systolic volume and long-term survival after coronary artery bypass graft surgery in patients with impaired left ventricular function. Circulation. 1994;90(6):2899-2904.

169. Xavier M, Lalande A, Walker PM, Brunotte F, Legrand L. An adapted optical flow algorithm for robust quantification of cardiac wall motion from standard cine-MR examinations. IEEE Trans Inf Technol Biomed. 2012; Accepté.

170. Xavier M, Lalande A, Walker PM, Eicher J-C, Wolf J-E, Brunotte F, et al. Myocardial motion estimation from cardiac Cine-MRI with a phase-based optical flow method. Dans: International Society of Magnetic Resonance in Medecine (ISMRM). Stockholm (Suède): 2010.

171. Xavier M, Lalande A, Walker PM, Cochet A, Boichot C, Brunotte F, et al. Estimation of the myocardial motion from cardiac Cine-MRI with a frequency-based optical flow method. Dans: European Society for Magnetic Resonance in Medicine and Biology (ESMRMB). Valence (Espagne): 2008.

172. Fleet DJ, Jepson AD. Computation of component image velocity from local phase information. Int J Comput Vision. 1990;5(1):77-104.

173. Gudbjartsson H, Patz S. The Rician distribution of noisy MRI data. Magn Reson Med. 1995;34(6):910-914.

174. Dietrich O, Raya JG, Reeder SB, Ingrisch M, Reiser MF, Schoenberg SO. Influence of multichannel combination, parallel imaging and other reconstruction techniques on MRI noise characteristics. Magn Reson Imaging. 2008;26(6):754-762.

175. McGibney G, Smith MR. An unbiased signal-to-noise ratio measure for magnetic resonance images. Med Phys. 1993;20(4):1077-1078.

176. Heeger DJ. Optical flow using spatiotemporal filters. Int J Comput Vision. 1988;1(4):279-302.

177. Bruno E, Pellerin D. Robust Motion Estimation Using Spatial Gabor

Filters. Dans: X European Conf Signal Process. 2000.

178. Chehikian A. Algorithmes optimaux pour la génération de pyramides d'images passe-bas et laplaciennes = Optimal algorithms for low-pass and Laplacian image pyramids computation. Traitement du Signal. 9:297-307.

179. Barron JL, Fleet DJ, Beauchemin SS. Performance of optical flow techniques. Inter J Comput Vision. 1994;12:43--77.

180. Horn BKP, Schunck BG. Determining Optical Flow. Artif Intell. 1981;17:185--203.

181. Bussadori C, Moreo A, Di Donato M, De Chiara B, Negura D, Dall'Aglio E, et al. A new 2D-based method for myocardial velocity strain and strain rate quantification in a normal adult and paediatric population: assessment of reference values. Cardiovasc Ultrasound. 2009;7:8.

182. Isaaz K, Thompson A, Ethevenot G, Cloez JL, Brembilla B, Pernot C. Doppler echocardiographic measurement of low velocity motion of the left ventricular posterior wall. Am J Cardiol. 1989;64(1):66-75.

183. Miyatake K, Yamagishi M, Tanaka N, Uematsu M, Yamazaki N, Mine Y, et al. New method for evaluating left ventricular wall motion by color-coded tissue Doppler imaging: in vitro and in vivo studies. J Am Coll Cardiol. 1995;25(3):717-724.

184. Karwatowski SP, Mohiaddin R, Yang GZ, Firmin DN, Sutton MS, Underwood SR, et al. Assessment of regional left ventricular long-axis motion with MR velocity mapping in healthy subjects. J Magn Reson Imaging. 1994;4(2):151-155.

185. Ledesma-Carbayo MJ, Mahía-Casado P, Santos A, Pérez-David E, García-Fernández MA, Desco M. Cardiac motion analysis from ultrasound sequences using nonrigid registration: validation against Doppler tissue velocity. Ultrasound Med Biol. 2006;32(4):483-490.

186. Pitzalis MV, Iacoviello M, Romito R, Massari F, Rizzon B, Luzzi G, et al. Cardiac resynchronization therapy tailored by echocardiographic

evaluation of ventricular asynchrony. J Am Coll Cardiol. 2002;40(9):1615-1622.

187. Miyazaki C, Redfield MM, Powell BD, Lin GM, Herges RM, Hodge DO, et al. Dyssynchrony indices to predict response to cardiac resynchronization therapy: a comprehensive prospective single-center study. Circ Heart Fail. 2010;3(5):565-573.

188. Mele D, Pasanisi G, Capasso F, De Simone A, Morales M-A, Poggio D, et al. Left intraventricular myocardial deformation dyssynchrony identifies responders to cardiac resynchronization therapy in patients with heart failure. Eur Heart J. 2006;27(9):1070-1078.

189. Donahue KM, Weisskoff RM, Chesler DA, Kwong KK, Bogdanov AA Jr, Mandeville JB, et al. Improving MR quantification of regional blood volume with intravascular T1 contrast agents: accuracy, precision, and water exchange. Magn Reson Med. 1996;36(6):858-867.

190. Kroll K, Wilke N, Jerosch-Herold M, Wang Y, Zhang Y, Bache RJ, et al. Modeling regional myocardial flows from residue functions of an intravascular indicator. Am J Physiol. 1996;271(4 Pt 2):H1643-1655.

191. Wagner A, Mahrholdt H, Thomson L, Hager S, Meinhardt G, Rehwald W, et al. Effects of time, dose, and inversion time for acute myocardial infarct size measurements based on magnetic resonance imaging-delayed contrast enhancement. J Am Coll Cardiol. 2006;47(10):2027-2033.

192. Judd RM, Lugo-Olivieri CH, Arai M, Kondo T, Croisille P, Lima JA, et al. Physiological basis of myocardial contrast enhancement in fast magnetic resonance images of 2-day-old reperfused canine infarcts. Circulation. 1995;92(7):1902-1910.

193. Kim RJ, Fieno DS, Parrish TB, Harris K, Chen EL, Simonetti O, et al. Relationship of MRI delayed contrast enhancement to irreversible injury, infarct age, and contractile function. Circulation.

1999;100(19):1992-2002.

194. Wagner A, Mahrholdt H, Holly TA, Elliott MD, Regenfus M, Parker M, et al. Contrast-enhanced MRI and routine single photon emission computed tomography (SPECT) perfusion imaging for detection of subendocardial myocardial infarcts: an imaging study. Lancet. 2003;361(9355):374-379.

195. Tarantini G, Razzolini R, Cacciavillani L, Bilato C, Sarais C, Corbetti F, et al. Influence of transmurality, infarct size, and severe microvascular obstruction on left ventricular remodeling and function after primary coronary angioplasty. Am J Cardiol. 2006;98(8):1033-1040.

196. Hombach V, Grebe O, Merkle N, Waldenmaier S, Höher M, Kochs M, et al. Sequelae of acute myocardial infarction regarding cardiac structure and function and their prognostic significance as assessed by magnetic resonance imaging. Eur Heart J. 2005;26(6):549-557.

197. Ugander M, Cain PA, Perron A, Hedström E, Arheden H. Infarct transmurality and adjacent segmental function as determinants of wall thickening in revascularized chronic ischemic heart disease. Clin Physiol Funct Imaging. 2005;25(4):209-214.

198. Petersen SE, Horstick G, Voigtländer T, Kreitner K-F, Wittlinger T, Ziegler S, et al. Diagnostic value of routine clinical parameters in acute myocardial infarction: a comparison to delayed contrast enhanced magnetic resonance imaging. Delayed enhancement and routine clinical parameters after myocardial infarction. Int J Cardiovasc Imaging. 2003;19(5):409-416.

199. Al-Saadi N, Nagel E, Gross M, Bornstedt A, Schnackenburg B, Klein C, et al. Noninvasive detection of myocardial ischemia from perfusion reserve based on cardiovascular magnetic resonance. Circulation. 2000;101(12):1379-1383.

200. Rogers WJ Jr, Kramer CM, Geskin G, Hu YL, Theobald TM, Vido DA, et al. Early contrast-enhanced MRI predicts late functional recovery

after reperfused myocardial infarction. Circulation. 1999;99(6):744-750.

201. Comte A, Lalande A, Cochet A, Walker PM, Wolf J-E, Cottin Y, et al. Automatic fuzzy classification of the washout curves from magnetic resonance first-pass perfusion imaging after myocardial infarction. Invest Radiol. 2005;40(8):545-555.

202. Yang GZ, Burger P, Panting J, Gatehouse PD, Rueckert D, Pennell DJ, et al. Motion and deformation tracking for short-axis echo-planar myocardial perfusion imaging. Med Image Anal. 1998;2(3):285-302.

203. Delzescaux T, Frouin F, De Cesare A, Philipp-Foliguet S, Zeboudj R, Janier M, et al. Adaptive and self-evaluating registration method for myocardial perfusion assessment. MAGMA. 2001;13(1):28-39.

204. Bidaut LM, Vallée JP. Automated registration of dynamic MR images for the quantification of myocardial perfusion. J Magn Reson Imaging. 2001;13(4):648-655.

205. Comte A, Lalande A, Aho S, Walker PM, Brunotte F. Realignment of myocardial first-pass MR perfusion images using an automatic detection of the heart-lung interface. Magn Reson Imaging. 2004;22(7):1001-1009.

206. Haralick RM, Sternberg SR, Zhuang X. Image analysis using mathematical morphology. IEEE Trans Pattern Anal Mach Intell. 1987;9(4):532–550.

207. Casasent D. New advances in correlation filters. Dans: Proc. SPIE. Boston: 1992. p. 2-10.

208. Schaefer R, Casasent D, Ye A. Optical morphological processors: gray scale with binary structuring elements, detection, and clutter reduction. Dans: Proc. SPIE. Boston: 1992. p. 427-442.

209. Comte A, Lalande A, Walker PM, Cochet A, Legrand L, Cottin Y, et al. Visual estimation of the global myocardial extent of hyperenhancement on delayed contrast-enhanced MRI. Eur Radiol. 2004;14(12):2182-2187.

210. Klein C, Nekolla SG, Bengel FM, Momose M, Sammer A, Haas F, et

al. Assessment of myocardial viability with contrast-enhanced magnetic resonance imaging: comparison with positron emission tomography. Circulation. 2002;105(2):162-167.

211. Wu E, Judd RM, Vargas JD, Klocke FJ, Bonow RO, Kim RJ. Visualisation of presence, location, and transmural extent of healed Q-wave and non-Q-wave myocardial infarction. Lancet. 2001;357(9249):21-28.

212. Bland JM, Altman DG. Statistical methods for assessing agreement between two methods of clinical measurement. Lancet. 1986;1(8476):307-310.

213. Beek AM, Kühl HP, Bondarenko O, Twisk JWR, Hofman MBM, van Dockum WG, et al. Delayed contrast-enhanced magnetic resonance imaging for the prediction of regional functional improvement after acute myocardial infarction. J Am Coll Cardiol. 2003;42(5):895-901.

214. Yan AT, Gibson CM, Larose E, Anavekar NS, Tsang S, Solomon SD, et al. Characterization of microvascular dysfunction after acute myocardial infarction by cardiovascular magnetic resonance first-pass perfusion and late gadolinium enhancement imaging. J Cardiovasc Magn Reson. 2006;8(6):831-837.

215. Setser RM, Chung YC, Weaver JA, Stillman AE, Simonetti OP, White RD. Effect of inversion time on delayed-enhancement magnetic resonance imaging with and without phase-sensitive reconstruction. J Magn Reson Imaging. 2005;21(5):650-655.

216. Cochet A, Lalande A, Walker PM, Boichot C, Ciappuccini R, Cottin Y, et al. Comparison of the extent of delayed-enhancement cardiac magnetic resonance imaging with and without phase-sensitive reconstruction at 3.0 T. Invest Radiol. 2007;42(6):372-376.

217. Seferian KR, Tamm NN, Semenov AG, Mukharyamova KS, Tolstaya AA, Koshkina EV, et al. The brain natriuretic peptide (BNP) precursor is the major immunoreactive form of BNP in patients with heart

failure. Clin Chem. 2007;53(5):866-873.

218. Cochet A, Zeller M, Cottin Y, Robert-Valla C, Lalande A, L'Huilllier I, et al. The extent of myocardial damage assessed by contrast-enhanced MRI is a major determinant of N-BNP concentration after myocardial infarction. Eur J Heart Fail. 2004;6(5):555-560.

219. Calderone A, Bel-Hadj S, Drapeau J, El-Helou V, Gosselin H, Clement R, et al. Scar myofibroblasts of the infarcted rat heart express natriuretic peptides. J Cell Physiol. 2006;207(1):165-173.

220. Tsuruda T, Boerrigter G, Huntley BK, Noser JA, Cataliotti A, Costello-Boerrigter LC, et al. Brain natriuretic Peptide is produced in cardiac fibroblasts and induces matrix metalloproteinases. Circ Res. 2002;91(12):1127-1134.

221. Gerber BL, Garot J, Bluemke DA, Wu KC, Lima JAC. Accuracy of contrast-enhanced magnetic resonance imaging in predicting improvement of regional myocardial function in patients after acute myocardial infarction. Circulation. 2002;106(9):1083-1089.

222. Iwakura K, Ito H, Ikushima M, Kawano S, Okamura A, Asano K, et al. Association between hyperglycemia and the no-reflow phenomenon in patients with acute myocardial infarction. J Am Coll Cardiol. 2003;41(1):1-7.

223. Cochet A, Zeller M, Lalande A, L'huillier I, Walker PM, Touzery C, et al. Utility of Cardiac Magnetic Resonance to assess association between admission hyperglycemia and myocardial damage in patients with reperfused ST-segment elevation myocardial infarction. J Cardiovasc Magn Reson. 2008;10:2.

224. Report of the expert committee on the diagnosis and classification of diabetes mellitus. Diabetes Care. 2004;27 Suppl 1:S5-10.

225. Cochet AA, Lorgis L, Lalande A, Zeller M, Beer J-C, Walker PM, et al. Major prognostic impact of persistent microvascular obstruction as

assessed by contrast-enhanced cardiac magnetic resonance in reperfused acute myocardial infarction. Eur Radiol. 2009;19(9):2117-2126.

226. Rogers WJ, Frederick PD, Stoehr E, Canto JG, Ornato JP, Gibson CM, et al. Trends in presenting characteristics and hospital mortality among patients with ST elevation and non-ST elevation myocardial infarction in the National Registry of Myocardial Infarction from 1990 to 2006. Am Heart J. 2008;156(6):1026-1034.

227. Cochet A, Lalande A, Lorgis L, Zeller M, Beer J-C, Walker PM, et al. Prognostic value of microvascular damage determined by cardiac magnetic resonance in non ST-segment elevation myocardial infarction: comparison between first-pass and late gadolinium-enhanced images. Invest Radiol. 2010;45(11):725-732.

228. Kissi A, Tilmant C, De Cesare A, Comte A, Najman L, Lalande A, et al. Initiative multicentrique pour une plateforme d'évaluation en imagerie cardiaque. Dans: RITS. Lille: 2009.

229. Frouin F, Garreau M, Buvat I, Casta C, Constantinidès C, Cousty J, et al. Méthodologie pour comparer différentes méthodes d'extraction de biomarqueurs sans méthode de référence. Application à la segmentation du ventricule gauche en IRM cardiaque pour estimer la fraction d'éjection. Dans: RITS. Rennes: 2011.

230. Lebenberg J, Buvat I, Garreau M, Casta C, Constantinidès C, Cousty J, et al. Comparison of different segmentation approaches without using gold standard. Application to the estimation of the left ventricle ejection fraction from cardiac cine MRI sequences. Dans: 33rd Annual International Conference of the IEEE Engineering in Medicine and Biology Society (EMBC '11). Boston: 2011.

231. Hoppin JW, Kupinski MA, Kastis GA, Clarkson E, Barrett HH. Objective comparison of quantitative imaging modalities without the use of a gold standard. IEEE Trans Med Imaging. 2002;21(5):441-449.

232. Kupinski MA, Hoppin JW, Krasnow J, Dahlberg S, Leppo JA, King MA, et al. Comparing cardiac ejection fraction estimation algorithms without a gold standard. Acad Radiol. 2006;13(3):329-337.

233. Soret M, Alaoui J, Koulibaly PM, Darcourt J, Buvat I. Accuracy of partial volume effect correction in clinical molecular imaging of dopamine transporter using SPECT. Nucl Instr Meth A. 2007;571(1-2):173-176.

234. Warfield SK, Zou KH, Wells WM. Simultaneous truth and performance level estimation (STAPLE): an algorithm for the validation of image segmentation. IEEE Trans Med Imaging. 2004;23(7):903-921.

235. Jehan-Besson S, Tilmant C, De Cesare A, Casta C, Constantinidès C, Cochet A, et al. Estimation d'une forme mutuelle pour l'évaluation de la segmentation en imagerie cardiaque. Dans: GRETSI. Bordeaux: 2011.

236. Buvat I, Alaoui J, Soret M. Comparison of estimation methods without a gold standard. J Nucl Med. 2006;47:116.

237. Amado LC, Gerber BL, Gupta SN, Rettmann DW, Szarf G, Schock R, et al. Accurate and objective infarct sizing by contrast-enhanced magnetic resonance imaging in a canine myocardial infarction model. J Am Coll Cardiol. 2004;44(12):2383-2389.

238. Hsu L-Y, Natanzon A, Kellman P, Hirsch GA, Aletras AH, Arai AE. Quantitative myocardial infarction on delayed enhancement MRI. Part I: Animal validation of an automated feature analysis and combined thresholding infarct sizing algorithm. J Magn Reson Imaging. 2006;23(3):298-308.

239. Ligabue G, Fiocchi F, Ferraresi S, Barbieri A, Romagnoli R, Torricelli P. How to quantify infarct size on delayed-enhancement MR images: a comparison between visual and quantitative approach. Radiol Med. 2007;112(7):959-968.

240. Yan AT, Shayne AJ, Brown KA, Gupta SN, Chan CW, Luu TM, et al. Characterization of the peri-infarct zone by contrast-enhanced cardiac

magnetic resonance imaging is a powerful predictor of post-myocardial infarction mortality. Circulation. 2006;114(1):32-39.

241. Heiberg E, Ugander M, Engblom H, Götberg M, Olivecrona GK, Erlinge D, et al. Automated quantification of myocardial infarction from MR images by accounting for partial volume effects: animal, phantom, and human study. Radiology. 2008;246(2):581-588.

242. Metwally MK, El-Gayar N, Osman NF. Improved Technique to Detect the Infarction in Delayed Enhancement Image Using K-Mean Method. Dans: Campilho A, Kamel M, éditeurs. Image Analysis and Recognition. Berlin, Heidelberg: Springer Berlin Heidelberg; 2010. p. 108-119.

243. Friman O, Peitgen H, Hennemuth. A Rician-Gaussian Mixture Model for Segmenting Delayed Enhancement MRI Images. Dans: Proceedings of International Society of Magnetic Resonance in Medicine (ISMRM). 2008. p. 1040.

244. Hennemuth A, Seeger A, Friman O, Miller S, Peitgen H. Automatic Detection and Quantification of Non-Viable Myocardium in Late Enhancement Ima. Dans: Proceedings of International Society of Magnetic Resonance in Medicine (ISMRM). 2008. p. 1039.

245. Elagouni K, Ciofolo-Veit C, Mory B. Automatic segmentation of pathological tissues in cardiac MRI. Dans: 2010 IEEE International Symposium on Biomedical Imaging: From Nano to Macro. IEEE; 2010. p. 472-475.

246. Schmidt A, Azevedo CF, Cheng A, Gupta SN, Bluemke DA, Foo TK, et al. Infarct tissue heterogeneity by magnetic resonance imaging identifies enhanced cardiac arrhythmia susceptibility in patients with left ventricular dysfunction. Circulation. 2007;115(15):2006-2014.

247. Valindria VV, Angue M, Vignon N, Walker PM, Cochet A, Lalande A. Automatic quantification of myocardial infarction from delayed

enhancement MRI. Dans: SITIS 2011. Dijon: 2011.

248. Barron J, Klette R. Quantitative color optical flow. Dans: 16th International Conference on Pattern Recognition, 2002. Proceedings. IEEE; 2002. p. 251- 255.

249. Markandey V, Flinchbaugh BE. Multispectral constraints for optical flow computation. Dans: Proceedings, Third International Conference on Computer Vision, 1990. IEEE; 1990. p. 38-41.

250. Woodham RJ. Multiple light source optical flow. Dans: Third International Conference on Computer Vision, 1990. IEEE; 1990. p. 42-46.

251. Lacolley P, Babuty D, Boulanger C, Loirand G, Collectif. Biologie et pathologie du coeur et des vaisseaux. John Libbey Eurotext; 2008.

252. Schneider JE, Cassidy PJ, Lygate C, Tyler DJ, Wiesmann F, Grieve SM, et al. Fast, high-resolution in vivo cine magnetic resonance imaging in normal and failing mouse hearts on a vertical 11.7 T system. J Magn Reson Imaging. 2003;18(6):691-701.

253. Wiesmann F, Ruff J, Hiller KH, Rommel E, Haase A, Neubauer S. Developmental changes of cardiac function and mass assessed with MRI in neonatal, juvenile, and adult mice. Am J Physiol Heart Circ Physiol. 2000;278(2):H652-657.

254. Schneider JE, Wiesmann F, Lygate CA, Neubauer S. How to perform an accurate assessment of cardiac function in mice using high-resolution magnetic resonance imaging. J Cardiovasc Magn Reson. 2006;8(5):693-701.

255. Siri FM, Jelicks LA, Leinwand LA, Gardin JM. Gated magnetic resonance imaging of normal and hypertrophied murine hearts. Am J Physiol. 1997;272(5 Pt 2):H2394-2402.

256. Grande KJ, Cochran RP, Reinhall PG, Kunzelman KS. Stress variations in the human aortic root and valve: the role of anatomic

asymmetry. Ann Biomed Eng. 1998;26(4):534-545.

257. Sievers H-H, Schmidtke C. A classification system for the bicuspid aortic valve from 304 surgical specimens. J Thorac Cardiovasc Surg. 2007;133(5):1226-1233.

258. Erbel R, Alfonso F, Boileau C, Dirsch O, Eber B, Haverich A, et al. Diagnosis and management of aortic dissection. Eur Heart J. 2001;22(18):1642 -1681.

259. Roman MJ, Devereux RB, Kramer-Fox R, O'Loughlin J. Two-dimensional echocardiographic aortic root dimensions in normal children and adults. Am J Cardiol. 1989;64(8):507-512.

260. Gulisano M, Bandiera P, Ruggiero C, Montella A. Dimensions of the human aortic arch and thoracic aorta studied by nuclear magnetic resonance. Boll Soc Ital Biol Sper. 1992;68(6):351-357.

261. Copstead L-E, Banasik J. Pathophysiology. 4e éd. Saunders; 2009.

262. Coady MA, Rizzo JA, Hammond GL, Mandapati D, Darr U, Kopf GS, et al. What is the appropriate size criterion for resection of thoracic aortic aneurysms? J Thorac Cardiovasc Surg. 1997;113(3):476-491; discussion 489-491.

263. Pape LA, Tsai TT, Isselbacher EM, Oh JK, O'gara PT, Evangelista A, et al. Aortic diameter >or = 5.5 cm is not a good predictor of type A aortic dissection: observations from the International Registry of Acute Aortic Dissection (IRAD). Circulation. 2007;116(10):1120-1127.

264. Isselbacher EM. Thoracic and abdominal aortic aneurysms. Circulation. 2005;111(6):816-828.

265. Bentall H, De Bono A. A technique for complete replacement of the ascending aorta. Thorax. 1968;23(4):338-339.

266. David TE. Aortic valve sparing operations. Ann Thorac Surg. 2002;73(4):1029-1030.

267. David TE. The aortic valve-sparing operation. J Thorac Cardiovasc

Surg. 2011;141(3):613-615.

268. Bickerstaff LK, Pairolero PC, Hollier LH, Melton LJ, Van Peenen HJ, Cherry KJ, et al. Thoracic aortic aneurysms: a population-based study. Surgery. 1982;92(6):1103-1108.

269. Clouse WD, Hallett JW Jr, Schaff HV, Gayari MM, Ilstrup DM, Melton LJ 3rd. Improved prognosis of thoracic aortic aneurysms: a population-based study. JAMA. 1998;280(22):1926-1929.

270. Pressler V, McNamara JJ. Thoracic aortic aneurysm: natural history and treatment. J Thorac Cardiovasc Surg. 1980;79(4):489-498.

271. Liddington MI, Heather BP. The relationship between aortic diameter and body habitus. Eur J Vasc Surg. 1992;6(1):89-92.

272. Brewster DC, Cronenwett JL, Hallett JW Jr, Johnston KW, Krupski WC, Matsumura JS. Guidelines for the treatment of abdominal aortic aneurysms. Report of a subcommittee of the Joint Council of the American Association for Vascular Surgery and Society for Vascular Surgery. J Vasc Surg. 2003;37(5):1106-1117.

273. Brown LC, Powell JT. Risk factors for aneurysm rupture in patients kept under ultrasound surveillance. UK Small Aneurysm Trial Participants. Ann Surg. 1999;230(3):289-296; discussion 296-297.

274. Heikkinen M, Salenius J, Auvinen O. Ruptured abdominal aortic aneurysm in a well-defined geographic area. J Vasc Surg. 2002;36(2):291-296.

275. Sakalihasan N, Limet R, Defawe OD. Abdominal aortic aneurysm. Lancet. 2005;365(9470):1577-1589.

276. Al-Omran M, Verma S, Lindsay TF, Weisel RD, Sternbach Y. Clinical decision making for endovascular repair of abdominal aortic aneurysm. Circulation. 2004;110(23):e517-523.

277. Fillinger MF, Marra SP, Raghavan ML, Kennedy FE. Prediction of rupture risk in abdominal aortic aneurysm during observation: wall stress

versus diameter. J Vasc Surg. 2003;37(4):724-732.

278. Ashton HA, Buxton MJ, Day NE, Kim LG, Marteau TM, Scott RAP, et al. The Multicentre Aneurysm Screening Study (MASS) into the effect of abdominal aortic aneurysm screening on mortality in men: a randomised controlled trial. Lancet. 2002;360(9345):1531-1539.

279. Lederle FA, Wilson SE, Johnson GR, Reinke DB, Littooy FN, Acher CW, et al. Immediate repair compared with surveillance of small abdominal aortic aneurysms. N Engl J Med. 2002;346(19):1437-1444.

280. Vorp DA, Raghavan ML, Webster MW. Mechanical wall stress in abdominal aortic aneurysm: influence of diameter and asymmetry. J Vasc Surg. 1998;27(4):632-639.

281. Fillinger MF, Raghavan ML, Marra SP, Cronenwett JL, Kennedy FE. In vivo analysis of mechanical wall stress and abdominal aortic aneurysm rupture risk. J Vasc Surg. 2002;36(3):589-597.

282. Brewster DC, Jones JE, Chung TK, Lamuraglia GM, Kwolek CJ, Watkins MT, et al. Long-term outcomes after endovascular abdominal aortic aneurysm repair: the first decade. Ann Surg. 2006;244(3):426-438.

283. Hertzer NR, Mascha EJ, Karafa MT, O'Hara PJ, Krajewski LP, Beven EG. Open infrarenal abdominal aortic aneurysm repair: the Cleveland Clinic experience from 1989 to 1998. J Vasc Surg. 2002;35(6):1145-1154.

284. O'Gara PT, DeSanctis RW. Acute aortic dissection and its variants. Toward a common diagnostic and therapeutic approach. Circulation. 1995;92(6):1376-1378.

285. Nienaber CA, Fattori R, Mehta RH, Richartz BM, Evangelista A, Petzsch M, et al. Gender-related differences in acute aortic dissection. Circulation. 2004;109(24):3014-3021.

286. Debakey ME, Henly WS, Cooley DA, Morris GC Jr, Crawford ES, Beall AC Jr. Surgical management of dissecting aneurysms of the aorta. J

Thorac Cardiovasc Surg. 1965;49:130-149.

287. Daily PO, Trueblood HW, Stinson EB, Wuerflein RD, Shumway NE. Management of acute aortic dissections. Ann Thorac Surg. 1970;10(3):237-247.

288. Svensson LG, Labib SB, Eisenhauer AC, Butterly JR. Intimal tear without hematoma: an important variant of aortic dissection that can elude current imaging techniques. Circulation. 1999;99(10):1331-1336.

289. Januzzi JL, Isselbacher EM, Fattori R, Cooper JV, Smith DE, Fang J, et al. Characterizing the young patient with aortic dissection: results from the International Registry of Aortic Dissection (IRAD). J Am Coll Cardiol. 2004;43(4):665-669.

290. Immer FF, Bansi AG, Immer-Bansi AS, McDougall J, Zehr KJ, Schaff HV, et al. Aortic dissection in pregnancy: analysis of risk factors and outcome. Ann Thorac Surg. 2003;76(1):309-314.

291. el Habbal MH. Cardiovascular manifestations of Marfan's syndrome in the young. Am Heart J. 1992;123(3):752-757.

292. De Backer J, Nollen GJ, Devos D, Pals G, Coucke P, Verstraete K, et al. Variability of aortic stiffness is not associated with the fibrillin 1 genotype in patients with Marfan's syndrome. Heart. 2006;92(7):977-978.

293. Nistri S, Grande-Allen J, Noale M, Basso C, Siviero P, Maggi S, et al. Aortic elasticity and size in bicuspid aortic valve syndrome. Eur Heart J. 2008;29(4):472-479.

294. Fedak PWM, Verma S, David TE, Leask RL, Weisel RD, Butany J. Clinical and pathophysiological implications of a bicuspid aortic valve. Circulation. 2002;106(8):900-904.

295. Khau Van Kien P, Mathieu F, Zhu L, Lalande A, Betard C, Lathrop M, et al. Mapping of familial thoracic aortic aneurysm/dissection with patent ductus arteriosus to 16p12.2-p13.13. Circulation. 2005;112(2):200-206.

296. Khau Van Kien P, Wolf J-E, Mathieu F, Zhu L, Salve N, Lalande A, et al. Familial thoracic aortic aneurysm/dissection with patent ductus arteriosus: genetic arguments for a particular pathophysiological entity. Eur J Hum Genet. 2004;12(3):173-180.

297. Zhu L, Vranckx R, Khau Van Kien P, Lalande A, Boisset N, Mathieu F, et al. Mutations in myosin heavy chain 11 cause a syndrome associating thoracic aortic aneurysm/aortic dissection and patent ductus arteriosus. Nat Genet. 2006;38(3):343-349.

298. Ward C. Clinical significance of the bicuspid aortic valve. Heart. 2000;83(1):81-85.

299. Roos-Hesselink JW, Schölzel BE, Heijdra RJ, Spitaels SEC, Meijboom FJ, Boersma E, et al. Aortic valve and aortic arch pathology after coarctation repair. Heart. 2003;89(9):1074 -1077.

300. Roberts WC, Ko JM. Frequency by decades of unicuspid, bicuspid, and tricuspid aortic valves in adults having isolated aortic valve replacement for aortic stenosis, with or without associated aortic regurgitation. Circulation. 2005;111(7):920-925.

301. Angelini A, Ho SY, Anderson RH, Devine WA, Zuberbuhler JR, Becker AE, et al. The morphology of the normal aortic valve as compared with the aortic valve having two leaflets. J Thorac Cardiovasc Surg. 1989;98(3):362-367.

302. Kwong RY. Cardiovascular magnetic resonance imaging. Humana Press. 2007.

303. Brenner LD, Caputo GR, Mostbeck G, Steiman D, Dulce M, Cheitlin MD, et al. Quantification of left to right atrial shunts with velocity-encoded cine nuclear magnetic resonance imaging. J Am Coll Cardiol. 1992;20(5):1246-1250.

304. Blacher J, Safar ME, Guerin AP, Pannier B, Marchais SJ, London GM. Aortic pulse wave velocity index and mortality in end-stage renal

disease. Kidney Int. 2003;63(5):1852-1860.

305. Boutouyrie P, Tropeano AI, Asmar R, Gautier I, Benetos A, Lacolley P, et al. Aortic stiffness is an independent predictor of primary coronary events in hypertensive patients: a longitudinal study. Hypertension. 2002;39(1):10-15.

306. Laurent S, Boutouyrie P, Asmar R, Gautier I, Laloux B, Guize L, et al. Aortic stiffness is an independent predictor of all-cause and cardiovascular mortality in hypertensive patients. Hypertension. 2001;37(5):1236-1241.

307. Safar ME, Henry O, Meaume S. Aortic pulse wave velocity: an independent marker of cardiovascular risk. Am J Geriatr Cardiol. 2002;11(5):295-298.

308. Meaume S, Benetos A, Henry OF, Rudnichi A, Safar ME. Aortic pulse wave velocity predicts cardiovascular mortality in subjects >70 years of age. Arterioscler Thromb Vasc Biol. 2001;21(12):2046-2050.

309. Benetos A. Pulse pressure and cardiovascular risk. J Hypertens Suppl. 1999;17(5):S21-24.

310. Nichols WW, Edwards DG. Arterial elastance and wave reflection augmentation of systolic blood pressure: deleterious effects and implications for therapy. J Cardiovasc Pharmacol Ther. 2001;6(1):5-21.

311. Katz AM. Cardiomyopathy of overload. A major determinant of prognosis in congestive heart failure. N Engl J Med. 1990;322(2):100-110.

312. Nussbacher A, Gerstenblith G, O'Connor FC, Becker LC, Kass DA, Schulman SP, et al. Hemodynamic effects of unloading the old heart. Am J Physiol. 1999;277(5 Pt 2):H1863-1871.

313. Levy D, Larson MG, Vasan RS, Kannel WB, Ho KK. The progression from hypertension to congestive heart failure. JAMA. 1996;275(20):1557-1562.

314. Weber T, Auer J, O'Rourke MF, Punzengruber C, Kvas E, Eber B.

Prolonged mechanical systole and increased arterial wave reflections in diastolic dysfunction. Heart. 2006;92(11):1616-1622.

315. Franklin SS, Khan SA, Wong ND, Larson MG, Levy D. Is pulse pressure useful in predicting risk for coronary heart Disease? The Framingham heart study. Circulation. 1999;100(4):354-360.

316. Ohtsuka S, Kakihana M, Watanabe H, Sugishita Y. Chronically decreased aortic distensibility causes deterioration of coronary perfusion during increased left ventricular contraction. J Am Coll Cardiol. 1994;24(5):1406-1414.

317. Meyer JS, Rauch GM, Rauch RA, Haque A, Crawford K. Cardiovascular and other risk factors for Alzheimer's disease and vascular dementia. Ann NY Acad Sci. 2000;903:411-423.

318. Neaton JD, Wentworth DN, Cutler J, Stamler J, Kuller L. Risk factors for death from different types of stroke. Multiple Risk Factor Intervention Trial Research Group. Ann Epidemiol. 1993;3(5):493-499.

319. Blacher J, Guerin AP, Pannier B, Marchais SJ, Safar ME, London GM. Impact of aortic stiffness on survival in end-stage renal disease. Circulation. 1999;99(18):2434-2439.

320. O'Rourke MF, Safar ME. Relationship between aortic stiffening and microvascular disease in brain and kidney: cause and logic of therapy. Hypertension. 2005;46(1):200-204.

321. O'Rourke MF, Staessen JA, Vlachopoulos C, Duprez D, Plante GE. Clinical applications of arterial stiffness; definitions and reference values. Am J Hypertens. 2002;15(5):426-444.

322. Paini A, Boutouyrie P, Calvet D, Tropeano A-I, Laloux B, Laurent S. Carotid and aortic stiffness: determinants of discrepancies. Hypertension. 2006;47(3):371-376.

323. Belz GG. Elastic properties and Windkessel function of the human aorta. Cardiovasc Drugs Ther. 1995;9(1):73-83.

324. Lalande A, Khau van Kien P, Salvé N, Ben Salem D, Legrand L, Walker PM, et al. Automatic determination of aortic compliance with cine-magnetic resonance imaging: an application of fuzzy logic theory. Invest Radiol. 2002;37(12):685-691.

325. Ladak HM, Thomas JB, Mitchell JR, Rutt BK, Steinman DA. A semi-automatic technique for measurement of arterial wall from black blood MRI. Med Phys. 2001;28(6):1098-1107.

326. Burkart DJ, Felmlee JP, Johnson CD, Wolf RL, Weaver AL, Ehman RL. Cine phase-contrast MR flow measurements: improved precision using an automated method of vessel detection. J Comput Assist Tomogr. 1994;18(3):469-475.

327. Alperin N, Lee SH. PUBS: pulsatility-based segmentation of lumens conducting non-steady flow. Magn Reson Med. 2003;49(5):934-944.

328. Rueckert D, Burger P, Forbat SM, Mohiaddin RD, Yang GZ. Automatic tracking of the aorta in cardiovascular MR images using deformable models. IEEE Trans Med Imaging. 1997;16(5):581-590.

329. Adame IM, van der Geest RJ, Bluemke DA, Lima JAC, Reiber JHC, Lelieveldt BPF. Automatic vessel wall contour detection and quantification of wall thickness in in-vivo MR images of the human aorta. J Magn Reson Imaging. 2006;24(3):595-602.

330. Mansard CD, Canet Soulas EP, Anwander A, Chaabane L, Neyran B, Serfaty J-M, et al. Quantification of multicontrast vascular MR images with NLSnake, an active contour model: in vitro validation and in vivo evaluation. Magn Reson Med. 2004;51(2):370-379.

331. Krug R, Boese JM, Schad LR. Determination of aortic compliance from magnetic resonance images using an automatic active contour model. Phys Med Biol. 2003;48(15):2391-2404.

332. Jackson CE, Shirodaria CC, Lee JMS, Francis JM, Choudhury RP, Channon KM, et al. Reproducibility and accuracy of automated

measurement for dynamic arterial lumen area by cardiovascular magnetic resonance. Int J Cardiovasc Imaging. 2009;25(8):797-808.

333. Groenink M, de Roos A, Mulder BJ, Verbeeten B Jr, Timmermans J, Zwinderman AH, et al. Biophysical properties of the normal-sized aorta in patients with Marfan syndrome: evaluation with MR flow mapping. Radiology. 2001;219(2):535-540.

334. Groenink M, de Roos A, Mulder BJ, Spaan JA, van der Wall EE. Changes in aortic distensibility and pulse wave velocity assessed with magnetic resonance imaging following beta-blocker therapy in the Marfan syndrome. Am J Cardiol. 1998;82(2):203-208.

335. Wedding KL, Draney MT, Herfkens RJ, Zarins CK, Taylor CA, Pelc NJ. Measurement of vessel wall strain using cine phase contrast MRI. J Magn Reson Imaging. 2002;15(4):418-428.

336. Yu H, Peng H, Wang J, Wen C, Tseng WI. Quantification of the pulse wave velocity of the descending aorta using axial velocity profiles from phase-contrast magnetic resonance imaging. Magn Reson Imaging. 2006;56(4):876-883.

337. Nollen GJ, Groenink M, Tijssen JGP, Van Der Wall EE, Mulder BJM. Aortic stiffness and diameter predict progressive aortic dilatation in patients with Marfan syndrome. Eur Heart J. 2004;25(13):1146-1152.

338. Draney MT, Herfkens RJ, Hughes TJR, Pelc NJ, Wedding KL, Zarins CK, et al. Quantification of vessel wall cyclic strain using cine phase contrast magnetic resonance imaging. Ann Biomed Eng. 2002;30(8):1033-1045.

339. Malayeri AA, Natori S, Bahrami H, Bertoni AG, Kronmal R, Lima JAC, et al. Relation of aortic wall thickness and distensibility to cardiovascular risk factors (from the Multi-Ethnic Study of Atherosclerosis [MESA]). Am J Cardiol. 2008;102(4):491-496.

340. Rerkpattanapipat P, D'Agostino RB Jr, Link KM, Shahar E, Lima

JA, Bluemke DA, et al. Location of arterial stiffening differs in those with impaired fasting glucose versus diabetes: implications for left ventricular hypertrophy from the Multi-Ethnic Study of Atherosclerosis. Diabetes. 2009;58(4):946-953.

341. Heiberg E, Markenroth K, Arheden H. Validation of free software for automated vessel delineation and MRI flow analysis. J Cardiovasc Magn Reson. 2007;:375-376.

342. McInerney T, Terzopoulos D. Deformable models in medical image analysis: a survey. Med Image Anal. 1996;1(2):91-108.

343. Kozerke S, Botnar R, Oyre S, Scheidegger MB, Pedersen EM, Boesiger P. Automatic vessel segmentation using active contours in cine phase contrast flow measurements. J Magn Reson Imaging. 1999;10(1):41-51.

344. Herment A, Kachenoura N, Lefort M, Bensalah M, Dogui A, Frouin F, et al. Automated segmentation of the aorta from phase contrast MR images: validation against expert tracing in healthy volunteers and in patients with a dilated aorta. J Magn Reson Imaging. 2010;31(4):881-888.

345. De Cesare A, Redheuil A, Dogui A, Engineer O, Lalande A, Frouin F, et al. « ART-FUN »: an integrated software for functional analysis of the aorta. J Cardiovasc Magn Reson. 2009;11(Suppl 1):182.

346. Forbat SM, Mohiaddin RH, Yang GZ, Firmin DN, Underwood SR. Measurement of regional aortic compliance by MR imaging: a study of reproducibility. J Magn Reson Imaging. 1995;5(6):635-639.

347. Mohiaddin RH, Underwood SR, Bogren HG, Firmin DN, Klipstein RH, Rees RS, et al. Regional aortic compliance studied by magnetic resonance imaging: the effects of age, training, and coronary artery disease. Br Heart J. 1989;62(2):90-96.

348. Fattori R, Bacchi Reggiani L, Pepe G, Napoli G, Bnà C, Celletti F, et al. Magnetic resonance imaging evaluation of aortic elastic properties as

early expression of Marfan syndrome. J Cardiovasc Magn Reson. 2000;2(4):251-256.

349. Jeremy RW, Huang H, Hwa J, McCarron H, Hughes CF, Richards JG. Relation between age, arterial distensibility, and aortic dilatation in the Marfan syndrome. Am J Cardiol. 1994;74(4):369-373.

350. Adams JN, Brooks M, Redpath TW, Smith FW, Dean J, Gray J, et al. Aortic distensibility and stiffness index measured by magnetic resonance imaging in patients with Marfan's syndrome. Br Heart J. 1995;73(3):265-269.

351. Baumgartner D, Baumgartner C, Schermer E, Engl G, Schweigmann U, Mátyás G, et al. Different patterns of aortic wall elasticity in patients with Marfan syndrome: a noninvasive follow-up study. J Thorac Cardiovasc Surg. 2006;132(4):811-819.

352. Hirata K, Triposkiadis F, Sparks E, Bowen J, Wooley CF, Boudoulas H. The Marfan syndrome: abnormal aortic elastic properties. J Am Coll Cardiol. 1991;18(1):57-63.

353. Chung AWY, Au Yeung K, Sandor GGS, Judge DP, Dietz HC, van Breemen C. Loss of elastic fiber integrity and reduction of vascular smooth muscle contraction resulting from the upregulated activities of matrix metalloproteinase-2 and -9 in the thoracic aortic aneurysm in Marfan syndrome. Circ Res. 2007;101(5):512-522.

354. Rose J-L, Lalande A, Bouchot O, Bourennane E-B, Walker PM, Ugolini P, et al. Influence of age and sex on aortic distensibility assessed by MRI in healthy subjects. Magn Reson Imaging. 2010;28(2):255-263.

355. Haralick RM. Digital Step Edges from Zero Crossing of Second Directional Derivatives. IEEE Trans Pattern Anal Mach Intell. 1984;PAMI-6(1):58-68.

356. Rose J-L, Lalande A, Bourennane E, Walker PM, Bouchot O, Steinmetz E, et al. Automatic detection of vessel wall contours from cine-

MRI for aortic compliance determination. Dans: Computers in Cardiology, 2005. IEEE; 2005. p. 411-414.

357. Abdou IE, Pratt WK. Quantitative design and evaluation of enhancement/thresholding edge detectors. Proc. IEEE. 1979;67(5):753-763.

358. Rerkpattanapipat P, Hundley WG, Link KM, Brubaker PH, Hamilton CA, Darty SN, et al. Relation of aortic distensibility determined by magnetic resonance imaging in patients > or =60 years of age to systolic heart failure and exercise capacity. Am J Cardiol. 2002;90(11):1221-1225.

359. Resnick LM, Militianu D, Cunnings AJ, Pipe JG, Evelhoch JL, Soulen RL. Direct magnetic resonance determination of aortic distensibility in essential hypertension: relation to age, abdominal visceral fat, and in situ intracellular free magnesium. Hypertension. 1997;30(3 Pt 2):654-659.

360. Matsumoto Y, Honda T, Hamada M, Matsuoka H, Hiwada K. Evaluation of aortic distensibility in patients with coronary artery disease by use of cine magnetic resonance. Angiology. 1996;47(2):149-155.

361. Ou P, Celermajer DS, Jolivet O, Buyens F, Herment A, Sidi D, et al. Increased central aortic stiffness and left ventricular mass in normotensive young subjects after successful coarctation repair. Am Heart J. 2008;155(1):187-193.

362. Ou P, Celermajer DS, Raisky O, Jolivet O, Buyens F, Herment A, et al. Angular (Gothic) aortic arch leads to enhanced systolic wave reflection, central aortic stiffness, and increased left ventricular mass late after aortic coarctation repair: evaluation with magnetic resonance flow mapping. J Thorac Cardiovasc Surg. 2008;135(1):62-68.

363. Grotenhuis HB, Ottenkamp J, Fontein D, Vliegen HW, Westenberg JJM, Kroft LJM, et al. Aortic elasticity and left ventricular function after arterial switch operation: MR imaging--initial experience. Radiology. 2008;249(3):801-809.

364. Lalande A, Khau Van Kien P, Walker PM, Zhu L, Legrand L,

Claustres M, et al. Compliance and pulse wave velocity assessed by MRI detect early aortic impairment in young patients with mutation of the smooth muscle myosin heavy chain. J Magn Reson Imaging. 2008;28(5):1180-1187.

365. Grotenhuis HB, Ottenkamp J, Westenberg JJM, Bax JJ, Kroft LJM, de Roos A. Reduced aortic elasticity and dilatation are associated with aortic regurgitation and left ventricular hypertrophy in nonstenotic bicuspid aortic valve patients. J Am Coll Cardiol. 2007;49(15):1660-1665.

366. Dogui A, Kachenoura N, Frouin F, Lefort M, De Cesare A, Mousseaux E, et al. Consistency of aortic distensibility and pulse wave velocity estimates with respect to the Bramwell-Hill theoretical model: a cardiovascular magnetic resonance study. J Cardiovasc Magn Reson. 2011;13:11.

367. Dogui A, Redheuil A, Lefort M, DeCesare A, Kachenoura N, Herment A, et al. Measurement of aortic arch pulse wave velocity in cardiovascular MR: comparison of transit time estimators and description of a new approach. J Magn Reson Imaging. 2011;33(6):1321-1329.

368. Murai S, Hamada S, Ueguchi T, Khankan AA, Sumikawa H, Inoue A, et al. Aortic compliance in patients with aortic regurgitation: evaluation with magnetic resonance imaging. Radiat Med. 2005;23(4):236-241.

369. van der Meer RW, Diamant M, Westenberg JJM, Doornbos J, Bax JJ, de Roos A, et al. Magnetic resonance assessment of aortic pulse wave velocity, aortic distensibility, and cardiac function in uncomplicated type 2 diabetes mellitus. J Cardiovasc Magn Reson. 2007;9(4):645-651.

370. Redheuil A, Yu W-C, Wu CO, Mousseaux E, de Cesare A, Yan R, et al. Reduced ascending aortic strain and distensibility: earliest manifestations of vascular aging in humans. Hypertension. 2010;55(2):319-326.

371. Natoli AK, Medley TL, Ahimastos AA, Drew BG, Thearle DJ,

Dilley RJ, et al. Sex steroids modulate human aortic smooth muscle cell matrix protein deposition and matrix metalloproteinase expression. Hypertension. 2005;46(5):1129-1134.

372. Waddell TK, Dart AM, Gatzka CD, Cameron JD, Kingwell BA. Women exhibit a greater age-related increase in proximal aortic stiffness than men. J Hypertens. 2001;19(12):2205-2212.

373. Collette M, Lalande A, Willoteaux S, Leftheriotis G, Humeau A. Measurement of the local aortic stiffness by a non-invasive bioelectrical impedance technique. Med Biol Eng Comput. 2011;49(4):431-439.

374. Collette M, Humeau A, Abraham P. Time and spatial invariance of impedance signals in limbs of healthy subjects by time-frequency analysis. Ann Biomed Eng. 2008;36(3):444-451.

375. Collette M, Leftheriotis G, Humeau A. Modeling and interpretation of the bioelectrical impedance signal for the determination of the local arterial stiffness. Med Phys. 2009;36(10):4340-4348.

376. Lehmann ED. Clinical value of aortic pulse-wave velocity measurement. Lancet. 1999;354(9178):528-529.

377. Asmar R, Benetos A, Topouchian J, Laurent P, Pannier B, Brisac AM, et al. Assessment of arterial distensibility by automatic pulse wave velocity measurement. Validation and clinical application studies. Hypertension. 1995;26(3):485-490.

378. Bank AJ, Kaiser DR. Smooth muscle relaxation: effects on arterial compliance, distensibility, elastic modulus, and pulse wave velocity. Hypertension. 1998;32(2):356-359.

379. McDonald DA. Regional pulse-wave velocity in the arterial tree. J Appl Physiol. 1968;24(1):73-78.

380. Karamanoglu M, O'Rourke MF, Avolio AP, Kelly RP. An analysis of the relationship between central aortic and peripheral upper limb pressure waves in man. Eur Heart J. 1993;14(2):160-167.

381. Itskovich VV, Kraft KA, Fei DY. Rapid aortic wave velocity measurement with MR imaging. Radiology. 2001;219(2):551-557.

382. Mohiaddin RH, Firmin DN, Longmore DB. Age-related changes of human aortic flow wave velocity measured noninvasively by magnetic resonance imaging. J Appl Physiol. 1993;74(1):492-497.

383. Metafratzi ZM, Efremidis SC, Skopelitou AS, De Roos A. The clinical significance of aortic compliance and its assessment with magnetic resonance imaging. J Cardiovasc Magn Reson. 2002;4(4):481-491.

384. Grotenhuis HB, Westenberg JJM, Steendijk P, van der Geest RJ, Ottenkamp J, Bax JJ, et al. Validation and reproducibility of aortic pulse wave velocity as assessed with velocity-encoded MRI. J Magn Reson Imaging. 2009;30(3):521-526.

385. Taviani V, Patterson AJ, Graves MJ, Hardy CJ, Worters P, Sutcliffe MPF, et al. Accuracy and repeatability of fourier velocity encoded M-mode and two-dimensional cine phase contrast for pulse wave velocity measurement in the descending aorta. J Magn Reson Imaging. 2010;31(5):1185-1194.

386. Stevanov M, Baruthio J, Gounot D, Grucker D. In vitro validation of MR measurements of arterial pulse-wave velocity in the presence of reflected waves. J Magn Reson Imaging. 2001;14(2):120-127.

387. Boonyasirinant T, Rajiah P, Setser RM, Lieber ML, Lever HM, Desai MY, et al. Aortic stiffness is increased in hypertrophic cardiomyopathy with myocardial fibrosis: novel insights in vascular function from magnetic resonance imaging. J Am Coll Cardiol. 2009;54(3):255-262.

388. Laffon E, Marthan R, Montaudon M, Latrabe V, Laurent F, Ducassou D. Feasibility of aortic pulse pressure and pressure wave velocity MRI measurement in young adults. J Magn Reson Imaging. 2005;21(1):53-58.

389. Fielden SW, Fornwalt BK, Jerosch-Herold M, Eisner RL, Stillman AE, Oshinski JN. A new method for the determination of aortic pulse wave velocity using cross-correlation on 2D PCMR velocity data. J Magn Reson Imaging. 2008;27(6):1382-1387.

390. Collette M, Humeau A, Chevalier C, Hamel J-F, Leftheriotis G. Assessment of aortic stiffness by local and regional methods. Hypertens Res. 2011;34(5):578-583.

391. Vulliémoz S, Stergiopulos N, Meuli R. Estimation of local aortic elastic properties with MRI. Magn Reson Med. 2002;47(4):649-654.

392. Westenberg J, Scholte A, Vaskova Z, Groenink M, Geest R, Labadie G, et al. Relation between age and aortic wall compliance in the Marfan syndrome: evaluation with Velocity-Encoded MRI. J Cardiovasc Magn Reson. 2010;12(Suppl 1):9.

393. Rogers WJ, Hu YL, Coast D, Vido DA, Kramer CM, Pyeritz RE, et al. Age-associated changes in regional aortic pulse wave velocity. J Am Coll Cardiol. 2001;38(4):1123-1129.

394. Ibrahim E-SH, Johnson KR, Miller AB, Shaffer JM, White RD. Measuring aortic pulse wave velocity using high-field cardiovascular magnetic resonance: comparison of techniques. J Cardiovasc Magn Reson. 2010;12(1):26.

395. Determinants of pulse wave velocity in healthy people and in the presence of cardiovascular risk factors: « establishing normal and reference values ». Eur Heart J. 2010;31(19):2338-2350.

396. Rousseau H. Les syndromes aortiques aigus. Springer; 2009.

397. Laurent S, Boutouyrie P, Lacolley P. Structural and genetic bases of arterial stiffness. Hypertension. 2005;45(6):1050-1055.

398. Lasko TA, Bhagwat JG, Zou KH, Ohno-Machado L. The use of receiver operating characteristic curves in biomedical informatics. J Biomed Inform. 2005;38(5):404-415.

399. Metz CE. Basic principles of ROC analysis. Semin Nucl Med. 1978;8(4):283-298.

400. Obuchowski NA. Receiver operating characteristic curves and their use in radiology. Radiology. 2003;229(1):3-8.

401. Caselles V, Kimmel R, Sapiro G. Geodesic active contours. Inter J Comput Vision. 1997;22:61-79.

402. Chan T, Vese L. Active contours without edges. IEEE Trans Image Process. 2001;10(2):266-277.

403. Cremers D, Schnörr C, Weickert J, Schellewald C. Diffusion-snakes using statistical shape knowledge. Algeb Frames Percep Action Cycle. 2000;1888:164-174.

404. Jodoin P-M, Lalande A, Voisin Y, Bouchot O, Steinmetz E. Markovian method for 2D, 3D and 4D segmentation of MRI. Dans: 15th IEEE International Conference on Image Processing, 2008. ICIP 2008. IEEE; 2008. p. 3012-3015.

405. Duquette AA, Jodoin P-M, Bouchot O, Lalande A. 3D segmentation of abdominal aorta from CT-scan and MR Images. Comput Med Imaging Graph. 2012; 36:294-303.

406. Boykov Y, Veksler O, Zabih R. Fast approximate energy minimization via graph cuts. IEEE Trans Pattern Anal Mach Intell. 2001;23(11):1222-1239.

407. Boykov YY, Jolly M-P. Interactive graph cuts for optimal boundary & regionsegmentation of objects in N-D images. Dans: Eighth IEEE International Conference on Computer Vision, 2001. ICCV 2001. Proceedings. IEEE; 2001. p. 105-112.

408. Gatehouse PD, Keegan J, Crowe LA, Masood S, Mohiaddin RH, Kreitner K-F, et al. Applications of phase-contrast flow and velocity imaging in cardiovascular MRI. Eur Radiol. 2005;15(10):2172-2184.

409. Mohiaddin RH, Yang GZ, Kilner PJ. Visualization of flow by vector

analysis of multidirectional cine MR velocity mapping. J Comput Assist Tomogr. 1994;18(3):383-392.

410. Markl M, Harloff A, Bley TA, Zaitsev M, Jung B, Weigang E, et al. Time-resolved 3D MR velocity mapping at 3T: improved navigator-gated assessment of vascular anatomy and blood flow. J Magn Reson Imaging. 2007;25(4):824-831.

411. Chatzimavroudis GP, Oshinski JN, Franch RH, Walker PG, Yoganathan AP, Pettigrew RI. Evaluation of the precision of magnetic resonance phase velocity mapping for blood flow measurements. J Cardiovasc Magn Reson. 2001;3(1):11-19.

412. Bogren HG, Buonocore MH. 4D magnetic resonance velocity mapping of blood flow patterns in the aorta in young vs. elderly normal subjects. J Magn Reson Imaging. 1999;10(5):861-869.

413. Hope TA, Markl M, Wigström L, Alley MT, Miller DC, Herfkens RJ. Comparison of flow patterns in ascending aortic aneurysms and volunteers using four-dimensional magnetic resonance velocity mapping. J Magn Reson Imaging. 2007;26(6):1471-1479.

414. Hom JJ, Ordovas K, Reddy GP. Velocity-encoded cine MR imaging in aortic coarctation: functional assessment of hemodynamic events. Radiographics. 2008;28(2):407-416.

415. Kozerke S, Scheidegger MB, Pedersen EM, Boesiger P. Heart motion adapted cine phase-contrast flow measurements through the aortic valve. Magn Reson Med. 1999;42(5):970-978.

416. Frydrychowicz A, Markl M, Harloff A, Stalder AF, Bock J, Bley TA, et al. Flow-sensitive in-vivo 4D MR imaging at 3T for the analysis of aortic hemodynamics and derived vessel wall parameters. Rofo. 2007;179(5):463-472.

417. Hope MD, Meadows AK, Hope TA, Ordovas KG, Reddy GP, Alley MT, et al. Images in cardiovascular medicine. Evaluation of bicuspid aortic

valve and aortic coarctation with 4D flow magnetic resonance imaging. Circulation. 2008;117(21):2818-2819.

418. Markl M, Draney MT, Hope MD, Levin JM, Chan FP, Alley MT, et al. Time-resolved 3-dimensional velocity mapping in the thoracic aorta: visualization of 3-directional blood flow patterns in healthy volunteers and patients. J Comput Assist Tomogr. 2004;28(4):459-468.

419. Kvitting J-PE, Ebbers T, Wigström L, Engvall J, Olin CL, Bolger AF. Flow patterns in the aortic root and the aorta studied with time-resolved, 3-dimensional, phase-contrast magnetic resonance imaging: implications for aortic valve-sparing surgery. J Thorac Cardiovasc Surg. 2004;127(6):1602-1607.

420. Hope MD, Hope TA, Meadows AK, Ordovas KG, Urbania TH, Alley MT, et al. Bicuspid aortic valve: four-dimensional MR evaluation of ascending aortic systolic flow patterns. Radiology. 2010;255(1):53-61.

421. Laffon E, Galy-Lacour C, Laurent F, Ducassou D, Marthan R. MRI quantification of the role of the reflected pressure wave on coronary and ascending aortic blood flow. Physiol Meas. 2003;24(3):681-692.

422. Moreno R, Chau M, Jeetoo S, Nicoud F, Viart F, Salvayre A, et al. Optimised Computational Functional Imaging for Arteries. Dans: Palma JMLM, Amestoy PR, Daydé M, Mattoso M, Lopes JC, éditeurs. High Performance Computing for Computational Science - VECPAR 2008. Berlin, Heidelberg: Springer Berlin Heidelberg; 2008. p. 420-429.

423. Rousseau H, Chabbert V, Maracher MA, El Aassar O, Auriol J, Massabuau P, et al. The importance of imaging assessment before endovascular repair of thoracic aorta. Eur J Vasc Endovasc Surg. 2009;38(4):408-421.

424. Lalande A, Billard-Philip C, Xavier M, Bouchot O, Steinmetz E, Cochet AA, et al. Contribution of the blood flow evaluation by MRI in the ascending thoracic aorta in patients at risk. Dans: International Society of

Magnetic Resonance in Medecine (ISMRM). Stockholm (Suède): 2010.

425. Xavier M, Lalande A, Walker PM, Boichot C, Cochet A, Bouchot O, et al. Dynamic 4D blood flow representation in the aorta and analysis from cine-MRI in patients. Dans: Computers in Cardiology. Durham (Etats Unis): 2007. p. 375-378.

426. Bouchot O, Lalande A, Xavier M, Billard-Philip C, Walker PM, Cochet AA, et al. Dynamic blood flow analysis in the thoracic ascending aorta from cine-MRI from patients with bicuspid valves. Dans: 44th Congress of the European Society for Surgical Research (ESSR 2009). Nimes (France): 2009.

427. Lalande A, Xavier M, Billard-Philip C, Walker PM, Cochet AA, Boichot C, et al. Dynamic blood flow analysis in the thoracic ascendingaorta from cine-MRI in patients with bicuspid valves. Dans: International Meeting on Aortic Aneurysms (IMAA). Liege (Belgique): 2008.

428. Blanchard C, Sliwa T, Lalande A, Mohan P, Bouchot O, Voisin Y. Automatic evaluation of the Valsalva sinuses from cine-MRI. Lake Buena Vista (Etats Unis): 2011.

429. Blanchard C, Sliwa T, Lalande A, Bouchot O, Voisin Y. Extraction et analyse automatiques des sinus de Valsalva à partir de séquences IRM. Dans: OSARIS. Praz sur Arly (France): 2011.

430. Blanchard C, Sliwa T, Lalande A, Bouchot O, Voisin Y. Analyse automatique des sinus de Valsalva a partir de cine-IRM. Dans: RITS. Rennes: 2011.

431. Blanchard C, Sliwa T, Lalande A, Steinmetz E, Mohan P, Bouchot O, et al. Automatic evaluation of the sinus of Valsalva from cine-MRI in patients with dilated aortic root. J Cardiovasc Magn Reson. 13(Suppl 1):356.

432. Vincent L. Morphological grayscale reconstruction in image

analysis: applications and efficient algorithms. IEEE Trans Image Process. 1993;2(2):176-201.

433. Wu X. Efficient statistical computations for optimal color quantization. Dans: Graphics Gem II. San Diego (Etats Unis): Academic Press; 1991. p. 126-133.

434. Lansac E, Lim HS, Shomura Y, Lim KH, Rice NT, Goetz W, et al. A four-dimensional study of the aortic root dynamics. Eur J Cardiothorac Surg. 2002;22(4):497-503.

435. Fischler MA, Bolles RC. Random sample consensus: a paradigm for model fitting with applications to image analysis and automated cartography. Commun ACM. 1981;24(6):381-395.

436. Blanchard C, Lalande A, Sliwa T, Bouchot O, Voisin Y. Automatic evaluation of the Valsalva sinuses from cine-MRI. MAGMA. 2011;24(6).

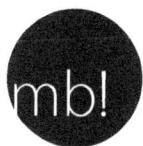

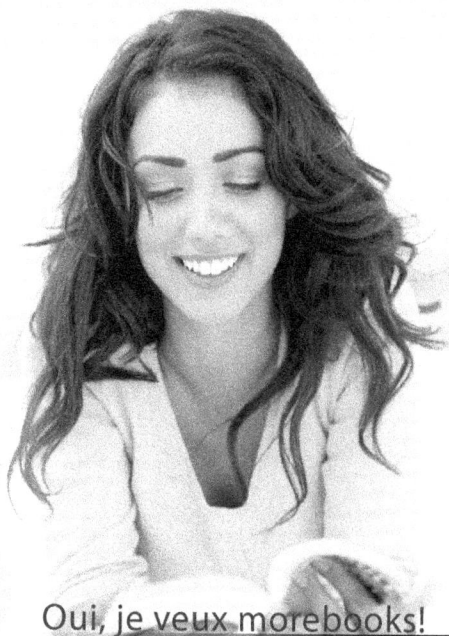

www.ingramcontent.com/pod-product-compliance
Lightning Source LLC
Chambersburg PA
CBHW021032210326
41598CB00016B/994